ÉTHIQUE ET PRATIQUE PSYCHOLOGIQUE

Sous la direction
d'Odile Bourguignon

ÉTHIQUE ET PRATIQUE PSYCHOLOGIQUE

MARDAGA

Collection : PSY- Théories, débats, synthèses
dirigée par Marc Richelle et Xavier Seron

Avenue Pasteur 6 - bât. H
B-1300 Wavre (Belgique)
D. 2008-0024-06
ISBN 978-2-87009-967-4

Sommaire

Présentation

Les auteurs de cet ouvrage animent des ateliers annuels d'éthique s'adressant à tous les étudiants de première année de master de psychologie de l'Université Paris Descartes. La diversité des thèmes, délibérément voulue, vise à sensibiliser les psychologues en formation à la profondeur et à l'étendue du questionnement éthique. En exposant certains aspects de leur exercice professionnel, les auteurs montrent que celui-ci ne se réduit pas à l'application réfléchie de modèles ou de techniques, mais qu'il les confronte à des questions complexes engageant des valeurs, que celles-ci orientent leurs jugements et pèsent sur leurs décisions. Il s'agit d'éveiller les futurs psychologues à cette dimension de l'activité professionnelle, en interrogeant les évidences et en discutant avec eux de « ce qui a de la valeur et qui importe vraiment », qui n'est pas toujours facile à déterminer.

Les métiers de la psychologie concernent l'intime de la personne, sa vie psychique, son corps, sa sexualité, ses relations aux autres, ses rapports à la réalité. Le respect s'affirme donc comme un principe cardinal intangible de la pratique psychologique. La personne a des droits, elle reste juge de son propre bien, alors même qu'elle est en position de demande de soin, d'expertise ou d'orientation. Mais un principe aussi évident que le respect du libre arbitre soulève dans son application des problèmes cruciaux surtout lorsque les personnes sont dépendantes ou affaiblies, dans certaines situations d'urgence, dans le cas d'obligation de soin ou de demande de réassignation d'une identité sexuée.

Lorsque le psychologue collabore avec d'autres professionnels dans des institutions soignantes ou éducatives, au sein d'équipes de travail ou en entreprise, la poursuite d'objectifs communs implique d'indispensables concertations. Il participe aux discussions sur des sujets parfois sensibles dans le respect des différences et de la confidentialité due aux sujets. Il soutient les choix collectifs sous certaines conditions et est seul responsable de ses décisions. Tenant compte des conceptions sociales et des attentes de l'environnement, il peut vivre des conflits de devoirs entre sa loyauté à l'égard de son entreprise ou de son client et la protection de la liberté des personnes.

« La psychologie doit se confronter à des possibilités de nuisance corrélative de son pouvoir et de ses missions. » Les questions que pose sa pratique quotidienne ont des enjeux moraux forts et incontournables. Abandonnant l'illusion de la neutralité, le psychologue attentif s'engage en cultivant l'art de la retenue.

O.B.

Les auteurs

Laurence Bessis Maître de conférences en mathématique, Université Paris Descartes.

Annick Bismuth Psychologue clinicienne, service de psychiatrie adulte, hôpital de la Pitié-Salpêtrière.

René Bobet Maître de conférences en psychopathologie, Université Paris Descartes.

Odile Bourguignon Professeur émérite, Université Paris Descartes.

Thierry Boy Conseiller d'orientation-psychologue, chargé d'enseignement et de recherche à l'INETOP.

Jean-Michel Coq Psychologue clinicien, département d'anesthésie-réanimation, hôpital Necker-Enfants malades, maître de conférences associé.

Sandrine Coussinoux Psychologue clinicienne, consultation d'évaluation diagnostique et thérapeutique des troubles de l'identité de genre, service hospitalo-universitaire de psychiatrie, CH Sainte Anne.

Cécile Flahault Maître de conférences en psychopathologie, Université Paris Descartes, psychologue clinicienne.

Thierry Gallarda Psychiatre, consultation d'évaluation diagnostique et thérapeutique des troubles de l'identité de genre, Service hospitalo-universitaire du Professeur Olié, CH Sainte Anne.

Marc Guerrier Pédiatre, directeur adjoint de l'Espace éthique / Assistance publique-Hôpitaux de Paris. Département de recherche en éthique Paris Sud 11.

Florence Moulin Psychologue en gériatrie, hôpital Broca.

Eirini Rari Psychologue clinicienne, Centre d'éthique clinique, Dr Véronique Fournier, hôpital Cochin.

Vincent Rogard Professeur de psychologie du travail, Université Paris Descartes.

Olivier du Roy Consultant en entreprise.

Maryse Siksou Maître de conférences en psychopathologie, Université Lumière Lyon II.

Joanna Smith Psychologue clinicienne, enseignante à l'École des Psychologues Praticiens. Antenne de psychiatrie médico-légale, Colombes (92).

Jeanne Szpirglas Professeur agrégé de philosophie.

Nadine Trocmé Psychologue clinicienne, service d'hématologie et d'oncologie pédiatrique, hôpital Armand Trousseau.

Isabelle Varescon Professeur de psychopathologie, Université Paris Descartes.

Jocelyne Yalenios Psychologue du travail, cadre en entreprise.

L'ÉTHIQUE

Morale, éthique et psychologie

Maryse Siksou

Si à l'origine les termes de morale et d'éthique étaient synonymes (le terme *mœurs* provenant du latin *mores*, synonyme du grec *ethos*) ils se sont progressivement distingués pour différencier ce que l'on fait par devoir (de l'ordre de la volonté) de ce que l'on fait par amour (de l'ordre du sentiment). Aujourd'hui la morale désigne l'héritage commun des valeurs universelles qui s'appliquent aux actions humaines et l'éthique le domaine des actions liées à la vie, indépendamment de l'idée de conformisme ou de « moralisation » ; elle se formule aussi à partir de principes universels et qualifie des réflexions théoriques portant sur des pratiques et leurs conditions de réalisation. Même si tous les philosophes ne s'accordent pas sur l'utilité de cette distinction, il nous semble toutefois utile d'y revenir pour introduire la question de l'enseignement à l'éthique. Après avoir précisé le cadre théorique nous nous interrogerons sur l'origine de la conscience morale, les justifications morales, la question du relativisme enfin sur le sens de l'« intention éthique », ce qui nous permettra d'envisager les enjeux d'une formation à l'éthique dans le cursus universitaire de psychologie.

LA PHILOSOPHIE MORALE

La philosophie morale porte sur la finalité de l'action et envisage les questions qui se posent dans la délibération et la prise de décision : « Que dois-je faire ? » « Qu'aurais-je dû faire ? ». Elle s'attache aux états mentaux (désirs, volitions, émotions) et à l'action. Il est convenu de distinguer trois domaines : la méta-éthique, ou éthique analytique, entendue comme la recherche des origines, du statut des énoncés et du sens des concepts moraux, la morale, ou éthique normative, qui concerne l'étude des critères déterminant nos comportements (habitudes, devoirs, conséquences), enfin l'éthique appliquée dédiée à l'étude de problèmes controversés (bioéthique). La philosophie étant

« une éthique par vocation » (Misrahi, 1997) nous nous limiterons à pointer quelques aspects de cette réflexion.

Les doctrines morales et les notions de bien, de devoir et de justice

Jusqu'à la fin du XVIIIe siècle la notion de bien est centrale dans la philosophie morale. Le bien peut être lié aux notions de bonheur, d'état à maximiser, de bonnes conséquences ou de vie bonne. La notion de bien peut lier la motivation et la moralité conçue comme une forme du désirable. Les courants philosophiques contemporains proposent de substituer au bien la notion de devoir, à la suite de Kant, ou de juste, avec les contractualistes.

La divergence entre l'aspiration à la vertu et la poursuite du bonheur a été commentée dès l'Antiquité. Des philosophes grecs ont lié la recherche du bonheur à la moralité (*l'eudémonisme*) ; la thèse contre intuitive assimilait la poursuite du bonheur et l'accès à la vertu, pourtant un tyran peut être heureux et un homme vertueux malheureux. Selon Socrate le bonheur est conçu comme une bonne pratique et l'expression immédiate de l'ordre de l'âme, la vertu est la condition nécessaire et suffisante du bonheur. Pour Platon (384 av. J.-C.) la vertu est une forme de savoir accessible au terme d'un long effort de remémoration qui conduit l'âme du philosophe à la contemplation de la forme du bien. Celui-ci est conçu comme principe impersonnel et d'ordre incorporel, c'est une réalité transcendante et intelligible ; ou alors il est conçu comme un ordre. L'existence d'un bien objectif correspond à l'aspiration humaine à la rationalité. Cette position aide aujourd'hui à définir une conception du bien formel qui repose sur trois raisons : il existe un ordre des biens, il est nécessaire de penser un bien non substantiel, enfin les biens humains sont soumis à des contraintes d'ordre et de cohérence (Canto-Sperber, 2001). De même chez les stoïciens la vertu est la condition du bonheur qui n'est cependant pas défini de façon individuelle. Le bonheur comme réalité objective [1] se rapporte à des biens qui ne sont pas seulement matériels

1. D'un point de vue propositionnel le bonheur consiste à « être heureux du fait de x, y, z... ». De ce point de vue le bonheur est réel s'il se réfère à des biens qui doivent eux-mêmes renvoyer à des choses susceptibles d'être décrites par des propositions vérifiables. Dans ce cas le sentiment éprouvé par les personnes n'est pas suffisant pour les dire heureuses. Cet aspect objectiviste du bonheur permet de distinguer le bonheur éprouvé et le bonheur constaté par un observateur.

mais incluent : les talents, la relation à autrui, l'estime de soi, la capacité à réfléchir, le sens esthétique. Ces biens sont désirables et indispensables au bonheur, ils ont un caractère universel. Divers traits caractérisent la recherche du souverain bien (bien humain, bonheur, bien moral) : il porte sur l'ensemble de la vie et ne consiste pas en événements ou sensations ; c'est une disposition naturelle en l'homme, assimilée à la rationalité. Aristote (325 av. J.-C.) explicite les deux thèses de l'*eudémonisme* : la vertu réalise la fonction humaine de la raison et l'accomplissement de cette fonction est le bonheur. La vertu aristotélicienne implique la recherche du juste milieu et la plénitude du plaisir, entendu comme perfection. Thomas d'Aquin reprend la pensée eudémoniste ; pour lui le bonheur parfait est l'union de béatitude avec Dieu dans la vie à venir, le bonheur en cette vie étant un bonheur imparfait. Cette conception philosophique qui place l'idée du bien comme notion morale première est qualifiée de *conception attractive* de la moralité. Les vertus, dispositions du caractère moral du sujet ou formes d'orientation de sa volonté, permettent l'accomplissement du bien proprement humain.

Le bien peut aussi se définir comme perfection ; les théories qui le soutiennent sont fondées sur une conception objective du bien humain, bien ici indépendant du plaisir procuré. Au XVIIe siècle des philosophes ont tenté de définir le bien humain et le bonheur en fonction de la perfection ontologique de l'individu. C'est à cette époque que Spinoza (1677) développe une conception du bien liée à la pleine actualisation de la puissance d'être de tout homme, la vertu est l'effort pour conserver son être, c'est-à-dire sa capacité à développer sa perfection dont la jouissance est félicité. En ce sens, l'éthique doit chercher le bien véritable qui est d'abord liberté, identifiée à la béatitude. L'*acquiescentia* caractérise l'état d'esprit le plus haut dans lequel les hommes acceptent Dieu comme absolument bon indépendamment de leur lot de malheur relatif. La réflexion permet de trouver les principes d'action qui conduisent l'individu à la liberté et lui permet de vaincre ses passions. Plus tard Leibnitz (1703-1765) assimilera le plaisir qui constitue la source du bonheur à un « sentiment de perfection », la félicité ne consistant jamais dans une parfaite possession mais dans un progrès continu et non interrompu vers de plus grands biens.

Suivant une conception alternative, les biens sont des valeurs intrinsèques, l'objectivité des biens est substantielle. La volonté bonne est première, elle donne accès à la conscience du devoir comprise comme expérience de la raison pratique, elle a pour visée le souverain bien.

C'est la thèse de Kant (1785) qui soutient la finalité morale de l'existence humaine, le bonheur est l'effet du mérite. En ce sens Kant développe une *conception « impérative »* de la moralité, la volonté morale découle de la loi morale. Être moral c'est obéir à l'impératif catégorique qui commande à chacun de faire son devoir sans considération de circonstances, dans une entière autonomie.

La notion de bien humain objectif sera encore le fondement d'un bonheur indépendant de la satisfaction. C'est le cas par exemple du travail productif et de la coopération sociale chez Marx ou de la créativité et de l'exercice de la volonté de puissance chez Nietzsche (1887).

La thèse antique selon laquelle le bonheur définit le cadre de toute moralité et le plaisir le seul bien, sera développée par les *utilitaristes* ; elle s'oppose à la thèse de l'eudémonisme (la recherche du bonheur est en elle-même une recherche du bien). Ainsi J. Bentham (1823) propose le calcul de la félicité pour déterminer les actions qui conduisent au plus grand bien. Toutefois le bonheur ciblé ici n'associe pas au bien le bonheur de l'individu mais le bonheur du plus grand nombre. J.S. Mill (1863) distinguera entre les plaisirs spécifiques aux hommes et ceux communs aux animaux, il définira le bonheur de tous comme la somme du bonheur de chaque personne. Il distingue ainsi ce qui est socialement utile de ce qui permet de réaliser une fin personnelle. Les objections de sens commun à la thèse utilitariste reposent sur l'opposition entre le bonheur obtenu et la moralité des actions.

Contrairement à la position des utilitaristes d'autres courants philosophiques soutiennent que les exigences de la morale et du bien s'imposent à nous indépendamment de leurs conséquences sur notre bonheur. Dans cette optique, soit le bonheur décrit le cadre de toute moralité (Hobbes, 1651 ; Hume, 1751) soit au contraire il existe une divergence entre l'aspiration à la vertu et la poursuite du bonheur (comme l'illustrent les proverbes antiques, Héraclès), option qui mène Kant à une morale rigoureuse comme on l'a vu plus haut.

Des philosophes contemporains (P. Foot, 1978, M. Nussbaum, 1986) utilisent la notion *de vie bonne* qui représente la vie heureuse, réussie. Cette notion d'épanouissement humain s'oppose à la définition subjective du bonheur comme à sa définition objective. La vie bonne est un mode d'être qui désigne le développement des talents. Les théories actuelles qui s'appuient sur cette notion sont des théories substantielles et normatives. On leur oppose la difficulté de concevoir le passage de ce qui est requis pour l'épanouissement personnel en termes de devoirs relatifs à autrui et aussi de reposer sur une forme d'essentialisme qui serait liée à l'hypothèse d'une nature humaine immuable (Canto-Sperber, 2001).

Les normes (lois) et impératifs

La morale est constituée de principes ou de normes relatives au bien et au mal qui permettent de qualifier et de juger les actions humaines. On considère habituellement que des lois universelles comme le respect de l'être humain, le refus de la souffrance gratuite, l'obligation de traiter les individus de façon égale sont des normes constitutives des sociétés démocratiques (Canto-Sperber et al., 2004). Les notions de normes et de valeurs relèvent de la méta-éthique alors que l'éthique substantielle vise à promouvoir tel type de norme ou de valeur (utilitaristes, déontologiques).

Dans le domaine de l'action les normes réfèrent à ce qu'une personne doit faire, est autorisée à faire ou a le droit de faire. Contrairement aux lois juridiques les normes sont intériorisées. Au sens étroit les normes recouvrent des concepts déontiques : devoirs, obligations, permissions, droits, qui impliquent que les agents sont responsables et peuvent être blâmés ou loués pour leurs actions. Au sens large, les normes incluent les valeurs que les agents respectent ou auxquelles ils sont sensibles et donc des jugements évaluatifs. « Une valeur, à la différence d'une norme, n'implique pas une réponse de l'agent en termes d'actions, mais en termes de certaines réponses appropriées, en termes de certaines attitudes, ou peut-être en termes de certains traits de caractère, sur la base desquels on qualifiera l'agent de vertueux ou non » (Engel, 2001, p. 20). Les *morales du devoir* fondent le caractère moral de nos actions par le concept d'obligation. Les philosophes ont distingué les types de devoirs : envers Dieu (Saint-Augustin), envers soi-même (Kant), envers autrui. Ils ont cherché à définir les droits : selon Locke par exemple ils sont naturels, universels, identiques pour tous, inaliénables. Kant a introduit la notion d'impératif catégorique pour indiquer ce que nous devons faire indépendamment de nos désirs et indépendamment des conséquences.

L'approche alternative des morales *conséquentialistes*, normatives, souligne au contraire que les conséquences de nos actes peuvent constituer des critères de notre comportement. Les conséquences de l'action sont ici évaluées en termes de bénéfice, c'est ce qui est observable qui en déterminera le caractère moral et non l'intention de l'agent. Un utilitariste des règles pourra ainsi réviser son adhésion à une règle lorsqu'il est évident qu'elle conduit à une catastrophe. Plusieurs critères d'évaluation ont été proposés : l'altruisme, l'égoïsme, l'utilitarisme. Le conséquentialisme inspire l'éthique de la responsabilité par opposition à l'éthique de la conviction. De même la déontologie est une théorie impérative dans la mesure où elle prescrit à chacun de respecter certaines règles d'action, par exemple ne pas mentir, quelles qu'en soient les conséquences d'un point de vue impersonnel. Ces positions contribuent à distinguer une éthique des résultats d'ensemble (conséquentialiste) d'une éthique des règles d'action (déontologique). On aura compris que les conséquences de l'action ne sont pas prises en compte de façon similaire selon ces deux options, elles s'opposent donc sur la justification morale d'une règle. Pour le conséquentialisme les règles morales sont justifiées par des valeurs (le respect de la vie humaine, de l'intégrité d'autrui). Dans l'éthique déontologique, la bonté d'une règle est justifiée par des considérations universalistes ou s'impose de façon évidente ; de ce point de vue on constate l'indépendance entre les règles et les valeurs : des valeurs différentes pourraient ainsi justifier le devoir de ne pas porter de faux témoignage (Canto-Sperber, 2004).

QUESTIONS SUR L'ÉTHIQUE

Les justifications morales

Comment justifier nos croyances ou nos jugements moraux ? Les positivistes logiques estiment que l'on ne peut pas les justifier comme des jugements de faits. Le programme de naturalisation des normes, cognitives ou morales, introduit par Quine (1969) a entraîné la domination des méthodes de justification holistes ; c'est pourquoi le débat rationnel est utilisé dans la sphère normative et que l'idée de justifier les jugements moraux paraît légitime. C'est ainsi qu'apparaît l'idée que nos jugements moraux pourraient être justifiés par des émotions, comprises comme des états mentaux non conceptuels. Il y aurait ainsi des moyens non conceptuels de justifier nos jugements moraux.

Dans deux articles parus en 2001, P. Engel se demande si la notion de justification est normative et si oui dans quel sens. Quelles sont les normes qui interviennent dans la justification ? Il examine la thèse des philosophes qui ont défendu l'idée d'une éthique de la croyance ou d'une conception déontologique de la croyance pour ensuite défendre l'idée qu'il existe des obligations épistémiques et que l'on peut parler d'une éthique de la croyance ; il estime toutefois que ces normes sont insuffisantes pour cette justification.

Les partisans de l'hétérogénéité, de la fragmentation, de la morale proposent de distinguer les facteurs pertinents dans l'évaluation morale : les conséquences (du point de vue de l'intérêt général), les droits généraux (liberté), les obligations particulières (rôle social), les restrictions (je ne peux pas faire x), les engagements personnels (renoncer à), les sentiments ou le caractère (la générosité), les intentions (la bonne volonté). Th. Nagel (1979) estime que ces facteurs sont des sources de valeurs morales qui peuvent être incompatibles. Dans une perspective moniste on accorde une valeur absolue à une seule source, par exemple l'utilitarisme s'attache au bien commun, alors que dans une perspective pluraliste aucune de ces sources n'a de valeur absolue. Plusieurs procédures formelles ont été proposées pour mesurer l'importance relative des facteurs : aveugle (« le voile de l'ignorance » de J. Rawls), dialogique (Habermas). Mais d'autres propositions reposent sur des procédures informelles comme par exemple l'intuition. Contrairement à la thèse de certains pragmatistes, P. Engel ne pense pas que les normes théoriques se réduisent aux normes pratiques ni que les raisons de croire soient déterminées par les raisons d'agir ou encore que les valeurs de la connaissance reposent sur celles de l'action. S'il n'y a pas selon lui de séparation complète du théorique et du pratique, de la croyance et de l'action, de l'entendement et de la volonté c'est que bien juger n'est pas seulement exercer correctement son intellect dans le jugement théorique, c'est aussi bien exercer sa sensibilité aux affects et la justesse du jugement pratique. La justification épistémique consisterait donc à répondre à des valeurs et non à des normes supposées nécessaires et universelles. P. Engel oppose ainsi des vertus épistémiques, la modération dans le jugement, la pondération, le scrupule, aux vices épistémiques, la précipitation, la crédulité, le conformisme et la bêtise. Cette thèse est moins vulnérable aux objections des externalistes dans la mesure où une vertu n'a pas besoin d'être consciente ; de plus l'épistémologie des vertus épistémiques permet de concilier le caractère à la fois passif et actif de nos croyances.

Relativisme, universalisme

Dans le domaine moral *le relativisme métaphysique* soutient qu'il existe plusieurs biens incompatibles entre eux alors que *le relativisme anthropologique* soutient que les êtres humains arrivent à des représentations différentes et incompatibles entre elles. L'anthropologie s'interroge sur la façon dont les représentations du bien diffèrent entre elles. Le relativisme cognitif attribue à la différence de langage une différence de représentations internes hétérogènes, ce qui permet de supposer d'un point de vue moral que les règles et normes sont bonnes pour un individu dans une société et qu'il n'existe pas de jugement absolu extérieur. Paradoxalement, il est nécessaire d'avoir des critères pour fonder le jugement éthique, ce qui conduit à la recherche d'universaux moraux. On s'accorde à penser que si toute société a besoin de règles pour survivre, les attributs de la personne humaine varient par contre selon les sociétés. Les arguments des *particularistes* portent sur l'importance de la singularité de la perspective personnelle, le caractère contextuel des propriétés morales des actions. Enfin l'idée que le sens moral est de nature non conceptuelle ou non propositionnelle est partagée dans le cadre du *réalisme anti-théorique* par les tenants de l'argument du sens pratique (savoir comment) ou par ceux de l'imagination morale (la sympathie).

Dans le domaine moral, la position *relativiste* postulerait, au contraire de la position universaliste, qu'il n'existe aucune disposition innée spécifique à adopter certaines normes morales plutôt que d'autres. Selon des positions intermédiaires, certaines normes morales ont des bases innées, ces prédispositions innées sont absorbées par les facteurs culturels. Une prédisposition innée déterminerait plus la forme abstraite des normes que le détail de leur contenu. Pour éclairer le débat, D. Sperber (1993) propose cinq distinctions relatives : aux doctrines culturelles, aux justifications, aux pratiques, aux conventions, à la communauté morale. Les doctrines culturelles, écrites ou orales, peuvent s'opposer entre elles, par exemple celles sur l'interdit de la mise à mort des animaux, sans que l'on puisse déduire de ces oppositions des différences d'états mentaux entre les individus, de même on peut supposer que les états mentaux des individus d'une même société divergent plus que leurs manifestations collectives. Les doctrines, produits collectifs de générations d'individus, constituent en effet des objets de pensée qui affectent les idées et les sentiments moraux des individus. L'insuffisance d'analyse psychologique sur les données culturelles limite encore leur impact sur le débat.

Les exemples pris en ethnographie ne constitueraient pas non plus des éléments en faveur de la relativité dans la mesure où les comportements décrits comme inhumains peuvent se retrouver dans nos sociétés. L'argument de Sperber est que nous avons trop vite fait de rendre compte des pratiques contraires à nos idées morales en attribuant aux membres d'autres sociétés des idées morales opposées aux nôtres. Enfin Sperber propose de distinguer les obligations morales, universelles, comme aider son prochain ou ne pas tuer, qui ne varient pas d'une culture à l'autre, et les conventions sociales qui varient. Cette catégorisation le conduit à s'interroger sur la validité psychologique et sociologique de la distinction entre morale et convention : les idées normatives sont-elles apprises, représentées, utilisées de façon différente ? Toutes les sociétés opèrent-elles une distinction entre ces deux types de normes, morales et conventionnelles ? Les points de vue s'opposent sur l'universalité de la distinction entre normes morales et conventionnelles. Cette distinction correspondrait à une conception de la morale fondée sur l'idée de droits et n'existerait pas dans les sociétés qui fonderaient la morale sur l'idée de devoirs. Toutefois des contradictions relevées laissent ouverte la question du relativisme.

Le dernier point concerne la définition d'autrui et ses conséquences. Selon les sociétés en effet la définition de l'être humain varie, c'est le cas des réponses apportées à la question de savoir ce que sont : un fœtus, la mort, les droits des enfants, la discrimination sexuelle. Les définitions apportées définissent en retour la liberté de tuer, de soigner, de protéger. Ce qui change dans les groupes sociaux ce n'est donc pas, semble-t-il, l'idée des droits mais la différentiation de la communauté morale, la définition de son étendue.

L'ORIGINE DE LA CONSCIENCE MORALE

Deux types de conception définissent les fondements de la morale : la conception *objectiviste* attribue cette origine aux lois de la nature (certains philosophes grecs), aux commandements divins (Saint Augustin, Rousseau) ou à la raison (Kant) ; la conception *relativiste* souligne l'origine humaine de ces fondements, les valeurs morales étant imposées par un groupe social ou définies par l'individu et dans ce cas notre rapport moral au monde résulte d'une histoire culturelle : produit du capitalisme et mystification (Marx), produit de l'histoire et des instincts, issue du ressentiment (Nietzsche), héritière du surmoi (Freud, 1929), produit d'un conditionnement social (Bergson, 1932). Selon la conception objectiviste les valeurs morales ne peuvent être modifiées puisqu'elles sont absolues : c'est une conception normative. Au contraire la conception relativiste admet la variabilité des valeurs morales selon les sociétés, les groupes et même les individus : elle est descriptive.

L'évolutionnisme

Le problème que pose l'évolutionnisme à la philosophie morale est normatif. M. Canto-Sperber et R. Ogien (2004) s'interrogent sur la capacité du schéma rétrospectif de l'évolutionnisme à fournir une explication causale qui conduise à déduire des justifications de doctrines morales. Pour Herbert Spencer (1879) la théorie évolutionniste permettait de soutenir la morale utilitariste classique, l'idée sous jacente étant que ce qui est « naturel » est « bon ». La critique adressée à cette thèse porte sur l'erreur de raisonnement qui consiste confondre ce qui *est* avec ce qui *doit* être. Dans la philosophie contemporaine cependant l'évolutionnisme est utilisé pour justifier une approche sceptique de la tradition normative en éthique, des philosophes naturalistes soutiennent qu'il est possible de donner une explication de type rationnel égoïste aux préférences altruistes selon le principe de l'avantage mutuel (il n'est pas toujours profitable de maximiser ses avantages ou ses préférences). Aucune de ces approches ne peut justifier l'apparition et la persistance des comportements moraux.

Les travaux de J. Tooby et L. Cosmides (1992) mettent en cause la théorie freudienne du refoulement comme les théories déterministes qui estiment que les attitudes morales proviennent de la culture et sont apprises. Ils soutiennent (2002) que la morale a un fondement biologique en utilisant la thèse modulaire de la neuropsychologie cognitive.

La psychologie morale

Depuis la fin des années 80, des philosophes et des psychologues unissent leurs efforts pour tenter de valider les théories philosophiques de l'éthique d'un point de vue expérimental, explorant les thèmes de la responsabilité morale, du rôle du caractère, de l'égoïsme et l'altruisme, ou encore du désagrément moral.

Des travaux sur morale ordinaire tendent par exemple à montrer l'influence de l'identification sur l'attribution de la responsabilité. Pour les tenants de l'éthique de la vertu la question n'est pas quoi faire mais qui être. On s'attend par exemple à ce qu'une personne courageuse le soit dans toutes les situations. Est-ce que les gens sont altruistes ou est-ce qu'ils se comportent de façon altruiste parce qu'ils y trouvent un intérêt pour eux-mêmes ? En psychologie cette question revient à l'étude des motivations, du désir qui participe au raisonnement qui conduit à l'action. Certains travaux de psychologie évolutionnaire tendent à montrer que l'altruisme est biologiquement impossible, toutefois on fait remarquer que l'altruisme biologique n'est pas l'altruisme psychologique, d'autres soulignent que la théorie évolutionniste réserve l'altruisme psychologique à certains domaines. Par ailleurs les situations « d'équilibre coordonné » peuvent être adaptatives. L'évolutionnisme ne semble pas apporter grand-chose sur ce point.

Pourquoi les gens sont-ils plus enclins à ressentir de *l'empathie* pour ceux qui leur ressemblent ? Le fait que l'empathie induise un comportement d'aide ne résout pas le conflit entre égoïsme et altruisme puisqu'il n'informe pas sur la nature de la motivation au comportement d'aide. En effet il est aussi possible que l'empathie entraîne une expérience désagréable et que la meilleure façon de la faire cesser soit d'aider la personne qui exprime sa détresse. Une variation de ce thème se concentre sur la façon dont récompenses et punitions sont auto-administrées. Les situations utilisées pour tester cette hypothèse sont celles de la sanction sociale (contre le rôle de l'évaluation sociale) et celle de la réduction de la sensation aversive (la réaction aversive est provoquée par le fait de voir quelqu'un dans le besoin). Dans ce domaine les résultats obtenus ne font pas l'unanimité.

Le désagrément moral constituerait un argument en faveur du relativisme. L'absence de convergence sur de nombreuses questions morales rapproche ces travaux des arguments des anthropologues. Par exemple Blancs américains et Hopis sont comparés à propos du comportement des Hopis qui utilisent un oiseau comme jouet — l'animal est promené au bout d'une corde — toutefois leurs croyances sur ce que ressentent les animaux ne sont pas différentes de celles des Blancs. Certains auteurs en concluent que l'attitude de ces groupes est différente, d'autres pensent au contraire que l'on ne peut pas être certain que ces groupes parlent de la même chose et que les obstacles méthodologiques de ce type d'étude sont insurmontables. D'autres travaux semblent pourtant à l'abri de cette objection. Ainsi une étude réalisée sur la culture de l'honneur chez Américains du nord et du sud, montre que cette culture persiste au sud et influence les jugements, les attitudes, les émotions, le comportement et même les réponses physiologiques des Américains du sud.

Les travaux effectués chez l'enfant ont permis d'identifier différents types de justifications morales selon l'âge et la culture des sujets par l'évocation de l'opinion publique, la reconnaissance sociale d'une norme, l'autorité d'une personne, un raisonnement. Si le point de vue moral privilégie la justification rationnelle, l'anthropologie décrit des styles moraux différents. Pourquoi considérer que la différence entre les formes de justification correspond à une morale différente ? Rien ne prouve que la diversité des formes de justification renvoie à des conceptions différentes du bien. D'autres équipes de recherche s'interrogent sur l'existence de précurseurs moraux dès la naissance. E. Dupoux et P. Jacob font l'hypothèse de l'existence de précurseurs à la notion de justice (Pain Prado, 2006). Les situations sont testées par le biais de films qui opposent des scènes d'infraction morale à la situation « morale » attendue. Les réponses verbales et non verbales des enfants ne montrent toutefois pas de préférence pour l'un des protagonistes, le juste ou l'injuste.

Un nouveau champ d'investigation apparaît avec la psychologie morale (2006) qui propose une approche expérimentale et constitue une source supplémentaire pour trancher entre les théories éthiques et la recherche des fondements psychologiques de l'éthique. Ce projet pourrait répondre à des questions comme celle de la définition de la normalité en santé mentale. Cette norme correspond-elle à l'état de la majorité de la population ou définit-elle une « bonne » santé mentale ? Des travaux empiriques permettront d'évaluer la première question alors que seuls des arguments sur la valeur permettront de statuer sur la seconde.

« L'INTENTION ÉTHIQUE »

« Le triangle de base de l'éthique »

Les pôles : « je », « tu », « il » constituent pour Paul Ricœur (1950) le « triangle de base de l'éthique » et « *l'intention éthique* » s'origine de l'interaction entre ces trois pôles. Au « *pôle-je* », partant du principe que la liberté veut être mais ne se voit pas, Ricœur estime que c'est parce que la causalité de la liberté ne s'appréhende pas elle-même dans l'immédiateté qu'elle doit s'attester dans l'action et il nomme éthique « cette odyssée de la liberté à travers le monde des œuvres, ce voyage de la croyance aveugle *je peux* à l'histoire réelle (*je fais*) » (Ricœur, 1998, p. 1).

C'est au «*pôle-tu*» que commence «l'entrée en éthique», en instaurant la position dialogique de la liberté en seconde personne, quand à l'affirmation par soi de la liberté s'ajoute la «volonté que la liberté de l'autre soit [...]. Si je ne comprenais pas ce que veux dire *je*, je ne saurais pas que l'autre est *je* pour lui-même, donc liberté comme moi [...]. Si je cessais de croire en ma liberté [...] je n'attendrais d'autrui aucun *secours*, comme l'autre ne pourrait attendre de moi aucun geste *responsable* (ibidem, p. 2). De la même façon chez Emmanuel Levinas (1982) le visage de l'autre me requiert, il constitue le départ dans la voie éthique.

Enfin le «*pôle-il*» est qualifié par la médiation de la *règle*, l'intention éthique prend corps avec les termes qui renvoient au moment de la non-personne. Ricœur nomme institution le premier indice du «caractère ingénérable» de la règle pour se référer au caractère d'historicité qui décrit le fait que «je ne suis jamais au commencement»; le projet d'intérioriser, d'«intimiser» des relations objectives ne permet pas d'engendrer leur objectivité; il faut quelque chose qui médiatise deux volontés, pour faire coïncider chez le citoyen la conscience de soi et l'esprit du peuple. Ricœur pose deux conditions à l'identification de socialisation de l'individu à l'éthique: la socialisation ne doit pas supprimer le droit égal entre le *pôle-je* et le *pôle-tu* de la liberté et la notion de règle sociale implique son intériorisation, c'est-à-dire la possibilité d'inscrire dans la notion de règle la référence à une position de liberté en première ou en deuxième personne.

De l'éthique à la morale

Ricœur souhaite montrer que *l'intention éthique*, terme choisi pour marquer le caractère de projet de l'éthique et son dynamisme, précède la notion de loi morale, comprise comme obligation. Pour lui la distinction entre les termes éthique et morale est claire : le premier réfère à la réflexion qui précède l'introduction de l'idée de loi morale et le second désigne tout ce qui dans l'ordre du bien et du mal se rapporte à des lois, des normes, des impératifs. Il décrit le passage de l'éthique à la morale en trois étapes.

La première étape est illustrée par la constitution de la notion de valeur employée en relations d'entités comme la justice, l'égalité, l'amitié. La valeur est une médiation en vue de la coexistence; ainsi la justice serait le schème des actions à faire pour que la communauté des libertés soit possible. Le «triangle de l'éthique» se retrouve dans la constitution de la notion de valeur. En effet l'évaluation suppose la préférence et le jugement moral mettant ainsi en jeu : la référence à une position de liberté en première personne, l'évaluation par autrui «élève le valable au-dessus du désirable» (ibidem, p. 4), enfin la référence à la règle (le neutre) sert de médiation entre l'évaluation en première personne et la reconnaissance en seconde personne. Toutefois les valeurs, étalons de mesure, ne sont pas des essences éternelles, elles sont liées à une histoire des mœurs et autorisent une médiation en vue de la coexistence. Ainsi la justice «est le schème des actions à faire pour que soit institutionnellement possible la communication, ou mieux la communauté voire la communion des libertés» (ibidem). Cette interprétation permet de situer la socialisation de l'individu dans un compromis entre le désir de liberté individuelle et les situations déjà qualifiées éthiquement (par la société). L'éducation consiste à inscrire le projet de liberté de chacun dans l'histoire commune des valeurs à condition que l'histoire sociale des valeurs puisse aussi s'inscrire dans le projet de liberté de chacun. Ricœur souligne le danger respectif de l'essentialisme moral qui fait perdre de vue le lien des valeurs avec le jugement moral et celui du nihilisme moral qui néglige le rôle médiateur des valeurs entre les personnes et les libertés.

Si à la première étape éthique et morale peuvent encore être confondues, les notions d'impératif et de loi marquent à la seconde étape le passage de l'éthique à la morale. L'interdiction marque le passage à la morale, illustrant la scission «entre *mon* désirable et ce que je tiens pour *le* préférable». L'interdiction est bénéfique en mettant les valeurs à l'abri de l'arbitraire de chacun. L'idée de conscience morale a un caractère de scission dans la mesure où «je suis de moi-même à moi-même dans une relation de commandement et d'obéissance ; en moi-même une voix s'adresse à moi» (ibidem, p. 5). Pour définir notre liberté et reconnaître l'autre, l'intention éthique doit être première et la loi constituer le moment terminal du cheminement éthique. «La loi est le dernier concept» qui ajoute à l'impératif, encore un moment à la seconde personne, un facteur d'universalisation. C'est pourquoi Ricœur reproche à Kant d'avoir fait de la rationalité d'entendement un fondement au lieu d'un critère de la morale. Ainsi le formalisme en éthique définirait la moralité alors que l'ambition de l'éthique serait de reconstruire les intermédiaires du cheminement entre la liberté et la loi.

L'ENSEIGNEMENT À L'ÉTHIQUE EN PSYCHOLOGIE

Nous fonderons notre propos sur l'avis du Comité Consultatif National d'Éthique pour les Sciences de la vie et de la santé afin d'en tirer des propositions pour la formation en psychologie. La première difficulté relevée porte sur l'idée d'un «enseignement en éthique» alors que, contrairement à la déontologie, l'éthique (médicale) ne peut faire l'objet d'un savoir normatif. Les autres questions soulevées portent sur «la nomination de référents en éthique ainsi que sur les incertitudes quant à la forme et au contenu des cours» (Le Coze et al., 2003, p. 4).

Le rapport Cordier (2003), soumis au CCNE, souligne les effets de déshumanisation engendrés par la logique de spécialisation médicale, dont les plus importants sont relevés ci-après. Le réductionnisme technologique qui dissout le rapport clinique au corps vécu. Le respect du patient qui n'est plus réglé par les «vertus individuelles du médecin» mais contraint par la loi. La «juridicisation» de la relation médecin/malade qui crée un effet de distance. La diminution des ressources allouées au système de santé qui conduit à opérer des choix. L'ensemble de ces effets conduit à la demande d'intégrer l'éthique dans le cursus des formations médicales initiales et continues. L'éthique ciblée ici est centrée sur l'activité soignante, elle est décrite comme «une éthique du soin», une éthique en actes, qui reflète la façon dont le soignant est avec les autres. Il s'agit donc d'ouvrir à la réflexion sur le sens de la démarche de soin.

Plutôt que de transmettre des normes, il s'agit d'éveiller des dispositions au questionnement. C'est pourquoi la réflexion porte sur la distinction entre déontologie et éthique. Les règles déontologiques s'apprennent, et peuvent être antagonistes. En revanche l'interrogation éthique conduira à s'interroger sur la limite de «l'obstination déraisonnable», sur la qualité de vie du patient ou la détermination de son «bien». La déontologie avance des notions : «respect de la vie» «prise en compte de la qualité de la vie» ; l'éthique questionne les dilemmes qui s'ensuivent, elle naît de tensions. Par exemple le problème de la fin de vie pose un conflit de valeurs qui illustre la différence entre déontologie et éthique. La déontologie pose des règles dont la transgression peut donner lieu à une sanction, elle tend à imposer une réponse. L'éthique «surgit dans les interstices du code de déontologie, pour affronter les dilemmes moraux par un questionnement qui ébranle les convictions en multipliant les sources d'éclairage et les mises en perspective» (ibidem, p. 12). Les conseillers suggèrent donc un cheminement de la formation dans lequel le premier objectif serait le développement de l'esprit critique sans lequel il ne peut y avoir de réflexion éthique. Le second objectif viserait à favoriser le questionnement personnel à propos d'une interrogation de la pratique lors d'un stage centré sur l'appropriation du savoir clinique, à l'occasion d'une expérience marquante (dilemme, conflit, doléance).

Ces suggestions semblent pouvoir s'appliquer parfaitement à la formation des étudiants en psychologie. En ce sens il s'agit de bien différencier la formation à la déontologie et la formation à l'éthique, s'agissant dans ce cas d'une formation personnelle à la réflexion critique dans des situations précises. En psychologie, l'étude de cas se prête bien à ce type d'ouverture comme d'ailleurs l'encadrement des stages qui permettrait de prévoir un temps de réflexion spécifique à partir d'une situation jugée significative par l'étudiant. Comme on l'a vu plus haut cela suppose aussi une formation des enseignants, le cursus étant sans doute plus facile à aménager en psychologie qu'en médecine. Enfin, s'il ne s'agit pas d'enseigner des contenus il n'en reste pas moins que l'éthique n'est pas une affaire de préférences individuelles, «l'éthique n'est pas le lieu de l'arbitraire de chacun» (Sperber et al., 2004, p. 8). Par conséquent un apport interdisciplinaire lié à la connaissance des principes universels et des référents partagés, comme à l'analyse des évaluations et à l'étude expérimentale des notions d'éthique, mériterait sans doute d'être diffusé plus largement auprès de ce public.

Les valeurs et l'organisation de la réflexion éthique dans le soin

Marc Guerrier

STRUCTURES CONSACRÉES À L'ÉTHIQUE EN FRANCE : UNE SITUATION ÉVOLUTIVE

Depuis une vingtaine d'années, une place grandissante est accordée aux « activités d'éthique » dans le monde de la santé et des soins. Quelles sont ces activités ? Quelles structures s'en chargent ? Quels sont leurs rôles, fonctions, compositions ? Le paysage en France est caractérisé aujourd'hui à la fois par une grande hétérogénéité, une forte évolutivité, et constitue finalement une richesse importante qu'il convient de connaître et de contribuer à développer.

La structure d'éthique française la plus connue et la plus visible au grand public, est le Comité consultatif national d'éthique (CCNE). Créée en 1983, cette instance nationale est composée d'une quarantaine de membres, choisis pour représenter à la fois diverses compétences dans les champs des sciences biologiques, médicales, et humaines mais aussi divers courants de pensée. Sa mission est de « donner des avis sur les problèmes éthiques et les questions de société soulevés par les progrès de la connaissance dans les domaines de la biologie, de la médecine et de la santé »[1]. En 2007, une centaine d'avis sur différents thèmes ont été rendus publics, sous la forme de documents reprenant les arguments et les discussions que les saisines ont suscités au sein du CCNE[2]. Cette instance nationale n'est doté d'aucun pouvoir normatif ni prescriptif (elle est consultative), et ne rend pas d'avis sur des situations particulières : sa fonction n'est pas d'apporter un appui personnalisé aux situations qui poseraient un problème moral à des intervenants à un moment donné. Elle agit à un niveau transversal, sans interférence directe avec les situations de santé sur le terrain. Pour autant, les travaux qui y sont conduits se font après de nombreuses rencontres et investigations de terrain, ce qui

1. Loi n° 94-654 du 29 juillet 1994.
2. http ://www.ccne-ethique.fr

garantit une grande pertinence dans la réflexion pratique. Les textes produits sous forme d'avis argumentés représentent une source de réflexion et de références pour la réflexion éthique que chacun peut conduire.

Qu'en est-il au niveau du terrain, de la consultation, des soins et des différentes structures de santé ? On associe fréquemment la notion d'éthique à celle de comité, notamment dans les hôpitaux. Les comités d'éthique hospitaliers sont en effet aujourd'hui nombreux sur le territoire — leur nombre exact n'est pas connu car aucun moyen d'observation systématisé n'existe à cet égard. Jusqu'en 1988, la majorité de ces comités d'éthique hospitaliers avaient pour mission d'examiner les protocoles de recherche biomédicale. Les résultats de telles recherches doivent en effet, pour être publiés, faire état d'un examen « éthique » des protocoles cliniques qui ont permis leur émergence. Pour répondre à ce critère, les hôpitaux s'étaient constitués des instances spécifiques, de façon autonome et non systématisée, baptisées « comités d'éthique ». En sorte qu'aujourd'hui encore, il est fréquent d'associer la notion de comité d'éthique à celle de recherche clinique. En 1988, apparaît une législation spécifique sur la conduite de la recherche clinique. Ce texte législatif connu sous le nom de ses auteurs : Huriet et Serusclat, a rendu légalement obligatoire le fait de ne conduire la recherche biomédicale qu'après soumission du protocole appliqué à un comité indépendant, spécifique, de composition et de fonctionnement fixés dans le Code de la santé publique. De tels comités sont alors créés partout sur le territoire. Ils sont baptisés CCPPRB dans un premier temps (Comité de protection des personnes qui se prêtent à la recherche biomédicale) — et, depuis 2004 après une légère évolution législative dans le domaine, renommés CPP (Comité de protection des personnes).

1988 est donc une date d'évolution importante pour les comités d'éthique créés antérieurement dans les hôpitaux : privés de leur fonction d'examen de protocoles de recherche désormais assurée par les comités indépendants, un grand nombre d'entre eux cesse d'exister. Un nombre plus restreint perdure, d'autres comités sont également créés par la suite et émergent dans les hôpitaux. Leur activité n'est plus relative à l'examen de protocoles ; on peut donc parler à leur égard de Comités d'éthique hospitaliers — mais plus de comité d'éthique « de la recherche ». Décrire les activités des comités d'éthique hospitaliers peut se faire en séparant deux catégories : d'une part les activités interventionnelles et d'autre part les activités non interventionnelles.

Les activités non interventionnelles regroupent toutes celles qui restent détachées d'une circonstance particulière, la notion d'intervention est donc à prendre ici au sens d'une implication directe dans des situations de terrain ou d'exercice professionnel. Le groupe des activités non interventionnelles est potentiellement vaste, et concerne par exemple tout ce qui a trait à l'enseignement, la mise à disposition de documentation, l'organisation de manifestations comme des colloques, séminaires, ateliers ou groupes de travail thématique. À l'inverse, les activités interventionnelles sont celles dans lesquelles les membres d'un comité répondent à des demandes concernant des décisions délicates dans des situations données. Ces activités, sous la forme de consultations « d'éthique », existent selon des modalités extrêmement variées.

Il est important de souligner que le développement d'activités propres à l'éthique dans les hôpitaux ne répond pas toujours à la mise en place d'un comité. Un autre type de structure a été inventé en 1995, et mis en place pour la première fois au sein de l'Assistance Publique — Hôpitaux de Paris : il s'agit d'un modèle désormais connu sous le nom de « Espace éthique ». À la différence d'un Comité d'éthique, un Espace est ouvert à tous — autrement dit, la notion d'appartenance à l'Espace n'a pas de sens : un Espace éthique est le lieu dédié à des activités conduites par celles et ceux qui décident de l'utiliser. On comprend dès lors que ce modèle s'oppose à celui de comité, un comité se définissant en premier lieu par la notion d'appartenance (le comité est constitué de personnes qui y sont nommées). Alors que pour un comité se créée une relation asymétrique entre le plus grand nombre qui n'y appartient pas et quelques membres qui le composent, la mise en place d'une structure de type « Espace » nécessite précisément de veiller à ne pas créer ce type de séparation. Ainsi, un Espace éthique est une structure ouverte, un lieu d'échange, de recherche et de délibérations ouvert à tous les partenaires impliqués dans les situations de santé, avec pour objectif de promouvoir la réflexion éthique sur les pratiques de la santé et des soins. On comprendra aisément que les activités conduites au sein d'un Espace ne sauraient être de nature interventionnelle. En effet, l'idée même d'une consultation d'éthique suppose la relation entre deux entités : l'une étant consultée par l'autre. La première dès lors est censée disposer d'une expertise particulière au regard de ce pour quoi elle est consultée. Or, l'un des postulats qui fonde l'idée d'une structure de type Espace est que l'expertise éthique ne peut se résumer à la constitution d'un comité, et, plus encore, relève de la responsabilité de chacun dans l'exercice de sa profession. C'est dire qu'un Espace sera le lieu d'accompagnement et de soutien à la réflexion que les professionnels voudront *eux-mêmes* conduire transversalement sur les enjeux éthiques de leurs pratiques, mais ne pourrait sans se contredire prétendre, en tant qu'Espace, intervenir dans leur pratique.

D'une façon plus générale, les initiatives consacrées à l'éthique dans le champ de la santé tendent à se multiplier en France aujourd'hui. Elles prennent, à l'instar de ce que l'on observe dans les hôpitaux, soit la forme de comités soit celle de structures ouvertes comme des espaces ou de lieux d'animation et d'accompagnement d'activités conduites par les professionnels ou les partenaires des situations de santé. Ainsi se mettent à exister des groupes de réflexion, des sessions de formation, des travaux d'étude sur l'éthique des pratiques à différents niveaux du système de santé au sens large : sociétés savantes, universités, réseau de soin, structures d'accueil de différentes natures, etc.

Cette émergence de dispositifs et d'initiatives sur l'éthique doit toujours appeler un regard critique, particulièrement s'agissant des comités. En effet, tout dispositif qui prétend posséder une légitimité dans le champ de l'éthique supérieure à celle que l'on peut avoir de façon générale dans la réflexion que l'on porte soi-même sur la signification et les questions que suscitent ses propres activités professionnelle *doit* nous interroger : d'où viendrait en effet une telle légitimité ? Il faut constater qu'un certain nombre des comités récemment créés sont autoproclamés et prétendent à une autorité dans le domaine. Cependant, la nature d'une autorité dans le champ de l'éthique ou de la morale est une question aussi ancienne que la philosophie, et ne saurait être effacée par la constitution d'instances — fussent-elles composées de personnes de qualité.

L'existence de la réflexion éthique ne se résume donc heureusement pas aux activités de quelques comités. Ce rapport à l'éthique des pratiques professionnelles existe au niveau individuel (parfois même vécu dans une certaine solitude), et s'élabore à différents degrés du point de vue collectif : dans les services, les réseaux, les réunions interprofessionnelles, les rencontres de réflexion ou encore la formation.

Ces « lieux de l'éthique » s'inventent encore aujourd'hui, avec une grande richesse créative qu'il conviendrait de ne pas brider. Chacun devrait pouvoir trouver, dans son parcours professionnel, l'occasion de participer à la construction du débat éthique sur les pratiques, ainsi que la possibilité de disposer d'outils intellectuels ou culturels pour la conduire plus aisément [Cordier, 2003].

En 2004, le législateur a inclut dans le Code de la santé publique une nouveauté remarquable. Il s'agit de mettre en place des structures ressources dans les régions, selon un modèle d'Espace éthique. L'article L 1412-6 est ainsi rédigé : « *Des espaces de réflexion éthique sont créés au niveau régional ou interrégional ; ils constituent, en lien avec des centres hospitalo-universitaires, des lieux de formation, de documentation, de rencontre et d'échanges interdisciplinaires sur les questions d'éthique dans le domaine de la santé. Ils font également fonction d'observatoires régionaux ou interrégionaux des pratiques au regard de l'éthique. Ces espaces participent à l'organisation de débats publics afin de promouvoir l'information et la consultation des citoyens sur les questions de bioéthique* ». On le voit, le champ de travail de ces futures structures (elles n'ont, fin 2007, toujours pas été mises en places) s'avère d'une part dépasser le domaine strictement hospitalier, et d'autre part concerne l'ensemble des questions éthiques du « domaine de la santé ». Les pratiques psychologiques en représentent évidemment une part significative.

Sur le plan des pratiques, notamment dans les établissements de santé, un intérêt croissant est porté à la réflexion éthique. On en trouve des signes, par exemple, dans les évolutions des références utilisées pour l'évaluation ou l'accréditation des établissements. Ces dernières prennent en considération les efforts et initiatives que développent les établissements de santé.

La formation s'avère un enjeu essentiel [Avis n° 84 du CCNE, 2004]. La question n'est pas de savoir si l'éthique au sens de vertu peut ou non s'enseigner, mais bien de comprendre que la possession de certains outils intellectuels ou de langage permet de prendre une part active et efficace à la réflexion vivante qu'entraîne l'exercice même des métiers du soin. L'exercice des professions que peuvent pratiquer les psychologues contribue directement à enrichir et renforcer cette réflexion, dans le champ de la santé et des soins, de la recherche, mais aussi dans des domaines « non soignants » où leurs compétences peuvent être requises. En 2007, l'intégration d'une réflexion éthique (et des outils pouvant contribuer à la conduire) à la formation en psychologie reste encore marginale dans le paysage national. À titre d'illustration, on peut indiquer que ce manuel est le premier de la sorte paru en France.

PRINCIPES ET VALEURS DE L'ÉTHIQUE EN EUROPE AUJOURD'HUI

Il ne s'agit pas ici de dresser une liste exhaustive de ce que seraient les principes et les valeurs de l'éthique, mais d'évoquer quelques notions répandues, ou encore de concepts « fonctionnels » pour la réflexion éthique. En effet, la connaissance de certains éléments de vocabulaire dans le registre des principes et valeurs couramment utilisés dans les discours sur l'éthique des pratiques constitue une base. Certaines notions sont en effet utiles de façon récurrente dans la pratique de la réflexion, non pas au sens où elles sont toujours de nature à servir immédiatement (sans distance) de repères pour l'action ou la décision, mais plus particulièrement en tant qu'elles représentent une porte d'entrée pour exprimer des enjeux que les professionnels de santé rencontreront nécessairement dans leurs pratiques [Bourguignon, 2003].

Produits de la maturation d'une réflexion conduite aux États-Unis, d'abord par un groupe de travail fédéral sur l'éthique de la recherche ayant publié en 1979 un document célèbre portant le nom de Rapport Belmont[3], puis par deux auteurs célèbres (Beauchamp et Childress) élargissant le champ de ce travail à l'ensemble des pratiques de santé, quatre principes sont devenus célèbres : autonomie, bienfaisance, non-malfaisance et justice ([Beauchamp & Childress], 2001). Plus récemment, un travail européen réunissant des partenaires de 22 pays dont le but ambitieux était d'identifier les principes d'éthique biomédicale les plus importants dans les cultures de l'Union européenne a également abouti à la formulation de quatre « principes » : autonomie, dignité, intégrité, vulnérabilité (Rendtorff & Kemp, 1995-1998).

Il ne peut être ici question de consacrer un long développement à ces huit notions (en comptant deux approches distinctes de l'autonomie), et nous nous bornerons à quelques considérations générales que chacun pourra approfondir s'il-elle le souhaite.

L'autonomie renvoie soit plus particulièrement à la notion d'autodétermination (choisir pour soi-même ce que l'on souhaite et ce à quoi l'on se refuse dans le contexte des soins), soit d'une façon plus élargie à la capacité d'agir de façon responsable à son propre égard et à l'égard des autres. Le premier volet plus focalisé, est issu de la pensée nord-américaine, le second relève d'une approche plus souvent

---

3. The Belmont Report : Ethical Principles and Guidelines for the Protection of Human Subjects of Research (1979). (http ://ohsr.od.nih.gov/mpa/belmont.php3)

retenue en Europe. De la volonté de respecter chacun dans son autonomie découle mécaniquement le principe du consentement aux soins — autrement dit la possibilité qui doit être laissée aux personnes de refuser certaines ou toutes les interventions de santé. La notion « élargie » d'autonomie peut être l'objet de débats, autour de la question même de l'exercice des responsabilités individuelles et collectives — thème repris dans nombre de discussions relatives à la contrainte de soin dans le domaine psychiatrique. D'une façon plus transversale, ce que représente l'autonomie pour les personnes dont la situation sociale, l'état psychique et/ou de santé constituent précisément un frein temporaire ou définitif à son expression est certainement l'objet d'une réflexion continue dans les pratiques psychologiques. Est-il par exemple réellement possible de considérer qu'une personne cherchant du travail est libre de refuser de passer un test ou un entretien psychologique si l'alternative revient à ne pas obtenir de travail ? Une personne déprimée exprime-t-elle pleinement son autonomie, là où les interventions qu'elle peut légitimement refuser visent notamment à restituer les expressions de sa liberté ? Qu'en est-il des enfants ou des personnes atteintes par des maladies affectant les facultés cognitives ? Ces apparentes apories liées à l'expression du consentement de personnes dans le contexte de l'exercice de la psychologie montrent l'importance de garder ouverte une réflexion tant sur un versant déontologique (qui impose à juste titre de respecter le principe du consentement de la personne) que sur le versant éthique, qui permet l'examen pratique, ou réel, de ce que signifie l'expression de l'autonomie de chacun.

Les principes de bienfaisance et de non-malfaisance ne sont pas opposés diamétralement et se complètent l'un l'autre. Leur articulation conduit à la réflexion sur la proportionnalité des actions entreprises dans le soin d'une personne : les risques encourus sont-ils justifiés par les bénéfices attendus d'une telle intervention ? En sorte que, pour chaque action de soin envisagée, trois questions apparaissent comme toujours légitimes : la finalité de l'action entreprise correspond-elle à un intérêt de la personne concernée ? Est-il possible que cette action soit nuisible à la personne ? Le rapport de proportion entre les risques et les bénéfices permet-il de considérer cette action comme justifiable ?

Les notions d'intégrité, de dignité et de vulnérabilité mentionnées dans les récents travaux européens sont interdépendantes. L'intégrité renvoie à la fois aux dimensions physique et psychique de la personne, dans une dimension culturelle et historique (ou narrative) personnelle. La prise en compte de l'intégrité des personnes impose une reconnaissance et un respect de ce qu'elles sont à titre individuel. La vulnérabilité est entendue au sens étymologique du terme, comme capacité à être blessé, ou atteint. Cette notion a été retenue comme essentielle au cours des travaux mentionnés car elle est le principe même à la fois de l'existence des professions de santé (qui deviendraient inutiles si l'humain était invulnérable et immortel) mais aussi les fondements des autres impératifs moraux. Qualifier, et décrire la vulnérabilité de chacun est un élément essentiel du soin mais également une composante importante de la réflexion sur l'éthique des pratiques, dès lors que cette faculté qui caractérise notre finitude oriente nos obligations morales réciproques.

La dignité fait l'objet de nombreux débats, et de controverses s'agissant de sa définition. Sans pouvoir les aborder ici, il faut mentionner qu'un consensus quasi-général s'installe autour de l'universalité à prendre en compte dans la description de ce statut moral de « dignité ». En ce sens, l'acception relative du terme (qui permettrait de comparer différents niveaux de dignité entre des individus) se trouve écartée, au profit d'une approche kantienne (en affirmant que la dignité ne peut s'évaluer). Dès lors, ce par quoi l'on voudrait créer une hiérarchie de statut moral, par exemple en désignant des valeurs relatives entre personnes ou alors en comparant leurs facultés, devient contraire au principe de dignité entendu comme universel.

Ces termes de référence dans la réflexion éthique trouvent leurs déclinaisons dans différents textes normatifs, à commencer par la législation et le code de déontologie des psychologues. Pour autant, leur identification et l'appropriation progressive des vastes notions qu'ils recouvrent ne conduisent pas à la clôture d'un débat ne laissant place qu'à l'expression d'impératifs pour la pratique, mais orientent bien plutôt vers la remise en question sans cesse renouvelée des enjeux moraux de nos pratiques.

Il est de notre responsabilité à tous de participer à cette réflexion et de la faire vivre.

Éthique et droits de la personne

René Bobet

Confrontée à la protection des personnes et aux problèmes éthiques posés par la recherche biomédicale et les progrès technologiques en génétique, la médecine s'est vue encadrée par divers dispositifs : création du Comité consultatif national d'éthique pour les sciences de la vie et de la santé (CCNE, 1983), loi Huriet sur la protection des personnes qui se prêtent à des recherches biomédicales (1988). « L'éthique est devenue l'arbitre de toute activité médicale avec pour cadre le législatif et le normatif. L'un des résultats salutaires de ce fait a été la diminution du paternalisme de l'acte médical et l'égalité des rôles dans la relation médecin patient. Il s'ensuit que le patient devient une personne consciente de son autonomie, mais ayant en même temps la responsabilité de la décision »[1] (Chirita, et Chirita, 1996). La loi de 2002 relative aux droits des malades et à la qualité du système de santé met ainsi en question le paternalisme médical et considère le patient comme acteur de sa propre santé. Elle instaure les bases d'une « démocratie sanitaire » (Senon et *al.* 2003) qui est loin d'être admise par tous les professionnels de santé ou par les psychologues. Le souci de l'éthique, réel en médecine, ne semble pas aussi manifeste en psychologie. Certains s'étonnent de ce retard alors que psychologie et éthique paraissent « consubstantiels », puisque l'éthique est « une réflexion de l'homme sur sa singularité et sa différence » (Ménéchal, 2000) ; d'autres soulignent la réticence des psychologues envers les questions éthiques, écartées comme étant sans objet ou vécues comme une mise en cause soupçonneuse de leur pratique (Bourguignon, 2003).

Pourtant, le code de déontologie des psychologues, adopté par l'ensemble de la profession en 1996[2] est sous-tendu par une réflexion

1. Chirita et Chirita (1996), p. 234.

2. Le code de déontologie des psychologues a été signé le 22 juin 1996 par l'Association des Enseignants de Psychologie des Universités (AEPU), l'Association Nationale des Organisations de Psychologues (ANOP), la Société Française de Psychologie (SFP).

éthique sur les droits fondamentaux de la personne[3]. Ce retard et cette réticence s'expliquent par un certain mal-être des psychologues, notamment cliniciens, envers le corps médical et son pouvoir politique, tiennent à une certaine ambiguïté du psychologue face aux demandes de la société (évaluation, orientation par exemple) qui promeut des valeurs qui paraissent parfois antagonistes aux leurs, le psychologue s'intéressant à la composante psychique des individus et à leur éventuelle souffrance en oubliant parfois les contingences historiques et sociales qui fondent le citoyen.

Aussi, il convient d'interroger les droits de la personne au regard de l'éthique, en suivant la réflexion de Ricœur sur « l'intention éthique », qui affirme la liberté fondamentale de la personne et le respect de celle d'autrui, médiatisée par des valeurs et le législatif (Ricœur, 1997). Puis l'analyse du code de déontologie des psychologues, et de certains avis émis par la Commission nationale consultative de déontologie des psychologues (CNCDP) permet de préciser les droits fondamentaux du sujet (consultant ou patient) au regard des pratiques des psychologues ou des mises en question de leurs pratiques. Enfin seront envisagées les conséquences sur les pratiques des psychologues de la loi de 2002 sur les droits des malades, loi objet de polémiques et de controverses chez les psychiatres, les psychanalystes et les psychologues, en affirmant le droit à l'information et à l'accès à son dossier médical par le patient lui-même ou avec l'aide d'une « personne de confiance »[4].

De l'éthique au législatif : le droit et la personne

D. Sicard, Président du CCNE en 1999, intitule un article dans la *Recherche* : « L'éthique ne donne pas de recettes », car l'éthique ne fait qu'interroger sans cesse les fondements. « J'ai le sentiment que l'éthique est de l'ordre de l'interrogation ; de l'inquiétude. Une réflexion éthique qui à un moment donné serait considérée comme close serait par essence, non éthique ». En ce sens l'éthique est toujours en mouvement, en projet, le questionnement éthique s'intéresse aux fondements de l'activité humaine et porte sur les valeurs, ou met en cause les fondements d'une théorie ou d'une pratique (Sicard, 2001).

3. Le code emploie les termes de personne, d'individu, de « consultant », mais pas celui de sujet, alors que très rarement les psychologues cliniciens utilisent le terme de personne.

4. Cf. La charte du patient hospitalisé.

Dans l'*Encyclopaedia Universalis*, Ricœur (1997) propose un essai sur « l'intention éthique », et non sur l'éthique, pour en souligner le caractère de projet, à partir d'un réseau conceptuel en forme de triangle distinguant et articulant un pôle-je, un pôle-tu et un pôle-il (neutre). Au pôle-je se trouve une liberté en première personne qui se pose elle-même ; « acte grave de position de liberté » qui fonde l'éthique, « comme arrachement à la nature et à ses lois ». À cette position de liberté, point de départ de l'éthique, il manque la position dialogique de la liberté en seconde personne (le pôle-tu). On entre véritablement en éthique quand, à l'affirmation par soi de la liberté, s'ajoute la volonté que la liberté de l'autre soit. « Toute l'éthique naît donc de ce redoublement [...] : faire advenir la liberté de l'autre comme semblable à la mienne ». Quant au pôle-il, il est la médiation de la règle. De même que toute relation dialogique exige un référent commun, de même l'intention éthique se précise et prend corps avec ce moment de la non-personne représenté dans le langage par des termes neutres : idéal à réaliser, œuvre à faire, valeurs auxquelles nous donnons des noms abstraits : justice, fraternité, égalité. La règle est la médiation entre deux libertés. Le projet éthique, le projet de liberté de chacun d'entre nous surgit au milieu d'une situation qui est déjà éthiquement marquée, par des choix, des préférences, des valorisations qui ont déjà eu lieu et qui se sont cristallisés dans des valeurs. L'intention éthique s'efface progressivement quand on passe de l'éthique à la morale, quand le pôle-il se charge de significations nouvelles. Ce passage s'accomplit avec les notions d'impératif, de loi et d'interdiction. L'interdiction n'est pas première par rapport à l'intention éthique primordiale, notre liberté et sa reconnaissance mutuelle, la loi constitue le moment terminal de cette constitution de sens. La réflexion de Ricœur nous servira de guide dans notre approche de l'éthique et des droits de la personne, notamment sur la question de la liberté fondamentale de la personne, dans le respect de l'altérité, du rapport aux valeurs et aux lois, forcément contingentes et historiquement datées.

À propos de l'altérité, et se référant à Binswanger, P. Fedida (1996) insiste sur la « co-appartenance de la méthode clinique et de la méthode éthique ». La dimension de la recherche éthique est philosophiquement inhérente à la problématique de la communication intersubjective. « L'élucidation progressive dont fait l'objet la clinique en psychiatrie passe par la constante prise en considération de l'esprit de « réciprocité » de l'interrogation du malade et du médecin au seuil de toute question concrète de diagnostic et de traitement ». En s'appuyant sur la cinquième méditation cartésienne d'Husserl, Fedida (1968) rappelle que dans un examen psychologique (comme dans un entretien d'ailleurs), la consigne de départ a le pouvoir de définir la communication et d'établir l'intentionnalité de nos actes : le sujet se présente comme sujet d'examen, comprend la signification de l'examen ou de l'entretien et perçoit le psychologue dans son rôle de clinicien. Pour le psychologue, il en va de même : il se présente au sujet comme clinicien et perçoit celui-ci dans son rôle d'examiné ou d'interviewé. Ce jeu réciproque des présentations et des perceptions (apprésentations) fonde l'intentionnalité de nos actes et la communication intersubjective. Mais Fedida ajoute encore que dans la perception d'autrui, autrui ne peut être réduit à ses expressions : « La transcendance du sens au sujet (des expressions) n'est autre que la subjectivité »[5]. La prise de conscience de ce jeu des présentations apprésentations réciproques est fondamentale pour le respect des droits du sujet.

Mais une question éthique se pose quand il y a choix, c'est-à-dire lorsque plusieurs attitudes sont possibles et que seule la réflexion sur le Bien et le Mal permet de s'orienter. Il convient de savoir dans quelle mesure la réponse apportée à un problème est conforme aux principes qui soutiennent le code de déontologie des psychologues. Toute réflexion éthique débouche nécessairement sur une réflexion épistémologique. Il ne faut pas confondre éthique, législatif et déontologie. Si le législatif et le déontologique sont de l'ordre de l'obligation, l'éthique reste un espace de liberté en réfléchissant aux principes de la conduite. (Pédinielli et Rouvier, 2000).

Par rapport à la maladie mentale, G. Gerin (1996), Président à l'Institut international des Droits de l'Homme (Italie) propose de distinguer nettement la dimension subjective et la dimension objective de la personne, la personne au sens phénoménologique et la personne au sens ontologique. Pour lui, le clivage entre le Moi phénoménologique et le Moi ontologique est évident, le psychiatre se situera sur un plan éthique dans la mesure où il travaillera dans cette direction pour permettre au sujet d'acquérir, dans un sens phénoménologique, ce à quoi ses possibilités et sa virtualité ontologique lui permettront d'aboutir. Ceci rejoint la conception moderne de la personne qui implique que l'être humain est porteur de valeurs, est une fin en lui-même. La question éthique consiste à examiner de façon critique comment l'être

---

5. Fedida (1968), p. 919.

humain est inscrit dans des relations qui le constituent, le sollicitent, au sein desquelles il doit prendre position, se situer, répondre librement de lui-même et de ses actes (Bourguignon, 2003).

Éthique et code de déontologie des psychologues

Il faut d'abord rappeler que, selon l'analyse d'un juriste, le code de déontologie des psychologues n'en est pas un, puisqu'il n'est pas inscrit dans un texte juridique (Code de la Santé publique par exemple, comme le code de déontologie des médecins) et que, faute d'une référence à un ordre professionnel pouvant sanctionner les manquements des psychologues à leur déontologie, il est davantage un « code » d'éthique personnelle (Lyon-Caen, 2000). Il va nous servir cependant de référence à une réflexion éthique sur les droits de la personne.

Le code de déontologie des psychologues rappelle dans son préambule que « le respect de la personne humaine dans sa dimension psychique est un droit inaliénable. Sa reconnaissance fonde l'action des psychologues ». Dans ses principes généraux, le titre I du code précise en premier, la notion de « respect des droits de la personne ». Ces droits fondamentaux de la personne sont la dignité, la liberté et la protection. Le psychologue n'intervient qu'avec le consentement libre et éclairé des personnes concernées. Il préserve la vie privée des personnes en garantissant le respect du secret professionnel.

Ce droit fondamental à la liberté implique le droit à l'information, comme le rappelle le projet de loi relatif aux droits des malades et à la qualité du système de santé (2001) : *« le consentement libre et éclairé a pour condition nécessaire l'information »* (art. 1111-1). *« L'article prévoit tout d'abord un droit général pour toute personne à être informée par les professionnels de santé sur son état et aussi sur les soins qui lui sont proposés… »* [6].

Pour consentir, quelles qu'en soient les modalités, et l'objectif de l'intervention du psychologue (bilan psychologique et évaluation, soin ou recherche), il faut d'une part avoir les capacités de consentir (ce qui pose la question du consentement des enfants et des adolescents ou des personnes souffrant d'un handicap altérant leur juge-

6. Projet de loi n° 3258 relatif aux droits des malades et à la qualité du système de santé, 2001, p. 17.

ment[7]) et d'autre part que le contexte le permette (personnes vulnérables : malades hospitalisés[8] ou fréquentant une institution, personnes incarcérées, hospitalisées sans leur consentement[9]). La notion de consentement qui est l'objet d'un article spécifique du projet de loi (art. 1111-3)[10] ne sera pas développée davantage ici.

À une époque où les multimédias et l'informatique envahissent le champ social, symbolisent les progrès technologiques de notre société en matière de communication, le respect de la personne concerne également son droit d'accès aux informations qui la concernent, souvent consignées dans un dossier informatisé. Quel que soit leur secteur d'activité, les psychologues possèdent en majorité des données cliniques informatisées qui doivent faire l'objet d'une déclaration à la CNIL, comme le rappelle l'article 20 du code de déontologie des psychologues en mentionnant la loi nº 78-17 du 6 janvier 1978 modifiée relative à l'informatique, aux fichiers et aux libertés[11].

Ce qui pose la question controversée et polémique chez de nombreux « psys », à travers leurs écrits, de l'accès du patient à son dossier et aux informations qu'il contient, questions que nous abordons ci-après.

---

7. Dery, Ionescu, et Jourdan-Ionescu (1993) proposent une réflexion éthique intéressante sur les méthodes d'intervention concernant des personnes souffrant d'une déficience intellectuelle, et notamment sur la question du consentement à l'intervention. In S. Ionescu (1993) (sous la dir.). *La déficience intellectuelle*, Nathan (Université), Paris, 252-256.

8. On pourra consulter la Charte du patient hospitalisé et la référence à la « personne de confiance » qui médiatise la relation du malade au médecin, Circulaire ministérielle du 2 mars 2006.

9. Loi nº 90-527 du 27 juin 1990 relative aux droits et à la protection des personnes hospitalisées en raison de troubles mentaux et à leurs conditions d'hospitalisation. Voir également l'article 11 « hospitalisation sans consentement » (projet de loi nº 3258, 2001, p. 21-23).

10. Projet de loi nº 3258 relatif aux droits des malades et à la qualité du système de santé, 2001, p. 18. Voir également l'Art. 11, chap. 1 de la loi de 2002 : Information des usagers du système de santé et expression de leur volonté, les articles L. 1111-4, L. 1111-5, L. 1111-8 et L. 3211-11-1.

11. Section 2, Art. 8, « 6º Les traitements nécessaires aux fins de la médecine préventive, des diagnostics médicaux, de l'administration de soins ou de traitements, ou de la gestion de services de santé et mis en œuvre par un membre d'une profession de santé, ou par une autre personne à laquelle s'impose en raison de ses fonctions l'obligation de secret professionnel prévue par l'article 226-13 du code pénal ».

Les droits de la personne et la déontologie des psychologues

La Commission Nationale Consultative de Déontologie des Psychologues (CNCDP)[12] créée en 1996 et hébergée sur le site de la Fédération Française des Psychologues et de Psychologie (FFPP)[13], émet des avis sur les questions déontologiques, les demandes de précision sur la pratique posées par les psychologues, et sur les litiges ou les contentieux qui les opposent à leurs collègues, aux personnes qui les consultent, ou aux institutions qui les emploient.

Depuis 1997, la CNCDP a publié 220 avis[14] qui éclairent d'une certaine façon les préoccupations des psychologues ou du public sur l'éthique et la déontologie de la profession et le respect des droits de la personne. Le thème le plus fréquent concerne le « secret professionnel » (53 avis), et la « confidentialité » (17), ce qui paraît significatif, non d'un manquement à ce principe, mais d'une certaine difficulté des psychologues à faire reconnaître leur autonomie professionnelle par rapport à leurs autorités de tutelle lorsqu'ils sont employés dans des institutions, ou des médecins qui occupent souvent une position hiérarchique de pouvoir (direction médicale). Dans ses commentaires sur le code de déontologie des psychologues au regard de l'éthique, R. Samacher (1998) met en garde contre un mésusage du secret professionnel et de la protection qu'il pourrait apporter à certains psychologues : « la protection du secret est alors corollaire de la mise en place d'un savoir, ce qui est caché, paraît précieux aux yeux des non initiés et confère une position de maîtrise et de pouvoir sur l'autre. Le secret sert alors à protéger un savoir imaginaire, totalisateur et sans faille au bénéfice de professionnels qui en tirent parti pour leur propre compte »[15].

Le second thème est relatif aux écrits du psychologue (attestations : 18 avis, écrits du psychologue : 8 avis), à la communication des don-

---

12. La CNCDP donne des avis motivés sur les problèmes relatifs à la déontologie des psychologues. Le rôle de la CNCDP est purement consultatif et ses avis sont rendus sur la base des prescriptions du code de déontologie des psychologues.

13. On peut consulter les avis de la CNCDP sur le site de la FFPP : http :// www.ffpp.net/

14. Actuellement jusqu'au 10 avril 2004 sur le site de la FFPP, ce délai permettant de protéger l'anonymat des requérants.

15. Samacher, Clinique psychologique et éthique, in Revault d'Allonnes et al. (1998), p. 34.

nées psychologiques (13 avis), des conclusions d'un examen (4), des dossiers (5), des comptes rendus (8). Les avis portent sur les contestations qu'ils entraînent de la part des consultants (patients, familles) ou de responsables d'institutions psychiatriques ou judiciaires.

DES DROITS FONDAMENTAUX DE LA PERSONNE

Le droit au secret sera abordé en premier, puis le droit à l'information au cœur de la loi de 2002, objet de polémiques et de critiques chez nombre de « psys », à travers le bilan psychologique et la restitution des résultats au consultant et/ou patient, avec des précisions relatives aux personnes « vulnérables ». Puis sera examiné le positionnement des psychologues par rapport aux documents qu'on peut produire dans « le dossier médical ». Enfin, nous envisagerons le respect de la liberté du sujet concernant ses propres productions.

Le droit au secret

Dans ses principes généraux (article 1), le code de déontologie des psychologues rappelle « le principe fondamental que nul n'est tenu de révéler quoi que ce soit sur lui-même ». Ce principe signifie les limites d'une investigation psychologique, comme d'une recherche, le psychologue devant respecter les objectifs et les buts qu'il s'est assignés, au risque d'être intrusif. Il doit nettement distinguer bilan psychologique, soutien et recherche, dans le « respect du but assigné » de son intervention (article 6, Principes généraux du code de déontologie des psychologues).

Le respect de l'anonymat des personnes, du secret professionnel dont les manquements sont punis en pénal, le respect d'un secret professionnel partagé depuis la loi de 2004, semblent aller de soi, bien que la CNCDP soit le plus sollicitée sur ce sujet.

De nombreux psychanalystes, se référant aux théories de Lacan, insistent sur l'impossibilité d'atteindre la vérité du sujet : « la psychanalyse apprend que le psychisme humain n'est pas objectivable. Ou si certains aspects peuvent l'être, le principal est ce qui reste : le sujet de l'inconscient, fondamentalement divisé et impossible à saisir ; [...]. La vérité du sujet nous échappera toujours » (Gori, 1985). Faut-il le regretter ou s'en réjouir ?

À propos du droit au secret, dans une réflexion très pertinente sur

« le travail de l'éthique en clinique », J. Ménéchal (2000) développe l'idée séduisante de l'intime, comme catégorie éthique implicite de la clinique. L'intime diffère de l'inconscient, lieu du refoulé, des manifestations pulsionnelles. L'intime est ce qui doit rester caché, privé. Mais l'intimité implique une forme particulière de relation à autrui, la place de l'autre en soi ; d'ailleurs le partage de l'intimité reste incertain et implique un risque.

Le droit au secret rencontre ainsi la question du mensonge chez le consultant, en tant que « possibilité d'écart comme espace de liberté de la pensée ». Il faut reconnaître la place prise par le mensonge dans l'économie psychique d'un sujet et l'exigence de vérité dans le but du traitement (le thérapeute tenant un langage de vérité). Ménéchal note que les mensonges du Petit Hans lui servent de monnaie d'échange dans le dialogue avec ses parents, dialogue dont il a compris qu'il contenait une part de secret. Cette gestion du mensonge lui fait trouver la réponse appropriée à un désir de savoir amplifié par la naissance de sa sœur Anna.

Enfin, par rapport au secret et à l'alliance thérapeutique, il existe une éthique intersubjective de l'interprétation. La reconnaissance explicite des zones de vulnérabilité du patient, dans lesquelles le thérapeute s'interdit de pénétrer marque ainsi la limite stricte de l'interprétation, qui constitue une garantie éthique de la thérapie (Ménéchal, 2000).

Le droit à l'équité et au respect du but assigné

La plupart des manquements au principe d'équité concerne des cas de dissociation familiale, où le psychologue est sollicité ou requis par le juge pour une décision sur un droit de garde ou une garde alternée. Les 14 avis de la CNCDP sur ce thème concernent le non respect de l'équité par le psychologue : bien souvent, il prend parti pour l'un des deux parents (avis n° 05.20), ou il oublie que les deux parents ont les mêmes droits : un droit de garde partagé le plus souvent, ou il s'autorise à émettre un jugement sur un père ou des grands-parents qu'il n'a pas rencontrés (avis n° 04.32).

Le droit à l'information

Quelle que soit l'intervention du psychologue (bilan, soutien psychologique ou psychothérapie), le consultant a droit à une information, claire, accessible et adaptée, sur le bilan psychologique ou le traitement proposé afin de s'y engager en toute connaissance de cause ; de même, il a droit à une restitution des résultats de l'examen psychologique. À cet égard, de nombreux psychologues cliniciens exerçant en milieu psychiatrique éprouvent des difficultés pour assumer leur responsabilité vis-à-vis du patient qu'ils ont examiné, en raison de pratiques institutionnelles qui rendent l'accès informel et direct au psychologue difficile, voire impossible (Boucherat-Hue, 1998).

Mais le respect de ce droit du patient à une information sur l'intervention que le psychologue lui propose n'est pas évident, notamment au sujet des indications de psychothérapie, car les avis entre les professionnels sont partagés. J.-J. Kress (1996) s'interroge sur l'idée même de consentement aux diverses formes de psychothérapies pour des patients hospitalisés en psychiatrie, l'information préalable du patient ne pouvant que rester très sommaire, ce qui rend le consentement hasardeux. Dans l'introduction à leur ouvrage collectif : *Le consentement. Droit nouveau du patient ou imposture*, J.-P. Caverni et R. Gori (2005) écrivent : « Des psychanalystes qui, tout en reconnaissant la légitimité sociale d'un nouveau type de contrat thérapeutique qui informe loyalement le patient sur son état et les soins qu'il exige, soulignent les dangers d'oublier le sujet en détresse et sa souffrance psychique en le ravalant au rang de consommateur de soins ».

Dans d'autres cas, « le thérapeute et le patient peuvent avoir une préférence pour un traitement. Pour y consentir, le patient doit être éclairé ; il a le droit de choisir le bien qu'on veut lui faire. Instituer une hiérarchie entre méthodes thérapeutiques au nom de l'éthique, c'est oublier que celle-ci est fondée sur le respect des personnes et de leur liberté. Elle se discute au cas par cas dans la bienveillance »[16] (Bourguignon, 2003). Cette position rejoint celle de Ménéchal (2000), pour qui « toute clarification des conditions mêmes du traitement, comprenant l'explicitation des fondements cliniques de son projet, porte en soi des qualités éthiques, à l'opposé de toute démarche tendant à en préserver le caractère secret ». Désacraliser et laïciser le transfert à travers l'alliance thérapeutique. Admettre l'explicitation et la mise en discussion des conditions et des buts de la prise en charge — au-delà de l'énoncé classique du dispositif — constitue le gage de la clarté de ce dispositif, et une marque effective de la capacité de dessaisissement du thérapeute de sa position objective de puissance[17].

16. Bourguignon (2003), note 38, p. 151.
17. Ménéchal (2000), p. 25.

Droit à l'information et bilan psychologique

L'analyse de sept ouvrages publiés depuis dix ans sur le bilan psychologique, en se centrant notamment sur la question de la restitution des résultats aux tests, montre une certaine unanimité sur le droit fondamental du consultant, du patient ou du client à cette information, en souligne la complexité, révèle certaines positions divergentes, notamment lorsqu'il s'agit d'un rapport écrit (Boucherat-Hue, 1998 ; Bénony, 2002 ; Arbisio, 2003 ; Emmanuelli, 2004 ; Sultan, 2004 ; Castro, 2006 ; Roman, 2006). Il apparaît également que la publication de la loi de 2002 ait fait évoluer quelque peu les conceptions sur ce sujet. Le compte rendu écrit de l'examen psychologique au patient lui-même ou à sa famille s'agissant de l'enfant ou de l'adolescent avec son accord, semble maintenant admis alors que le compte rendu oral prévalait avant. On pourra à ce sujet comparer les positions des psychologues cliniciens avant et depuis 2002 (Boucherat-Hue, 1998 ; Emmanuelli, 2004). Il n'empêche que la communication des données de l'examen psychologique reste un art difficile : « La transparence préconisée — imposée, même — par la loi du 4 mars 2002 a rendu cet exercice déjà complexe, particulièrement difficile »[18] (Emmanuelli, 2004). Dans l'introduction au numéro du *Journal des psychologues*, consacrée aux enjeux de la réforme Kouchner (2002), Cl. Le Foyer de Costil (2003)[19] souligne que « les psychologues devront désormais être attentifs aux conséquences de leurs écrits, notamment lors de la restitution des données ». Mais un problème d'écriture, aussi difficile soit-il, ne saurait remettre en question ce droit fondamental de la personne aux informations qui la concernent, selon certaines modalités.

Deux ouvrages récents proposent d'ailleurs une réflexion et une méthodologie pratique à l'usage des étudiants et des professionnels sur le rapport d'examen psychologique (Sultan, 2004 ; Castro, 2006). Un chapitre de l'ouvrage de S. Sultan y est consacré. Il traite de la nécessité de faire des comptes rendus, des données à communiquer, du format général du rapport et des principes pour la rédaction : « L'examen psychologique n'est rien sans un écrit efficace et percutant destiné à la formulation du diagnostic psychologique »[20]. D. Cas-

---

18. Emmanuelli, Le bilan en consultation privée avec l'adolescent, p. 89, in Emmanuelli (2004).

19. Le Foyer de Costil, Cl. (2003), p. 21.

20. Sultan, Le rapport d'examen psychologique, p. 81-122.

tro consacre le chapitre 6 de son ouvrage portant sur les tests fréquemment utilisés en clinique de l'adulte (WAIS III, MMPI-2, Rorschach et TAT) au dossier psychologique et à la rédaction du compte rendu psychologique. De plus, la présentation de chaque épreuve se termine par une partie sur la restitution des résultats et la rédaction d'un compte rendu de l'épreuve[21].

Tous les auteurs consultés invitent les psychologues à la prudence sur ce qui est communiqué, sur son contenu en fonction des destinataires, dans un langage accessible évitant le jargon spécialisé, et sur l'attention toute particulière à accorder au secret professionnel. Les psychologues cliniciens s'accordent aujourd'hui pour ne proposer au patient que des conclusions d'examen psychologique « intelligibles », c'est-à-dire non seulement strictement utiles pour répondre à leur demande, mais aussi et surtout recevables dans la limite de leurs capacités actuelles et structurelles. (Emmanuelli et al., 2003). La plupart d'entre eux refusent d'émettre un diagnostic, « une étiquette diagnostique » qui serait préjudiciable au patient, figeant dès lors ses possibilités d'évolution. Cette position de principe sur l'écrit qui risque de figer une dynamique d'évolution, est clairement affirmée notamment par les psychologues cliniciens travaillant avec des enfants (Emmanuelli, 2004). Certains psychologues cliniciens s'interrogent sur ce qui est communicable au patient au regard du transfert : « notre objectivation à son propos ; de la rencontre que nous avons eue avec lui ; de son implication dans le transfert. L'objectivation pose, à mon sens, le plus de problèmes, alors que c'est la partie que nous abandonnons le plus facilement au dossier. Elle pose problème parce qu'elle s'écarte considérablement de l'écoute bienveillante qui règle notre pratique. Le psychologue est, ici, confronté au double discours qui domine sa position institutionnelle : si celui-ci intrigue l'équipe, le patient, lui, n'en est pas averti et une telle information risque de saper, littéralement, la dimension transférentielle »[22] (Hovsepian, 2006).

La communication à des tiers d'un rapport écrit sur le bilan psychologique, (médecin psychiatre, magistrat, institution de soin ou éducative) ne semble pas faire problème, avec les précautions d'usage sur les éléments communiqués eu égard au secret professionnel. Par contre, il n'en va pas de même envers le sujet lui-même ou sa famille quand il s'agit d'un enfant. Si pour certains psychologues cliniciens,

21. Castro (2006), op. cit., p. 471-479.
22. Hovsepian (2006), p. 69.

le temps de restitution des résultats « appartient de plein droit au dispositif de l'examen psychologique » et est préalable à un rapport écrit[23] (Roman, 2006), position partagée par Sultan (2004) et Castro (2006), pour une majorité de psychologues cliniciens, se référant à la théorie psychanalytique, la transmission des résultats de l'examen psychologique, est faite oralement au cours d'un entretien, avec une certaine réticence pour un rapport écrit. Le bilan psychologique s'inscrit dans une démarche intersubjective et vient produire « un effet de parole ». Dans cette perspective, le bilan ne peut s'envisager sans une parole donnée en retour au consultant, le compte rendu du bilan ne vient pas de surcroît ; il en est la conclusion logique, le moment où se met en acte le déplacement, voire la distorsion du discours initial, celui qui avait amené à consulter (Arbisio, 2003)[24].

Cette restitution est souvent présentée comme l'amorce d'un processus psychothérapique, comme si la seule issue d'un bilan psychologique était cette possibilité de prise en charge (Boucherat-Hue, 1998 ; Emmanuelli, 2004). La restitution orale du bilan psychologique à l'adolescent peut être « l'amorce d'un travail thérapeutique à poursuivre ailleurs »[25] (Emmanuelli, 2004) ; elle peut s'appuyer sur « un souvenir qu'il conserve d'un test » (Duplant, 1998)[26]. La relecture du rapport d'expertise psychologique de l'enfant et de l'adolescent destiné aux magistrats et aux avocats, est présentée comme « un premier temps thérapeutique » (Chagnon, 2004)[27]. L'entretien de restitution avec l'adulte hospitalisé en psychiatrie permet de « liquider

---

23. Roman (2006), p. 25-27.

24. Arbisio (2003), p. 32. On pourra consulter également : Arbisio (1998), Au-delà de la déontologie : pour une éthique du bilan psychologique. in Revault d'Allonnes (1998), Clinique et éthique, p. 63-76. Elle souligne la relation ambiguë d'un certain nombre de praticiens envers le bilan psychologique, qu'ils regardent avec circonspection, parfois avec mépris notamment lorsqu'ils se réclament de la psychanalyse. « Or, l'enjeu est d'importance. Les psychologues exercent dans le champ social et ont affaire à une demande sociale bien spécifique et particulière, où il ne s'agit pas pour eux de prendre une place et une fonction de psychanalyste. On peut d'ailleurs s'interroger sur l'évolution, suite à cette influence, qu'ont connue les CMPP, où bien souvent on n'y pratique plus que des psychothérapies, et où on est obligé d'adresser en privé les enfants pour lesquels un bilan psychologique s'avère nécessaire ».

25. Emmanuelli, 2004, Le bilan en consultation privée avec l'adolescent, in Emmanuelli (2004), p. 89.

26. Duplant, La pratique projective en hospitalisation d'urgence pour adolescents, in Boucherat-Hue (1998), p. 87-98.

27. Chagnon, L'expertise psychologique de l'enfant et de l'adolescent, in Emmanuelli (2004), p. 76.

les éléments transférentiels et de dire comment [le sujet] a vécu la situation» (Duplant, 1998)[28]. Comme le souligne O. Bourguignon (2003)[29] : «une idéologie thérapeutique a envahi la psychologie clinique qui tend à l'identifier au soin, même lorsqu'il s'agit d'évaluation : des personnes aussi différentes que des parents d'élèves, des adolescents en révolte, des détenus et des chômeurs... qui ne viennent pas pour se faire traiter sont dénommés «patients», suggérant des sujets en traitement et des thérapeutes».

Les inquiétudes des psychologues cliniciens au sujet du rapport écrit, telles qu'elles ressortent de l'enquête de J. Riffault (2007)[30] auprès de 130 institutions des secteurs social et médico-social, sont résumées par ces formules : «les paroles s'envolent, les écrits restent» ; «le texte écrit fige, inscrit définitivement des mouvements qui peut-être n'étaient que transitoires». Face à cette double interrogation, il ressort de cette recherche que les cliniciens adoptent le plupart du temps la politique de la «retenue maximale» : en dire le moins possible pour éviter une mauvaise utilisation de leurs écrits.

M. Boekholt (2004) demande que «la trace écrite et durable ne constitue jamais une atteinte au narcissisme des familles en vue d'une efficacité de l'action préventive»[31]. Pour M. Martin (2004)[32], «la communication éventuelle d'un compte rendu écrit aux parents demande la plus grande prudence. En psychiatrie de l'adolescent, cette éventualité est rare, des éléments du bilan sont le plus souvent transmis aux parents, de manière orale, par le médecin ou le psychologue, au cours des entretiens. Mais il arrive que l'on soit amené à rédiger un compte rendu écrit, spécifique, destiné aux parents, qui puissent les aider à mieux comprendre l'adolescent sans trahir inutilement les ressorts de son psychisme. Ce compte rendu n'aura pas à faire état d'éléments diagnostiques». Par souci de protéger le patient adulte hospitalisé en service de psychiatrie, «le psychologue peut alors expliciter au patient les risques d'un compte rendu susceptible de l'enfermer dans une rubrique catégorielle. Cette précaution prise,

28. Duplant, L'hospitalisation en psychiatrie adulte, in Boucherat-Hue, (1998), p. 117-124.

29. Bourguignon (2003), p. 115.

30. Riffault, L'écrit dans les institutions. Qu'en disent et qu'en font les psychologues ?, in Riffault (2007), p. 95-105.

31. Boekholt, Consultation préventive du jeune enfant en centre de santé, in Emmanuelli (2004), p. 16.

32. Martin, Questions de diagnostic en psychiatrie de l'adolescent, in Emmanuelli (2004), p. 97.

il peut inviter le patient à se souvenir des séances, de leurs contenus et de leur déroulement» (Duplant, 1998)[33]. «Lorsque l'adulte ou la famille d'un enfant nous demandent un compte rendu écrit, nous prenons du temps pour le concevoir et rédiger. Nous proposons toujours au client de venir en re-parler après sa lecture. [...] si à partir des informations du bilan, nous sommes amenée à parler avec un tiers qui suit l'enfant (médical et para-médical) de ce qui pourrait être mis en place autrement dans la prise en charge, cet échange pratique et technique avec nos collègues ne concerne peut-être pas, sur le fond, la famille. Celle-ci est cependant informée de nos prises de contact...» (Boucherat-Hue, 1998)[34]. Il est vrai que cette position date d'avant 2002.

Les quelques citations précédentes reflètent les difficultés de nombreux psychologues cliniciens à considérer le consultant comme un citoyen, acteur de sa propre santé, comme la loi de 2002 l'y incite à travers le droit d'accès à son dossier et aux rapports écrits qu'il contient. Quelles que soient les interprétations et les rationalisations sur l'écrit, le respect fondamental de la personne, qui n'est pas que «le sujet divisé de l'inconscient», implique ce droit à une information écrite, accessible, honnête, d'autant que pour une majorité de psychologues, la communication écrite avec un tiers (psychologue, médecin, paramédicaux) ne fait pas problème sous prétexte d'une spécialisation partagée. C'est ce que semble rappeler l'article 12 du code de déontologie des psychologues : «les intéressés ont le droit d'obtenir un compte rendu compréhensible des évaluations les concernant».

Le compte rendu doit aussi être argumenté, comme le rappelle l'exemple suivant. À propos d'un différend sur la garde alternée, une psychologue procède à la demande du juge des Affaires Familiales à une «enquête sociale avec bilans psychologiques». Requise par le père qui conteste la pratique du psychologue, la CNCDP s'intéresse à la question de la validité des «bilans psychologiques» et note que «l'ensemble des bilans repose sur un entretien, voire deux, sans que le psychologue juge utile de préciser la méthodologie qu'il a choisie» ce qui est contraire à l'article 5 «qualité scientifique» des Principes généraux du code déontologie des psychologues : «Les modes d'intervention choisis par le psychologue doivent pouvoir faire l'objet

33. Duplant, L'hospitalisation en psychiatrie adulte, in Boucherat-Hue (1998), p. 117-124.

34. Boucherat-Hue, La psychologie projective en pratique libérale, in Boucherat-Hue (1998), p. 252-254.

d'une explicitation raisonnée de leurs fondements théoriques et de leur construction » (avis 27.03).

Droit à l'information des personnes vulnérables

L'article 11 de la loi n° 2002-303, codifié dans l'article L 1111-7 du Code de la santé publique prévoit les modalités d'accès de la personne à son dossier médical : toute personne peut y accéder directement ou par l'intermédiaire d'un médecin qu'elle désigne : *« La présence d'une tierce personne lors de la consultation de certaines informations peut être recommandée par le médecin les ayant établies ou en étant dépositaire, pour des motifs tenant aux risques que leur connaissance sans accompagnement ferait courir à la personne concernée. Le refus de cette dernière ne fait pas obstacle à la communication de ces informations ».*

Il précise certaines modalités particulières relative aux patients souffrant de troubles psychiatriques : *« À titre exceptionnel, la consultation des informations recueillies, dans le cadre d'une hospitalisation sur demande d'un tiers ou d'une hospitalisation d'office, peut être subordonnée à la présence d'un médecin désigné par le demandeur en cas de risques d'une gravité particulière. En cas de refus du demandeur, la commission départementale des hospitalisations psychiatriques est saisie. Son avis s'impose au détenteur des informations comme au demandeur ».* La loi envisage aussi le cas des mineurs : *« sous réserve de l'opposition prévue à l'article L 1111-5*[35]*, dans le cas d'une personne mineure le droit d'accès est exercé par le ou les titulaires de l'autorité parentale. À la demande du mineur, cet accès a lieu par l'intermédiaire d'un médecin ».*

Ce souci de la personne vulnérable est présent autant chez les médecins, les psychiatres que chez les psychologues. Par exemple, l'article 35 du code de déontologie médicale rappelle que *« le médecin*

35. Loi 2002-303, Article L. 1111-5 : *« Par dérogation à l'article 371-2 du code civil, le médecin peut se dispenser d'obtenir le consentement du ou des titulaires de l'autorité parentale sur les décisions médicales à prendre lorsque le traitement ou l'intervention s'impose pour sauvegarder la santé d'une personne mineure, dans le cas où cette dernière s'oppose expressément à la consultation du ou des titulaires de l'autorité parentale afin de garder le secret sur son état de santé. Toutefois, le médecin doit dans un premier temps s'efforcer d'obtenir le consentement du mineur à cette consultation. Dans le cas où le mineur maintient son opposition, le médecin peut mettre en œuvre le traitement ou l'intervention. Dans ce cas, le mineur se fait accompagner d'une personne majeure de son choix ».*

doit à la personne qu'il soigne une information, loyale, claire et appropriée sur son état, les investigations et les soins qu'il lui propose. Tout au long de la maladie, il tient compte de la personnalité du patient et veille à leur compréhension», «cette information devant être délivrée au cours d'un entretien individuel» (art. L 11 11-2 du Code de la santé publique) (Guedj, 2004).

En milieu psychiatrique, c'est le plus souvent le psychiatre traitant qui sera confronté à l'annonce du diagnostic. Mais il ne faut cependant pas négliger les autres membres de l'équipe (infirmiers, psychologues) qui sont souvent également questionnés et pour lesquels il faudrait prévoir des procédures d'intervention. Il va de soi que les modalités de l'annonce seront différentes selon qu'on est en face d'une psychose hallucinatoire chronique, d'une paraphrénie, d'un délire passionnel, ou d'une paranoïa. Dans le premier cas, marteler régulièrement la frontière entre la réalité et le délire est non seulement souhaitable, mais recommandable; mais il faut rester circonspect face à un délire passionnel ou à une structure paranoïaque. (Canet & Vidon, 2004)[36]. Cependant, à la suite de nombreux procès, le plus souvent diligentés par des sujets ayant des délires paranoïaques, le Conseil d'État a reconnu que les patients étaient en droit d'avoir communication des certificats médicaux permettant au Préfet de maintenir ou d'abroger leur hospitalisation[37].

Dossier psychologique et dossier médical, « un couple imparfait »[38]

La loi du 4 mars 2002 renforce l'obligation de communication au patient des éléments de son dossier médical (article 11). Dans un article très documenté et argumenté, Y. Durmarque (2006) pose la double question de l'inclusion ou non du dossier psychologique du consultant dans le dossier médical, et des données psychologiques (bilan, suivi psychologique...) que le dossier médical peut ou doit contenir. Ces questions récurrentes, faute d'une instance juridique

---

36. Canet & Vidon, L'annonce du diagnostic de schizophrénie versant déficitaire, in Guedj (2004), 23-27.

37. Une circulaire de novembre 2001 a confirmé cette nécessité et ce, d'autant que cette formalité est nécessaire pour faire courir les délais de contestation des patients par rapport à leur hospitalisation (le diagnostic n'est jamais nécessaire, mais le certificat doit s'appuyer sur les symptômes et la nécessité de soins sans consentement).

38. Expression reprise du titre de l'article de Durmarque (2006).

réglementant et protégeant la profession de psychologue, soulignent de fait la tutelle médicale sur la pratique du psychologue.

L'article L 1111-7 précise les modalités et les conditions d'accès au dossier médical et les informations que celui-ci peut contenir : *« Toute personne a accès à l'ensemble des informations concernant sa santé détenues par des professionnels et établissements de santé, qui sont formalisées et ont contribué à l'élaboration et au suivi du diagnostic et du traitement ou d'une action de prévention, ou ont fait l'objet d'échanges écrits entre professionnels de santé, [...] ».*

Mais Durmarque argumente que « le rapport d'un psychologue ne constitue pas un document médical, sauf s'il fait partie intégrante d'un dossier médical ». Cette externalité de principe est confirmée par le fait que les psychologues ne constituent pas une « profession de santé ». En effet, sur le premier point : le rapport psychologique n'est pas un document médical, la Commission d'accès aux documents administratifs (CADA) a formulé la réponse suivante : « ne sont pas considérés en revanche comme des documents médicaux les documents qui ont été établis par une autorité administrative et non par un médecin, tel qu'un arrêté d'hospitalisation d'office ou le rapport d'un psychologue ou d'un travailleur social, sauf s'ils sont partie intégrante d'un dossier médical »[39].

Sur le second point : le psychologue est-il ou non un professionnel de santé ? On peut remarquer que le terme « psychologue » ne figure qu'une seule fois dans le pré-projet à la loi de 2002, dans le chapitre V, article 57 sur les réseaux : *« le présent projet a ainsi pour objet de fixer un cadre juridique à l'ensemble des initiatives suffisamment souple pour favoriser de nouveaux types d'accès au système de santé axé sur une prise en charge coordonnée, continue et interdisciplinaire. Ce cadre favorisera également l'instauration d'une prise en charge pour certaines activités de soins qui n'ont pas trouvé leur place légitime dans notre système de santé actuel, telle que l'éducation thérapeutique du patient, qui nécessite la participation de psychologues ou de diététiciens »*[40]. Il n'apparaît plus dans la loi elle-même pour ce thème. Il figure dans l'article 57 sur l'obligation d'une inscription, sous l'expression « les personnes autorisées à faire usage du titre de psychologue ». Cette expression est reprise dans la circulaire DHOS du 21 mars 2003 sur l'enregistrement des diplômes des

39. Cité par Durmarque (2006), op. cit., p. 114.

40. Projet de loi n° 3258 relatif aux droits des malades et à la qualité du système de santé, p. 44.

psychologues[41], avec une nuance : « les personnes autorisées à faire usage professionnel du tire de psychologue » et dans l'arrêté du 2 février 2006[42]. Durmarque cite également une jurisprudence de la Cour administrative d'appel de Paris du 22 novembre 1994 qui conclut : « les dispositions de la loi (...) du 25 juillet 1985 qui posent le principe de la réglementation de l'usage professionnel du titre de psychologue [...] ne suffisent pas à conférer à la profession de psychologue le caractère d'une profession médicale ou paramédicale réglementée au sens des dispositions précitées de l'article 261 du code général des impôts »[43]. Le rapport adopté par le Conseil national de l'Ordre des médecins, le 2 juillet 2004, sur la réglementation du titre de psychologue est sans ambiguïté : « Code de la santé publique : le psychologue ne fait pas partie des professionnels de santé et il n'est pas un auxiliaire médical ».

Pourtant, de nombreux psychologues sont des psychologues hospitaliers, ou qui pratiquent dans des institutions médicales, médico-éducatives ou psychiatriques, ou dans des associations, qui exercent dans le domaine de la santé, de l'éducation ou de la justice, travaillent en équipe, participent à des réunions de synthèse et à des études de cas. L'échange d'informations, tout en préservant la confidentialité et l'anonymat des patients ne peut se faire seulement sur un mode oral. Des écrits de synthèse sur le bilan psychologique ou les prises en charge doivent figurer dans le dossier du patient dans l'intérêt même des personnes et le respect fondamental qui leur est du. Le dossier psychologique est bien, à ce titre, une partie intégrante du dossier médical (les expressions « dossier du patient » ou bien « dossier du consultant » car tout consultant n'est pas un patient potentiel, auraient été moins polémiques). Ce que semble confirmer l'avis de la CADA

---

41. Circulaire DHOS/P2/DRESS n° 2003-143 du 21 mars 2003 relative à l'enregistrement des diplômes des psychologues au niveau départemental

42. Arrêté du 2 février 2006 modifiant l'arrêté du 27 mai 1998 relatif à la mise en place d'un nouveau traitement informatisé de gestion des listes départementales des personnes autorisées à faire usage du titre de psychologue et des professions réglementées par le code de la santé publique, de la famille et de l'aide sociale.

43. Durmarque (2006), op. cit., note 11, p. 114. « Les dispositions de la loi (...) du 25 juillet 1985 qui posent le principe de la réglementation de l'usage professionnel du titre de psychologue et renvoient le soin de fixer ses modalités d'application à des décrets en Conseil d'État qui sont intervenus le 22 mars 1990, ne suffisent pas à conférer à la profession de psychologue le caractère d'une profession médicale ou paramédicale réglementée au sens des dispositions précitées de l'article 261 du code général des impôts ».

du 11 juillet 2002 : « la commission a estimé que le dossier médical devait s'entendre désormais comme l'ensemble des informations formalisées concernant la santé d'un individu, et ayant contribué à l'élaboration d'un diagnostic, d'un traitement ou d'une action de prévention, dès lors qu'elles ont été recueillies par des professionnels de la santé. Elle en a déduit que les rapports établis par des psychologues et joints au dossier présenté devant la commission départementale d'éducation spéciale devaient être regardés comme des informations médicales au sens de l'article L 1111-7 du code de la santé publique »[44].

La notion de dossier médical personnel (DMP) va d'ailleurs dans ce sens, sans répondre d'ailleurs à la question du statut juridique des psychologues qui, bien que travaillant dans le soin pour un grand nombre d'entre eux, ne sont pas considérés comme des professionnels de la santé. Lors des discussions sur la mise en place des masters de psychologie, de nombreux psychologues cliniciens ont refusé d'appartenir au domaine des Sciences de la vie et de la santé, préférant le domaine des Sciences humaines et sociales, réfutant également de recourir au terme de santé (« psychologie de la santé ») comme spécialité professionnelle[45].

Les articles L 161-36-1 à 36-4 du Code de la sécurité sociale, la loi n° 2004-810 du 13 août 2004 relative à l'assurance maladie précisent les contours du DMP, notamment l'article 36-2 : *« tout professionnel de santé quelque soit son mode d'exercice, libéral ou hospitalier a l'obligation de reporter dans le dossier médical personnel, à l'occasion de chaque consultation ou acte, les informations diagnostiques, thérapeutiques nécessaires à la coordination des soins [...] »*. L'article 36-1 indique que le dossier comportera un volet prévention. Le partage d'informations entre professionnels de santé légalise d'une certaine façon la notion de « secret professionnel partagé », notion déjà explicite dans l'avis n° 38 du CCNE de 1993[46]. De même, l'article L 1110-4 du Code de la santé publique, dans sa rédaction issue de la loi du 4 mars 2002, reconnaît explicitement que plusieurs professionnels de santé peuvent échanger des informations relatives à une

44. Durmarque (2006), p. 115

45. Par exemple, l'Université Victor Segalen, Bordeaux 2 propose un Master de psychologie de la santé.

46. Avis sur l'éthique de la recherche dans les sciences du comportement humain. CCNE, n° 38, 14 octobre 1993.

même personne prise en charge afin d'assurer la continuité des soins et sauf opposition de cette dernière dûment avertie[47].

La nature des données psychologiques dans le dossier du consultant

Des données psychologiques formalisées

Des conflits sur la nature des données de l'examen psychologique à faire figurer dans le dossier du patient opposent souvent, dans les institutions médico-psychologiques, les médecins responsables de la direction médicale et les psychologues. Plusieurs avis de la CNCDP concernent cette question.

Par exemple, dans un hôpital de jour, une psychologue est en conflit avec son chef de service qui lui écrit : « les examens psychologiques, médicaux ou rééducatifs de toute nature ne sont pas la propriété d'une personne, mais doivent servir à l'ensemble des membres du service. Je vous demanderai de conserver vos notes et conclusions dans le dossier médico-psychologique conçu à cet effet ». L'avis de la CNCDP « met en évidence la difficulté ici de concilier le respect de l'indépendance professionnelle du psychologue et les nécessités du travail en équipe ». En effet, le psychologue est tenu, par sa déontologie, au respect du secret professionnel et à faire respecter son autonomie par ses collègues. Mais, en même temps, l'intérêt des patients exige qu'il coopère pleinement avec l'ensemble de l'équipe soignante, ce qui va dans le sens d'un dossier médical partagé et donc du secret professionnel partagé (avis 29.98). La question posée ici nous semble concerner davantage la différence à établir entre les notes personnelles du psychologue qui restent sa propriété et un rapport écrit du bilan psychologique qui, lui, doit être versé au dossier du patient. Ce rapport mentionne le numéro d'inscription ADELI du psychologue, est daté et signé, porte le nom du destinataire, est rédigé en fonction de ce dernier.

Le chapitre 2 (article 12) du code de déontologie des psychologues

47. « Deux ou plusieurs professionnels de santé peuvent toutefois, sauf opposition de la personne dûment avertie, échanger des informations relatives à une même personne prise en charge, afin d'assurer la continuité des soins ou de déterminer la meilleure prise en charge sanitaire possible. Lorsque la personne est prise en charge par une équipe de soins dans un établissement de santé, les informations la concernant sont réputées confiées par le malade à l'ensemble de l'équipe ».

relatif aux conditions d'exercice de la profession précise très clairement ce point : « Le psychologue est seul responsable de ses conclusions, il fait état des méthodes et outils sur lesquels il les fonde, et il les présente de façon adaptée à ses différents interlocuteurs, de manière à préserver le secret professionnel. Les intéressés ont le droit d'obtenir un compte rendu compréhensible des évaluations les concernant, quels qu'en soient les destinataires. Lorsque ces conclusions sont présentées à des tiers, elles ne répondent qu'à la question posée et ne comportent les éléments d'ordre psychologique qui les fondent que si nécessaire ».

L'article L 1111-7 du Code de la santé publique confirme que ne sont communicables que les informations « qui sont formalisées et ont contribué à l'élaboration et au suivi du diagnostic et du traitement ou d'une action de prévention (...) ». Selon les recommandations de l'ANAES[48], doivent être considérées comme formalisées « les informations auxquelles il est donné un support (écrit, photographié, enregistré) avec l'intention de les conserver et sans lequel elles seraient objectivement inaccessibles. Ces informations sont destinées à être réunies dans (...) le dossier de la personne ».

Dès lors, les notes de travail, les réflexions personnelles ne font pas partie du dossier du patient. Dans les débats à l'Assemblée nationale du 11 septembre 2001, Kouchner avait indiqué que « rien n'interdit aux médecins de consigner des notes personnelles ailleurs que dans le dossier médical ». On peut légitimement étendre cette proposition aux psychologues. Une psychologue, psychothérapeute, salariée d'une institution qui accueille des adultes handicapés mentaux, est en conflit avec la directrice de l'Institution au sujet de notes personnelles prises pendant les entretiens avec chacun des résidents et utilisées au cours des synthèses hebdomadaires de l'institution. Elle refuse de livrer ces notes qui ne peuvent en aucun cas être considérées comme transmissibles telles quelles à l'extérieur, en raison du secret professionnel. Selon la CNCDP, les notes personnelles sont la propriété du psychologue. Elles sont prises en vue d'étayer son examen critique, son élaboration et ses conclusions (article 17 du CDP)[49]. Dans leur fonction spécifique, elles ne peuvent être assimilées à des documents transmissibles. La position de la psychologue de ne pas communiquer est

48. JORF du 17 mars 2004, p. 5026.

49. « La pratique du psychologue ne se réduit pas aux méthodes et aux techniques qu'il met en œuvre. Elle est indissociable d'une appréciation critique et d'une mise en perspective théorique de ces techniques ».

sur ce point tout à fait conforme aux exigences de l'article 1 des Principes généraux du code de déontologie des psychologues (avis 17.01).

Autre exemple : en raison du contrat à temps partiel de la psychologue et afin de répondre immédiatement à tout appel, le directeur demande à la psychologue la « retransmission systématique par écrit de la parole recueillie… ». Il souhaite en effet organiser la possibilité de « répondre immédiatement et précisément, en consultant [ses] notes, sur le travail engagé et son contenu » à une demande « en cas de difficultés particulières pour une situation donnée ». Selon la CNCDP, les différentes notes prises par le psychologue constituent un outil d'élaboration de sa pratique, une utilisation des notes sorties de leur contexte tend à réduire ou à déformer le contenu contrevenant à l'article 19 du code de déontologie des psychologues ; il appartient donc au psychologue d'évaluer ce qu'il peut et/ou doit transmettre sans négliger la nécessité de travailler en équipe autour de situations complexes (Avis 13.03).

La question du compte rendu intégral des entretiens cliniques peut s'apparenter au problème du statut des notes personnelles. Cette question a fait l'objet de nombreux avis de la CNCDP. Elle constate qu'un psychologue qui accepterait de « rendre compte par écrit dans le dossier médical de l'intégralité de ses entretiens cliniques » serait en contradiction avec l'obligation qui est faite par le Titre I.1 du code de déontologie des psychologues concernant le secret professionnel. Une telle pratique contreviendrait en outre aux recommandations de l'article 12 quant à la communication à des tiers, qu'elle soit écrite ou orale. À cet égard, le psychologue doit être vigilant et prendre en considération, en communiquant par écrit ou oral, la question des « utilisations possibles qui peuvent éventuellement en être faites par des tiers » (Avis 29.02).

La question des protocoles des tests et des données chiffrées

Cette question est également conflictuelle, comme le révèle cet autre avis de la CNCDP : « Les médecins d'un Centre hospitalier » exigent des psychologues de « faire figurer [dans le dossier] toutes les données (protocoles de tests projectifs, données brutes etc.) considérant que ceux-ci sont comparables à un tracé d'E.C.G. ou à un cliché radiologique ». La majorité des psychologues de l'établissement pense que seul doit apparaître dans le dossier du patient un compte rendu du bilan psychologique et met en avant le respect du patient et le statut du psychologue. La CNCDP « réfute l'assimilation des protocoles de tests projectifs et de données brutes à un tracé d'E.C.G. ou à un cliché radiologique. Elle rappelle que l'élaboration des comptes rendus peut être étayée sur les données recueillies dans les protocoles et qui ont fait l'objet d'une appréciation critique et d'une mise en perspective théorique ». Le psychologue reste seul juge des éléments et données qu'il introduit dans ses comptes rendus pour illustrer, argumenter ou étayer son propos. En ce qui concerne le contenu du dossier du patient, la CNCDP répond, de façon consensuelle, « qu'il n'est pas question, pour toutes les raisons avancées plus haut, de laisser toutes les données psychologiques dans un dossier du patient » (avis 99.12). Le protocole d'un WISC (feuille de notation et notes prises par le psychologue) ne fait pas partie intégrante du dossier médical comme l'affirmait la direction d'un CMPP (avis 03.20).

Cependant certaines circonstances et certains dispositifs d'orientation, contraignent parfois le psychologue à révéler des données chiffrées, dans l'intérêt même des personnes, comme par exemple le dossier d'admission en COTOREP (Emmanuelli, 1998)[50]. À quelques exceptions près liées aux procédures d'orientation, il apparaît un consensus chez les psychologues cliniciens que le QI ne doit pas être communiqué tel quel, mais qu'il doit donner lieu à une interprétation dans un langage accessible. Le bilan psychologique ne vise pas des résultats en terme de QI et de diagnostic psychiatrique ; il vise à rechercher une compréhension fine de la personnalité afin de mettre en évidence la spécificité de chaque sujet (Emmanuelli, 1997)[51].

La crainte des psychologues est qu'une interprétation extensive de la loi de 2002 les enjoigne expressément de livrer les résultats chiffrés. Mais un examen psychologique n'est pas un « prélèvement sanguin » écrit V. Boucherat-Hue et de se poser la question d'un recours en justice envers le patient qui demanderait la restitution de ses protocoles de tests « pour tenter par le biais d'une jurisprudence, de faire admettre qu'un protocole de test n'est ni un « résultat de test », ni un « protocole thérapeutique » et qu'en l'état il n'est pas plus accessible à un non spécialiste qu'il ne délivre d'information immédiate et directe » (Boucherat-Hue, 2003)[52].

---

50. Emmanuelli, La consultation en psychopathologie de l'adolescent, in Boucherat-Hue (1998), p. 84.

51. Emmanuelli, Le psychologue clinicien et l'examen psychologique, in Fua (1997), p. 43.

52. Boucherat-Hue, Incidences du droit d'information sur les pratiques en psychiatrie. *Le Journal des Psychologues*, mars 2003, 205, pp. 26-29.

Respect des personnes et propriété des données psychologiques

Une longue tradition médicale et psychiatrique a longtemps considéré que les données recueillies auprès des patients en consultation ou lors d'une hospitalisation pouvaient être utilisées pour la recherche clinique, sans leur accord. Cette tradition doit être remise en question.

Dans le *Guide des études* 2006-2007 de l'Institut de Psychologie (Paris), des « recommandations éthiques pour la recherche avec des sujets humains » sont précisées : « les informations recueillies dans un but diagnostique ou thérapeutique ne peuvent servir de matériau pour la recherche qu'à la condition que le sujet concerné ait donné son accord. Ce n'est pas parce qu'un sujet est demandeur de soins qu'il est consentant pour une recherche »[53]. L'avis 04.04 de la CNCDP va dans ce sens en rappelant à une étudiante en psychologie qu'elle ne peut utiliser de façon rétrospective pour son mémoire de recherche les données déjà recueillies dans les dossiers des patients sans avoir obtenu leur consentement explicite.

Plusieurs avis de la CNCDP rappellent ce respect fondamental de la liberté de la personne en ce qui concerne l'utilisation de ses productions dont nul ne peut disposer sans son accord. Ainsi, dans le cadre d'un CHU, un psychologue s'interroge sur la propriété des productions réalisées par des patients dans divers lieux de prise en charge (hôpital, IMP, CAT ou foyer occupationnel). Selon la CNCDP, « si les productions n'appartiennent en dernier ressort qu'aux seuls auteurs, il est du devoir du psychologue, quelles que soient les structures où il intervient, de sauvegarder l'anonymat en cas d'exploitation des productions, avec l'accord de l'auteur, et de veiller dans tous les cas au respect dû à l'intimité des personnes » (avis 97.22). Autre exemple : un syndicat de psychologues transmet à la CNCDP une lettre d'une psychologue qui travaille dans un service de psychiatrie et qui pose la question éthique des conditions pour filmer des réunions avec les patients, leurs familles et différents membres de l'équipe pluridisciplinaire. La CNCDP insiste dans ce cas sur l'accord préalable des patients filmés et sur le respect absolu de l'anonymat dans l'utilisation de ces productions : « Lorsque ces données sont utilisées à des fins d'enseignement, de recherche, de publication ou de communication, elles sont impérativement traitées dans le respect absolu de l'anonymat [...] » (Avis 00.13).

53. Guide des études de l'Institut de psychologie (Paris), p. 219.

On peut rapprocher de la problématique de l'utilisation des données cliniques, celle de l'observation clinique et de l'étude de cas, tant prisées des étudiants en psychologie clinique et de certains de leurs enseignants. La question posée ici est celle du respect de la personne, de son anonymat, et du discours qui est tenu sur elle. Dans l'observation de Dora, Freud (1905) se pose des questions éthiques pertinentes sur la nécessité de respecter l'intimité de la vie psychique des malades et de ne pas trahir leurs secrets, tout en abordant des questions relatives à la sexualité : « il est certain que les malades n'auraient jamais parlé s'ils avaient pensé à l'exploitation scientifique de leurs aveux, et c'est tout aussi sûrement en vain qu'on leur aurait demandé l'autorisation de les publier». Freud se justifie : seul un confrère savait que Dora était sa patiente, et il attendit quatre ans avant de publier cette observation ; il conclut que le médecin a des devoirs non seulement envers le malade, mais aussi envers la science[54]. « Freud a tenté de respecter cette exigence du secret mais il ne pouvait pas prévoir que la foule des fins limiers freudiens allait retrouver chacun de ses patients et braquer sur eux les projecteurs publics. Pour empêcher ce dévoilement de l'anonymat, il aurait fallu transformer bien davantage. Mais jusqu'où ? Jusqu'à le rendre méconnaissable ? » (Humery, 1995)[55].

Cl. Revault d'Allonnes (1998) s'interroge également sur les modifications introduites dans une étude de cas pour préserver l'anonymat des personnes au risque d'un trucage des données cliniques préjudiciable au sujet. Mais surtout elle dénonce la violence faite à la personne du fait de ces modifications, dans un but didactique ou de publication, «sans avoir eu son mot à dire, le plus souvent sans être informée, sans aucun pouvoir de faire opposition ou résistance à *la violence faite à sa personne*»[56].

Une autre question toujours relative au respect de la personne concerne l'écriture de l'observation clinique ou du cas. Cl. Prévost (1985) notait dans une thèse les abus de langage et le glissement entre l'observation d'un comportement et la signification d'une conduite : «au mois de février, on voit l'Œdipe d'Isabelle évoluer». Comment légitimer un tel saut à pieds joints, se demande Revault d'Allonnes (1998). Cette question indique les limites de l'inévitable contraction

54. Freud (1905), Fragment d'une analyse d'hystérie (Dora), p. 2.
55. Humery, La problématique du cas singulier, in O. Bourguignon (1995), p. 85.
56. Revault d'Allonnes, Cl. (1998), p. 53.

d'une étude de cas, et les risques qu'elle fait courir à la « vérité » du cas, en même temps qu'au respect de la personne.

On pourra se rappeler ici autant la critique de Fedida (1968) sur l'aliénation du vocabulaire psychologico-psychanalytique que celle de A. Fagot-Largeault (1995) sur le recours à des concepts psychologiques emprunts de normativité. Pour Fedida, « l'aliénation que le concept psychologique institue est sans doute la pire violence que l'on puisse faire à une existence, et sous l'apparence d'un nouvel humanisme, n'y a-t-il pas pire danger que celui présent dans notre culture, de penser psychologiquement »[57]. Fagot-Largeault remarque que « l'observateur ou le chercheur a tendance à se placer inconsciemment en position de juge plutôt qu'en position de partenaire. L'utilisation imprudente d'un vocabulaire descriptif/normatif est symptomatique de cette tendance »[58].

La reconnaissance des droits fondamentaux de la personne a fondé notre réflexion par un positionnement théorique s'inspirant de la phénoménologie. Ce droit fondamental à la liberté n'est pas simple, notamment en ce qui concerne les personnes vulnérables ou en souffrance psychique. Le respect de la personne n'est pas se satisfaire de leur dépendance : on se rappellera le besoin de direction des patients analysé par Janet ou le transfert chez Freud. Aussi, les psychologues cliniciens doivent interroger leur pratique et le risque d'une position de maîtrise envers les personnes qui les consultent : « Et c'est bien là que se situe la fiction pour J. Lacan, car ce qui anime l'homme ce n'est pas tant ce qu'il peut partager que ce qu'il peut soustraire à l'autre pour en faire un objet de jouissance » (Samacher, 1998)[59]. Certaines positions idéologiques risquent de conduire le psychologue à substituer l'idéal parental des soignants à une action qui viserait à adapter l'enfant à l'idéal parental pour soulager sa souffrance. Il est bien difficile de se « situer entre l'idéal et le raisonnable, c'est-à-dire entre le passage à l'acte et le soin » (Catheline et Marcelli, 2000)[60]. En clinique, on observe souvent qu'existe dans l'esprit des soignants une minoration des droits du patient, comme s'ils savaient mieux que lui ce qui correspond à son bien-être… Savoir ne pas intervenir est

57. Fedida (1968), p. 926.

58. Fagot-Largeault, Réflexions éthiques et critiques, in O. Bourguignon (1995), p. 319.

59. Samacher, Clinique psychologique et éthique, in Revault d'Allonnes et al. (1998), p. 41.

60. Catheline, N. et Marcelli, D. (2000), cités par Bourguignon (2003), p. 169.

une question technique, mais elle est aussi dépendante de l'éthique du clinicien, c'est-à-dire des droits qu'il accorde en lui à autrui. Mais le psychologue clinicien s'inscrit forcément dans un projet social, sa pratique est sociale. Une réflexion politique sur le statut et l'activité professionnelle des psychologues paraît nécessaire, à un moment où le législatif s'interroge sur leur rapport au soin.

Différences entre éthique et déontologie Le cas de la recherche

Isabelle Varescon

Lorsque la possibilité de participer à cet ouvrage m'a été offerte, c'est sans hésitation que j'ai accepté tant la question de l'articulation entre éthique, déontologie et recherche me paraît incontournable à la fois pour tout chercheur en psychologie mais également pour les étudiants que nous accompagnons et formons.

Depuis plusieurs années, j'anime à l'Université des ateliers sur l'éthique et la déontologie de la recherche réservés aux étudiants de master. Une grande majorité des étudiants que nous encadrons ont pour objectif principal, à la fin de leurs études, de pratiquer la psychologie clinique. Ils veulent exercer le métier de psychologue clinicien privilégiant ainsi la rencontre avec la personne dans le but d'améliorer son bien-être. Loin d'eux l'idée de penser la recherche en psychologie. Or, sans parler d'orientation professionnelle directement centrée sur la recherche, de plus en plus de services de soin, notamment hospitalo-universitaires, demandent aux jeunes diplômés en psychologie des compétences en la matière afin de participer, de collaborer ou de mettre en place des protocoles d'étude destinés à explorer les comportements humains et/ou le fonctionnement psychique et cérébral des individus. Infailliblement, l'engagement dans l'activité de recherche leur imposera (nous osons l'espérer !) une réflexion éthique et déontologique qui pourra être partagée par l'ensemble de l'équipe soignante.

Pour ceux d'entre eux qui s'orientent volontairement vers la recherche en psychologie (dans le cadre de leurs études : en master recherche puis en doctorat pour pouvoir ensuite se diriger vers les métiers de la recherche), l'articulation éthique, déontologie et recherche se posera chaque fois qu'un protocole d'étude sera à mettre en place, de sa conception à son déroulement, mais également dans l'après-coup de la recherche proprement dite au moment où les résultats seront dépouillés, exploités, communiqués et parfois publiés au sein de la communauté scientifique ou dans des supports destinés à un public plus large.

C'est donc sur la recherche en psychologie, qui constitue une des orientations de la pratique du psychologue et des étudiants de cette discipline, que portent les aspects éthiques et déontologiques ici développés. Le texte que nous proposons s'articule en trois points. Après avoir défini brièvement les notions d'éthique et de déontologie que les chapitres précédents ont déjà contribué à délimiter, nous définirons ce qu'est la recherche en psychologie et ce que signifie être chercheur en psychologie. Ensuite, nous examinerons de plus près comment articuler recherche, éthique et déontologie dans ce domaine en pointant les interrogations et réflexions que ce triptyque suscite.

ÉTHIQUE ET DÉONTOLOGIE : RAPPELS

Si de plus en plus de personnes sont sensibilisées à la notion d'*éthique*, c'est en partie grâce à une meilleure diffusion médiatique des situations qui font question et suscitent de vives réactions dans l'opinion publique. C'est le cas, par exemple, des interrogations éthiques soulevées par la question de l'euthanasie ou certaines recherches menées sur l'embryon humain. La notion de déontologie, quant à elle, se voit davantage confinée au champ des différentes pratiques professionnelles. Après avoir présenté les différents axes de définition de l'éthique, O. Bourguignon, dans son ouvrage consacré à la déontologie des psychologues, convient que l'éthique renvoie à ce qui respecte la personne humaine et ajoute : « En tant que système normatif, l'éthique est l'ensemble de principes exprimant des valeurs liées à des exigences morales (faire le bien, éviter de nuire) ou à des choix culturels qui ont une dimension morale (les droits de l'homme). De ces principes découlent des recommandations et des règles s'adressant à un groupe social déterminé, par exemple : les membres d'une profession pour la déontologie » (Bourguignon, 2005).

Bien que très liées, éthique et déontologie ne se confondent pas pour autant. Samacher rappelle la distinction qui peut être posée entre éthique et déontologie : « la déontologie est la théorie des savoirs professionnels, elle répond à un impératif kantien du devoir qui est de l'ordre moral et l'Éthique que l'on peut définir comme l'art de diriger sa conduite, ce qui suppose une prise de position du sujet dans sa singularité, réalisant un acte au plus près de la vérité de ce qui paraît le plus juste... » (Samacher, 1998, p. 38). C'est à partir des soubassements éthiques que s'édifie la déontologie.

Travaillant avec l'être humain, les psychologues (ou futurs psychologues) n'échappent pas à la réflexion éthique et déontologique suscitée par leur pratique. Depuis plus d'une dizaine d'années, des travaux ont été publiés sur le thème de l'éthique et de la déontologie par des professionnels et/ou par des universitaires qui ont fortement contribué à une meilleure connaissance de ces concepts et permis de penser leur articulation à la pratique du métier de psychologue. C'est ainsi que des unités d'enseignement universitaire leurs sont consacrées grâce à la volonté et l'impulsion d'enseignants chercheurs convaincus de la nécessité bien réelle de former les étudiants à ce qui deviendra, en plus du savoir théorique et du savoir faire, les bases de leur pratique en psychologie quelle que soit l'orientation qu'ils lui donnent.

LA RECHERCHE EN PSYCHOLOGIE

Si la recherche en psychologie comme dans tout autre domaine a pour finalité de mieux connaître l'objet d'étude soutenue par le souci de la preuve et l'effort de généralisation, elle a pour particularité et spécificité d'étudier l'être humain. Plus précisément, elle a pour cible l'étude du fonctionnement psychique, cognitif et comportemental du sujet. La recherche en psychologie, utilisée dans une acception large, renvoie à une pluralité des méthodes : expérimentale, éthologique, clinique… elles-mêmes sous-tendues par des approches théoriques diverses. Comme dans toutes les disciplines, la recherche en psychologie se donne des objectifs, doit répondre à des hypothèses, propose une méthodologie adaptée à son objet d'étude, tire des conclusions qui permettront de contribuer à l'amélioration des connaissances dans le domaine étudié. Mais qu'il s'agisse de recherche fondamentale ou de recherche appliquée, le chercheur en psychologie doit toujours se préoccuper des conséquences inhérentes aux objectifs qu'il s'est fixés et aux moyens de les atteindre. Cependant, le risque pour des chercheurs peu avertis est d'associer la recherche à d'autres activités conduisant à des chevauchements risqués (Giami, Samalin-Amboise, 1989). C'est ainsi que la recherche en psychologie clinique ou en psychopathologie, qui s'inscrit davantage dans une démarche de recherche appliquée, peut parfois être confondue avec la pratique clinique. Il s'agira donc de bien délimiter « le lien clinique » du « lien de recherche » établit entre le psychologue et la personne (Bourguignon, 2003). C'est pour éclaircir ce point entre pratique clinique et recherche que D. Widlöcher écrit : « la recherche clinique procéderait ainsi d'une éthique de la découverte, concomitante de l'invention ou de l'extension d'une pratique ; elle s'effacerait ensuite devant des démarches planifiées, plus soucieuses de l'administration de la preuve » (Widlöcher, 1995, p. 16).

Que signifie être chercheur en psychologie ?

Tout individu ne peut prétendre faire de la recherche en psychologie. Seules sont fondées à conduire des recherches les personnes compétentes en psychologie, c'est-à-dire des personnes soit :

— titulaires, ou d'un diplôme légal reconnaissant la compétence à conduire des études dans le domaine de recherche en psychologie (Habilitation à diriger des recherches...), ou d'un titre équivalent conféré par une instance légalement habilitée à le faire (Enseignant-chercheur...).

— exerçant soit dans le cadre d'un organisme ou d'une institution ayant une mission de recherche (Université, CNRS...), soit fonction d'un statut professionnel conférant une mission de recherche.

— insérées dans la communauté scientifique, notamment en rendant régulièrement publiques leurs recherches auprès de leurs pairs.

Mais d'autres personnes peuvent être autorisées à conduire des recherches si elles sont sous la responsabilité et la direction expresses d'un chercheur (étudiants inscrits en master ou en doctorat...), ou encore les personnes engagées dans une formation à la recherche ou par la recherche.

Enfin, les chercheurs ont obligation de maintenir et de développer leur compétence professionnelle. Ils doivent faire en sorte que les personnes placées sous leur autorité fassent de même (Caverni, 2001).

RECHERCHE, ÉTHIQUE ET DÉONTOLOGIE : QUELLES ARTICULATIONS, QUELLES DIFFÉRENCES ?

Le questionnement concernant l'éthique et la déontologie dans le cadre de la recherche nous impose de revenir en arrière. Arrêtons-nous quelques instants sur certains événements et textes antérieurs pour mieux comprendre les mesures prises et ainsi saisir l'évolution de la réflexion dans ce domaine.

De l'éthique de la recherche

Très récemment publié, le livre de B. Halioua intitulé « le procès des médecins de Nuremberg : l'irruption de l'éthique médicale moderne » rappelle les expérimentations faites sur des humains au cours de l'Antiquité, du Moyen âge, de la Renaissance au siècle des Lumières jusqu'au début du vingtième siècle. Ces expérimentations à visée de recherche étaient éloignées le plus souvent de toute préoccupation éthique jusqu'au procès de Nuremberg qui a permis le jugement des expérimentations médicales réalisées sur des êtres humains dans les camps de concentration. Les crimes contre la paix, les crimes de guerre et les crimes contre l'humanité formaient les trois grands chefs d'accusation retenus au procès de Nuremberg. C'est l'absence de cadre qui a permis aux accusés, pour leur défense, de mettre en avant le vide éthico-juridique dans le domaine des expérimentations humaines. Le problème central de ces expériences, précise Halioua, reposait sur l'absence de consentement des sujets qui y ont participé d'où la nécessité de rédiger un cadre sur l'expérimentation humaine avec des règles précises afin de proscrire toutes formes de dérapage éthique (Halioua, 2007).

Après plusieurs formulations, le code de Nuremberg proposa dans sa version finale douze règles. Elles précisent d'une part, que le consentement volontaire du sujet humain après avoir été informé des objectifs et du déroulement de la recherche est absolument nécessaire et que, d'autre part, la recherche ne doit pas être pratiquée au hasard et sans nécessité mais permettre d'obtenir des résultats pratiques pour le bien de la société impossibles à obtenir par d'autres moyens.

L'intérêt majeur du code de Nuremberg est la prise de conscience du danger des recherches qu'il est dès lors nécessaire d'encadrer par un certain nombre de règles. Bien avant le code de Nuremberg, d'autres textes existaient tentant de mettre en garde contre les dérives d'expériences menées sur les êtres humains et ont pu constituer les origines du code de Nuremberg. Selon Grodin (*in* Halioua, 2007) quatre textes auraient servi de source au code de Nuremberg : le serment d'Hippocrate considéré comme le document fondateur de l'éthique médicale ; le code élaboré par l'Association médicale américaine en 1847 suite aux recommandations éthiques faites par Thomas Percival, médecin anglais dans un ouvrage intitulé *Medical's Ethics* où sont précisées un certain nombre de règles en matière d'expérimentation humaine ainsi que le devoir d'exposer au préalable la recherche envisagée à d'autres collègues ; le texte rédigé par William Beaumont en 1833 qui insiste sur la nécessité du consentement du sujet et son droit d'interrompre sa participation s'il le souhaite, et enfin le texte de Claude Bernard publié en 1865 concernant l'expérimentation médicale où le principe de ne jamais se livrer à des recherches qui puissent être dommageables pour la personne est avancé.

Suite au code de Nuremberg, plusieurs commissions ont tenté d'élaborer des principes éthiques à respecter dans le cadre de recherches menées sur des sujets humains. C'est ainsi que le rapport Belmont (1978) est né. Il propose trois grands principes censés protéger les sujets impliqués dans la recherche : le respect des personnes en reconnaissant leur liberté de choisir ou non de participer à une recherche et permettent de protéger ceux dont la capacité d'autonomie est réduite en raison de leur santé physique et/ou mentale ; le principe de bienfaisance dont le but est d'éviter au maximum les inconvénients de la recherche pour le sujet tout en cherchant à optimiser les bénéfices ; le principe de justice ou d'équité concernant le choix des sujets sélectionnés pour la recherche protégeant ainsi les sujets les plus vulnérables ou sans défense parce que le chercheur sait d'avance qu'ils constituent une population de recrutement facilement manipulable.

Deux grands organismes français de recherche, à savoir l'INSERM et le CNRS, ont adopté les recommandations du rapport Belmont respectivement en 1978 et en 1991. En 1983, le Président de la République crée un Comité Consultatif National d'Éthique pour les Sciences de la vie et de la Santé (CCNE). Le CCNE est une autorité indépendante qui se compose d'un président, d'un président d'honneur et de 39 membres dont 5 sont issus des milieux philosophiques et spirituels, 19 reconnus pour leur compétence et leur intérêt pour les problèmes éthiques et 15 personnalités du secteur de la recherche. Ce comité a pour mission de donner des avis sur des problèmes éthiques soulevés par la recherche dans les domaines de la biologie, de la médecine et de la santé. Tous les avis émis par le CCNE sont consultables sur le site Internet du comité (www.ccne-ethique.fr).

De l'éthique du chercheur

Ces considérations et réflexions éthiques doivent animer le chercheur dès la conception du protocole de recherche. Le Comité Consultatif National d'Éthique, dans son rapport *Éthique et Connaissance*

(1990) précisait que : « chercher à connaître scientifiquement l'être humain est un bien, mais cela ne peut se faire au prix de la justice, de la sécurité ou de l'autonomie de personnes » (p. 74). En psychologie, différents types de recherche peuvent être mis en place : celles ciblées sur un aspect bien précis de l'individu (par exemple, l'odorat) et celles plus larges qui engagent de nombreuses variables (par exemple, l'étude de la personnalité). Face à cette diversité sous-tendue par des courants théoriques différents et traitée par des sous-disciplines variées de la psychologie, les questions éthiques ne sont pas abordées de la même façon. En 2003, O. Bourguignon soulevait cette difficulté en précisant que « les problèmes éthiques deviennent plus ardus lorsque l'on se rapproche de l'expérimentation qui n'isole pas un processus ou une stratégie mais qui implique l'être humain dans toutes ses dimensions et dans ses rapports avec autrui » (Bourguignon, 2003, p. 80).

Choisir un thème, l'affiner pour arriver à fixer des objectifs et poser des hypothèses est déjà en soit une démarche éthique si le chercheur se soucie de l'intérêt de la recherche et des conséquences qu'elle peut avoir sur les personnes qui y participent. La phase initiale de l'élaboration d'un protocole de recherche implique des choix (éthiques) et des décisions à prendre. C'est pourquoi la responsabilité du chercheur se trouve engagée dès le choix du thème et du type de recherche retenu. Rappelons que le chercheur doit engager une recherche dans son champ de compétences et pourra la mener à terme en connaissant suffisamment le domaine et le contexte sur lesquels elle porte. Cette précaution de connaissances permet d'évaluer la faisabilité de la recherche et d'éviter autant que possible les biais liés au terrain de recherche.

Le chercheur doit veiller à ce que la recherche qu'il envisage de mettre en place permette d'acquérir de nouvelles connaissances dont le but est de mieux connaître le sujet humain et dans le meilleur des cas améliorer son état et/ou ses conditions de vie. Il doit ainsi réfléchir à l'impact que son intervention aura sur les personnes pour éviter autant que faire se peut des effets conséquents sur l'intégrité psychologique et sur la vie privée : en quoi la recherche envisagée peut-elle porter préjudice aux personnes qui y participeront ? Dans quelles proportions ? De quelles façons la recherche peut-elle être vécue comme une intrusion ? (Miles & Huberman, 2003).

La formulation des hypothèses nécessite une vigilance accrue. Elles ne doivent pas être accusatrices, dévalorisantes mais bien respectueuses des personnes qui seront sollicitées. L'étape suivante consistant à choisir des outils méthodologiques (tests, échelles, entretiens de recherche...) constitue en elle-même une démarche éthique en ce sens qu'elle implique un souci d'objectivité. La sélection du type de méthode doit être concordante avec les objectifs et les hypothèses de la recherche et donc nécessite de la rigueur pour la rendre acceptable par les personnes étudiées. Par ailleurs, le chercheur doit s'assurer que les outils retenus correspondent uniquement aux hypothèses qu'il a posées pour ainsi éviter de recueillir des données qui ne sont pas essentielles aux objectifs fixés.

Avant de solliciter les personnes susceptibles de participer à la recherche, le chercheur établit des critères de sélection dans le but d'homogénéiser la population de recherche. Les critères reposeront sur des aspects éthiques évitant par exemple de proposer la recherche à des personnes dont le chercheur sait qu'elles n'auront pas, de par leur situation, la liberté nécessaire de refuser leur participation (relations hiérarchiques, patient en thérapie avec le chercheur, etc....) ou d'engager des personnes dans une démarche de recherche à leur insu. Une fois les critères d'inclusion bien établis, le chercheur se doit de réfléchir à la façon dont il va présenter la recherche aux personnes retenues, en toute clarté. Généralement les objectifs de la recherche doivent être clairement exposés aux personnes susceptibles d'y participer. Pour certains types de recherche, les buts ne peuvent être formulés au préalable en raison de l'intérêt même de la recherche. Dans ce cas précis, le CCNE a émis un avis en 1993 qui stipule que si certains aspects des objectifs ou de la méthodologie de la recherche sont délibérément cachés aux participants dans l'intérêt de l'étude, ces derniers doivent ultérieurement recevoir des explications sur les buts de la recherche menée, sur leur participation et sur l'utilisation de l'usage des données recueillies pour pouvoir ainsi confirmer ou infirmer leur consentement. Le chercheur ne doit jamais oublier que c'est lui qui a besoin des sujets pour son étude, sa position de demandeur impose d'établir un lien qualifié de partenariat (Bourguignon, 2003).

Outre les aspects éthiques directement liés aux personnes sollicitées, le contexte de la recherche doit conduire le chercheur à prendre en considération les particularités de l'environnement. Finders suggère qu'une approche éthique *écologique* encourage le chercheur « à être sensible aux significations de la culture ou du contexte local afin d'éviter divers torts que ce dernier pourrait causer à l'environnement dans tous ses aspects » (Fingers *in* Miles & Huberman, 2003, p. 522).

Les conditions de recueil des données comportent également une dimension éthique. Le chercheur doit être attentif au bien-être de la personne sollicitée en se préoccupant que son état physique et mental au moment de la rencontre soient compatibles avec le degré de sollicitation. Il faut admettre que certaines recherches ne soient pas envisageables (par exemple, il serait inacceptable de mener une recherche sur les mécanismes de défense auprès de sujets hospitalisés en service de réanimation alors que ces derniers se débattent contre la mort !). Il doit également s'assurer que le lieu où il rencontre les participants se prête à la recherche et ainsi assurer l'anonymat et la confidentialité des données recueillies.

Les considérations éthiques concernent également l'exploitation des données recueillies qui doit se faire avec la rigueur nécessaire, en choisissant le moyen le plus adapté (analyse de contenu, outils statistiques...) et en toute objectivité. Les données exploitées et communiquées ne doivent pas être uniquement celles qui vont dans le sens des hypothèses. Le respect le plus strict de la vérité engage l'éthique du chercheur et concourt aux avancées de la recherche.

En fait, tout le travail d'élaboration et de préparation d'une recherche s'accompagne d'une réflexion éthique dont le souci majeur est de penser les conséquences du thème et de la méthode retenue sur la personne sollicitée pour la recherche. Le risque est, notamment pour les jeunes chercheurs, de se laisser envahir par l'objectif final qu'ils souhaitent atteindre au point de ne plus se soucier des effets. C'est au chercheur qu'incombe la responsabilité de faire une évaluation éthique de son projet de recherche. L'esprit et le processus stimulant de la recherche ne doivent pas le lui faire oublier. En accord avec ce qu'écrit O. Bourguignon, « le chercheur est pleinement responsable de ce qu'il fait, veille à respecter la dignité des personnes, de lui-même et de la science et donc ne propose et ne réalise que des projets éthiquement corrects » (Bourguignon, 2003, p. 73).

Inévitablement le chercheur se trouvera confronté à de nombreux dilemmes qui le conduiront à faire des choix. Miles et Huberman (2003) soulignent les principaux : exigences de validité et préjudice porté, anonymat et visibilité, compréhension scientifique et droits de l'individu, investigation indépendante et aide apportée, aide apportée et confidentialité, liberté d'investigation et avantage politique. Cette liste n'est pas exhaustive car les questions éthiques émergent en fonction du type de recherche menée, de façon plus ou moins complexe. Si le moindre doute subsiste quant à la réponse à apporter, il est du devoir du chercheur de demander conseil à des pairs, à des chercheurs plus expérimentés ou à des comités d'éthique.

Vers une déontologie de la recherche

Comme nous l'avons précisé précédemment, la déontologie s'appuie sur l'éthique mais ne se confond pas avec elle. Elle est postérieure à l'éthique, elle lui sert de cadre. Une fois les principes éthiques énoncés et admis, il s'agit de faire en sorte que leurs applications soient possibles grâce à la mise en place de règles. C'est ainsi qu'un certain nombre de codes ont été élaborés. En psychologie, le code de déontologie (1996) actuellement en vigueur précise dans son préambule qu'il est « destiné à servir de règle professionnelle aux hommes et femmes qui ont le titre de psychologue, quels que soient leur mode d'exercice et leur cadre professionnel, y compris leurs activités d'enseignement et de *recherche* ». Cependant, le code de déontologie des psychologues ne concerne pas spécifiquement la recherche. Il se veut généraliste en s'appliquant à toutes les personnes qui ont le titre de psychologue quels que soient leur mode d'exercice et leur cadre professionnel. Néanmoins, certains paragraphes s'appliquent plus spécifiquement à l'activité de recherche. Examinons-les de plus près :

— Les principes généraux du titre I concernant le respect des droits de la personne, la compétence, la responsabilité, la probité, le respect du but assigné et l'indépendance professionnelle s'appliquent de toute évidence au psychologue-chercheur. Il en est de même pour le principe réservé à la qualité scientifique. Il précise que les fondements théoriques et la construction des modes d'intervention choisis par le psychologue doivent pouvoir se justifier et que toute évaluation ou tout résultat doit pouvoir faire l'objet d'un débat contradictoire des professionnels entre eux. Ce principe correspond tout à fait à ce que l'on est en droit d'attendre d'un chercheur.

— Dans l'article 9, la référence à l'activité de recherche est faite pour préciser la nécessité d'obtenir le consentement des personnes qui y participent et de leur droit à s'en retirer à tout moment. Précisons que l'adhésion au consentement a des effets directs sur l'implication de la personne. Si le consentement est donné mais avec une certaine réticence, la recherche se déroulera dans une relation de défiance et les données obtenues seront plus pauvres (Miles et Huberman, 2003).

— L'article 12 annonce que le psychologue est seul responsable de ses conclusions, qu'il fait état des méthodes et outils sur lesquels il les fonde et que les intéressés ont le droit d'avoir un compte rendu compréhensible des évaluations qui les concernent. Dans le cadre de la recherche, le chercheur assume les conclusions de ses travaux après avoir détaillé la façon dont il a obtenu les résultats et doit être prêt à fournir un rapport aux personnes sollicitées pour participer à la recherche. Et enfin,

— L'article 20 du chapitre centré sur les modalités techniques de l'exercice professionnel stipule clairement que les données utilisées à des fins de recherche, de publication ou de communication, sont impérativement traitées dans le respect absolu de l'anonymat, par la suppression de tout élément permettant l'identification directe ou indirecte des personnes concernées, ceci toujours en conformité avec les dispositions légales concernant les informations nominatives.

Depuis une dizaine d'années, plusieurs textes spécifiquement centrés sur les aspects éthiques de la recherche ont été rédigés (Caverni, 1998, 2000). C'est ainsi qu'un code de conduite des chercheurs dans les sciences du comportement humain élaboré initialement par J.-P. Caverni a été adopté par la Société Française de Psychologie en 2003. Le texte est composé de six titres. Le premier titre définit la recherche comportementale de la façon suivante : « La recherche comportementale procède du droit de connaissance reconnu à tout individu. Elle a pour objectif le développement d'un corps de connaissances fondamentales scientifiquement validées selon une méthodologie objectivée, exhaustivement communicable et reproductible. Elle concerne tous les aspects du comportement humain, à tous les âges de la vie aussi bien chez le fœtus, que chez des individus sains ou malades, pour autant que leur étude soit éthiquement acceptable. Elle vise à en élucider les déterminants et les mécanismes. Elle doit, chaque fois que cela est approprié et possible, contribuer à améliorer la condition humaine, individuelle et sociale ». Le second titre concerne les chercheurs. Sont précisées les conditions nécessaires pour qu'une personne soit qualifiée de chercheur, à savoir : les diplômes nécessaires, le cadre d'exercice du chercheur, le devoir de rendre publiques leurs recherches, la possibilité pour certaines personnes, notamment les étudiants, de mener des recherches sous la responsabilité d'un chercheur et enfin l'obligation pour les chercheurs de maintenir et développer leur compétence. Le troisième titre est consacré à la responsabilité du chercheur « le chercheur est responsable au plan scientifique et éthique des recherches qu'il conçoit et conduit... », quel que soit le type de recherche menée. Le quatrième titre intitulé : « de l'attitude vis-à-vis des personnes qui se prêtent à la recherche » précise clairement que le chercheur est tenu au respect et à la protection des personnes qui participent à la recherche. Par ailleurs, le chercheur est tenu au secret pour tout ce qu'il aurait pu apprendre sur la personne en dehors des objectifs de la recherche sauf si la personne présente un danger. Les participants à la recherche sont informés de cette clause de secret. Toute personne sollicitée pour participer à une recherche doit être clairement informée des objectifs et du déroulement de la recherche. Dans les cas particuliers où les personnes ne peuvent être totalement informées des objectifs de la recherche pour des raisons de validité scientifique, l'information complète leur sera donnée à la fin de la recherche. Au terme de la recherche, le chercheur doit fournir aux participants toutes les informations qu'ils souhaitent. Si toutefois l'information demandée est contraire à l'intérêt de la personne, le chercheur doit obtenir l'aval d'un comité d'éthique. Le quatrième titre du code de conduite précise également que les personnes sollicitées doivent savoir qu'elles peuvent refuser de participer à la recherche sans que leur décision n'ait de conséquences négatives pour elles. Pour les personnes qui ne sont pas en mesure de donner un consentement libre et éclairé (comme les enfants, les personnes malades, etc.), le chercheur doit obtenir l'accord d'une personne légalement autorisée à représenter la personne participant à la recherche. Ceci n'empêche pas le chercheur de présenter sa recherche en des termes appropriés à la personne concernée. Les seuls cas où le chercheur peut se dispenser du consentement des participants concernent les recherches faites grâce à des observations en milieu naturel, à des archives ou à des recueils de données non identifiantes. Lorsque la recherche peut avoir un effet sur la santé des personnes ou lorsque la recherche porte sur des malades ou des handicapés, elle doit être faite sous le contrôle d'un médecin dans le cadre de la loi concernant la protection des personnes qui se prêtent à la recherche biomédicale. Le cinquième titre concerne l'attitude du chercheur vis-à-vis du public en général. Le chercheur doit informer le public sur les connaissances acquises par ces recherches en expliquant le déroulement de la recherche et la fiabilité des résultats.

Enfin, le sixième titre est consacré à l'attitude du chercheur envers les pairs et les personnes en formation à et par la recherche. Il concerne la collaboration intellectuelle et/ou financière et la participation à la publication entre les chercheurs au sein d'un laboratoire. Dans ce sixième point du code, on trouve également les recommandations dans le cadre de l'expertise scientifique qui doit être faite dans l'intérêt de la science et le respect de ses pairs.

Plus avancés sur les dimensions éthiques et déontologiques suscitées par l'activité de recherche, certains manuels américains posent clairement les questions relatives à ce domaine (préjudices et risque encourus, honnêteté et confiance, propriété des données, utilisation et détournement des résultats...) et avancent un certain nombre de conseils destinés aux chercheurs : avoir du discernement (quelle est la posture éthique du chercheur en général), développer un sens de l'anticipation (mener une réflexion poussée avant la mise en place du protocole de recherche), nouer des accords préliminaires avec les participants, rechercher la réflexion, recourir à des tierces personnes et mener des vérifications régulières (Miles et Huberman, 2003).

Aujourd'hui, les questions éthiques et déontologiques soulevées par la recherche en psychologie sont de plusieurs natures. Nous en relevons principalement trois.

La première concerne l'implication du chercheur dans la relation aux personnes participant à la recherche. Le plus souvent la recherche en psychologie se fait *sur* les êtres humains *par* un être humain impliquant de fait une subjectivité qui toutefois peut être limitée si ce dernier assure ses activités de recherche dans un cadre reconnu. O. Bourguignon attire l'attention sur le cas où la recherche se fait hors cadre laboratoire, sur le terrain, sans appartenance à des organismes de recherche reconnus, là « où le chercheur doit résoudre lui-même les dilemmes éthiques qu'il rencontre, à condition de s'apercevoir de leur existence. D'autant que, dans ce type de recherche, la personnalité du chercheur, son éducation, sa position dans la société, c'est-à-dire tout ce qui fonde son éthique propre, influence directement la recherche » (Bourguignon, 2003, p. 46).

La seconde est liée à la complexité des recherches centrées sur l'être humain dans ses dimensions à la fois psychiques et comportementales. Elles impliquent un questionnement éthique plus complexe que la recherche ciblée sur une composante isolée telle qu'elle peut exister dans le cadre de la recherche en psychologie expérimentale (Bourguignon, 2003).

Le troisième concerne le manque de comités d'éthique spécifique à la recherche en psychologie. À l'heure actuelle, de tels comités n'existent pas. La création d'un comité spécifique pour les recherches en psychologie qui prenne pleinement en compte les particularités inhérentes aux différentes approches et démarches de la psychologie permettrait d'affirmer l'autonomie et la reconnaissance de la psychologie et d'assurer la qualité des recherches engagées dans ce domaine. Ce type de comité pourrait ainsi constituer une étape vers la rédaction d'un code de déontologie spécifique aux chercheurs en psychologie.

EN GUISE DE CONCLUSION…

L'éthique ne se confond pas avec la déontologie, elle l'inspire mais s'en distingue. Dans l'activité de recherche l'éthique se trouve bien en amont de la déontologie. L'éthique est présente dès le moment où le chercheur commence à réfléchir à son thème de recherche et à l'élaboration de son protocole. Les objectifs de la recherche qu'il propose, la méthodologie qu'il retient, sa participation à la recherche, l'exploitation et la diffusion des résultats obtenus mobilisent sa façon d'être et de faire qui reflètent ses qualités éthiques. Mais l'éthique n'est pas acquise une fois pour toute, elle est toujours à questionner, à travailler en fonction de la spécificité de l'objet d'étude et du contexte de la recherche.

La déontologie, quant à elle, permet de délimiter ce que le chercheur peut faire et surtout ne pas faire. C'est un ensemble de règles. Ce n'est donc pas tant dans leurs différences mais plutôt dans leur complémentarité que les notions d'éthique et de déontologie trouvent leur articulation.

Plus que tout autre, le chercheur en psychologie pense, élabore et agit dans le respect le plus rigoureux qui soit de la dignité et du respect des personnes qu'il sollicite et qui participent à ses recherches. Ce sont sur ses propres considérations éthiques et sur le souci du respect de la déontologie que reposent les activités du chercheur. Et c'est seulement ainsi que le chercheur en psychologie peut participer à une production scientifique sérieuse.

LE CHAMP DU SOIN

Deux questions sur l'intime posées au psychologue

Laurence Bessis

Qu'est-ce que l'intime ? Il n'y a plus d'évidence sociale de l'intime et de ses frontières. Les mouvements très amples d'interpénétration de la sphère publique et de la sphère privée ont presque fait disparaître la notion elle-même, perçue comme d'un autre temps ; et ces attenants comme la pudeur, le tabou, le sacré sont dénoncés comme autant de freins à l'épanouissement de l'individu sans que la société ne s'interroge sur leurs indispensables fonctions. Le public a croqué une part du privé et le privé a dévoré l'intime.

Or, dans la réalité psychique, si tout ce qui est intime est privé, l'inverse est faux. L'intime ne se confond pas avec le privé qui — par opposition au public — est l'ensemble des situations non régies par les codes juridiques et sociaux (pas même le droit privé). Le privé exige par définition la non-exposition publique c'est-à-dire la retenue ; mais il est parfaitement accessible et modifiable par des conseils. Par exemple, le choix du marchand de légumes est privé mais non intime ; ou bien la morale et la religion dans un État laïc relèvent du privé sauf pour un dignitaire religieux, mais non pas de l'intime sauf pour un mystique qui les appellera alors foi et peut en faire état publiquement. La question du vote décline plus largement les catégories : le vote politique est privé sauf pour un militant, mais non intime ; en revanche, le vote judiciaire est privé et intime. Enfin, les attributions des parties du corps sont encore plus claires : les mains sont semi-publiques (on sert la main à un inconnu après présentation), les bras et le torse sont privés (on sert contre soi un ami, un parent et un enfant), le sexe est intime. Nous pouvons alors énoncer des critères discriminants qui séparent l'intime du privé :

1) L'intime est le lieu d'un caché qui vient de l'intérieur : les organes génitaux, les organes internes, les pensées ou le désir ;

2) L'intime dévoilé sans précaution ou sans cadre constitue l'es-

sence du vulgaire et du violent : la blessure qui révèle le sang est plus pénible qu'un bleu ; la pornographie, les injures sexuelles ou scatologiques, le dévoilement public d'un désir ou d'une pensée sont toujours choquants même si le choc peut être vite réprimé par l'autocensure ;

3) L'intime est ritualisé : ainsi l'opération chirurgicale, la défécation ou la psychanalyse.

Avec ces caractéristiques de l'intime, il nous semble qu'une définition peut assurer la frontière du privé et de l'intime. Nous appelons intime *toute manifestation de notre être en tant qu'elle nous sépare radicalement d'autrui c'est-à-dire en tant qu'elle témoigne notre unicité et solitude ontologique.* Ce qui fait attentat à la pudeur — selon la formule consacrée — c'est que quelqu'un apporte publiquement la preuve de cette séparation : les irréductibles différences sexuelles, les différences corporelles, les déjections du corps. Ainsi, par exemple, on se rassemble pour partager un repas et on s'isole pour excréter ; d'ailleurs, dans nos sociétés, des toilettes publiques vraiment correctes sont toujours non mixtes or il n'y a pas de raison technique ou idéologique à cela.

La preuve de cette séparation ontologique est pareillement attentatoire dans les différences de pensée ; les créations artistiques et scientifiques ; les illuminations scientifiques ou féales ; les hallucinations, les émotions. Ainsi, les pleurs par exemple qui sont la manifestation publique la plus tolérée (pour une femme) d'unicité et solitude ontologique restent par nature socialement embarrassants (à moins qu'ils ne soient bien attendus comme lors d'un film conçu pour émouvoir ou bien d'un enterrement par exemple qui sont des événements où les pleurs rassemblent).

Ce thème de l'intime, tellement complexe, pourrait donner lieu à un ouvrage complet à lui seul. Mais dans le cadre de la psychologie clinique qui nous intéresse ici, la question de l'intime se pose pour le psychologue dans l'exercice de son métier comme au-dehors, dans la dissymétrie des places nées de la relation patient-thérapeute qui est à la charge — en dernier recours — d'un seul d'entre eux : le thérapeute.

J'ai donc privilégié deux questions avec lesquelles les psychologues se débattent au quotidien : *l'analyse sauvage et le contre-transfert.* Ces aspects — je l'ai spécifié — ne sont pas exhaustifs, loin de là, et presque arbitraires à ceci près qu'ils me paraissent aujourd'hui des sujets privilégiés pour faire plutôt avancer la réflexion éthique *si l'on ne veut pas qu'elle tourne à l'injonction surmoïque* ; heureusement, beaucoup de ce qui manque dans ce texte croise d'autres articles de cet ouvrage.

Mais il reste aussi à reconnaître un défaut conséquent de l'exercice, lié au fait que je parle ici d'un patient « moyen », parfaitement imaginaire, pour lequel s'applique *une éthique par provision*. Je l'entends au sens où Descartes définit sa « morale par provision » que l'on peut résumer par une phrase un peu lapidaire : une morale générale et adaptable en attendant d'en avoir une meilleure. J'espère donc poser ici quelques jalons pour une telle éthique du psychologue. Elle devra être grandement étendue et approfondie — dans une publication ultérieure — lorsque le patient présente une pathologie centrée précisément sur la question de l'intime comme c'est le cas par exemple pour les pervers qu'ils soient narcissiques ou sexuels.

L'ANALYSE SAUVAGE

Celui qui joue au psychologue alors qu'il ne l'est pas peut présenter un danger pour autrui ; mais ce danger est faible en comparaison de celui que fait courir qui se prend nuit et jour pour un psychologue alors qu'il ne s'agit là que de son métier. Il est des pratiques de psychologues qui semblent s'apparenter au soin psychique et qui sont en réalité des attaques contre autrui, desservant ainsi singulièrement la profession. Ces pratiques ne sont ni rares, ni circonscrites à des incompétents, ni adressées spécifiquement aux adultes pourtant plus à même de se défendre et elles portent le plus souvent la marque du « ça a été plus fort que moi ». Il s'agit d'un péché mignon du psychologue (ou aspirant psychologue) auquel tout le monde succombe (a succombé, succombera) et auquel il faut absolument renoncer (même quand personne ne nous regarde) car il conduit à profaner l'intimité de l'interlocuteur : je veux parler de *l'analyse sauvage*.

J'appelle analyse sauvage *toute utilisation à l'encontre d'une personne de techniques et concepts psychologiques et de la force discursive qu'ils génèrent alors même qu'ils sont hors champ ou hors cadre ou qu'ils passent outre l'accord du sujet*. Par hors champ, j'entends une utilisation de compétences psychologiques qui ne vise en rien le soin de l'autre ou le savoir universel comme ce serait le cas si l'on poursuit un but politique par exemple ; par hors cadre, je comprends une situation non clairement définie dans le lieu, dans le temps et dans le positionnement des protagonistes comme ce serait le cas dans une discussion au salon ou à la table familiale par exemple. Dans le cas de l'analyse sauvage, concepts et techniques psychologiques deviennent des armes, acquièrent une férocité qui réduit l'interlocuteur au statut d'ennemi vaincu et humilié.

Même si l'analyse sauvage génère bien d'autres manquements à l'éthique que l'on retrouvera alors dans le cadre du soin psychique, nous étudierons ici trois situations majeures caractéristiques d'elle.

1. Vouloir guérir quelqu'un qui ne nous a rien demandé, possiblement en présence de tiers. Ici, nous pourrions tous faire un mea culpa général : nous ne comptons plus les conjoints, enfants, parents, amis, voisins etc. qui ont « bénéficié gratuitement » de nos lumières, à qui ont été magistralement expliqués leurs désirs secrets, pour qui nous avons dévoilé — en public pour faire bonne mesure — « ce qui ne va pas », et cela en passant outre toute espèce de pudeur (la leur) ou de colère (la leur aussi) car l'une comme l'autre avaient été étiquetées « résistance ».

2. *Spéculer au hasard ou manipuler autrui.* La psychologie a aussi trouvé une reconnaissance dans les classes populaires surtout depuis que les accidents ou attentats forts médiatisés s'accompagnent systématiquement d'un « soutien psychologique aux victimes » qui constitue une reconnaissance étatique de ce que l'on peut avoir besoin d'un psychologue sans pour autant être fou. Cela ne signifie pas que l'on se précipite chez le thérapeute mais que sa parole fait de plus en plus autorité auprès d'un large public. Une telle attente génère toujours le risque de glisser vers une parole autoritaire ou séductrice. À un niveau très banal, une simple tablée d'amis peut se transformer en une tribune de choix pour des spéculations au mieux hasardeuses et au pire malignes.

3. *Régler ses comptes.* On peut toujours s'imaginer que notre vigilance et nos compétences sont perfectibles, quand on les compare à ceux qui nous ont servi de modèle. Mais ce statut ne les rend pas nécessairement infaillibles, loin de là. Ainsi, Freud lui-même s'est livré à une charge contre le président des États-Unis d'Amérique Thomas Wilson — celui qui a signé le traité de Versailles — en le posant comme un ennemi, avec l'appui d'un diplomate américain Ted Bullitt, présent aux négociations du traité, lui-même ayant de sérieux différends avec son président. Il y a là de nombreux ingrédients de l'analyse sauvage :

— Freud y établit le portrait psychologique d'un homme qu'il n'a jamais rencontré à partir de témoignages dont ceux de Bullitt, de lettres et de journaux intimes ;

— il fait la « psychanalyse » d'un sujet non consentant ;
— il déteste Wilson et l'avoue dès les premières phrases de son introduction : « je dois commencer ma contribution à cette étude psychologique de Thomas Woodrow Wilson par l'aveu que la personne du Président américain, telle qu'elle s'est élevée à l'horizon de l'Europe, m'a été, dès le début, antipathique, et que cette aversion a augmenté avec les années à mesure que j'en savais davantage sur lui ». Cette citation est extraite de « *Le président Wilson* » par Sigmund Freud et Ted Bullitt. Or l'ouvrage a été publié pour la première fois en 1966, soit trente ans après la mort de Freud, les deux auteurs s'étant accordés sur le fait de ne le publier qu'après la mort de la seconde épouse de Wilson. On peut se douter que les deux compères sentaient que leur projet était contraire aux règles élémentaires de l'éthique.

À la lumière de ces cas, nous percevons sans problème que la pratique de l'analyse sauvage est directement attentatoire à l'intimité d'autrui parce que choisissant d'exposer sans précaution, sans cadre et sans son accord l'intériorité d'un être on lui inflige — comme à tous ceux qui sont présents — une grande violence. De tels actes, non contents de ne pas satisfaire à l'éthique, ne possèdent ni efficacité ni fondement scientifique quelles que soient nos bonnes intentions apparentes ou fantasmées. Pire, ils sont toujours contre-productifs. Ainsi, il n'apparaît pas de façon nette que les enfants de psychologues se portent infiniment mieux psychiquement que les enfants du tout venant. En effet, la compétence est une arme à double tranchant : une seule pratique intrusive très affûtée peut faire beaucoup de ravages parce qu'il faudrait à l'enfant des trésors d'ingéniosité pour la contrer.

De la même manière, nous devons nous souvenir que toute idée politique — aussi louable soit-elle — doit se combattre sur le terrain de la politique et que la désignation de l'adversaire par ses supposées maladies mentales ne contredit en rien la justesse de ses propos ; la logique et l'honnêteté scientifique nous rappellent que l'on peut être parfaitement fou, parfaitement déficient ou parfaitement pervers et dire des choses parfaitement justes.

Malheureusement, force est de constater que les arguments éthiques pas plus que les arguments scientifiques ou pratiques ne suffisent à éliminer réellement ce penchant détestable. Il y a une raison mécanique à cela : au début de sa pratique, le psychologue s'entraîne consciencieusement voire s'aguerrit au contact de tout ce qui lui semble un bon terrain d'expérimentation ; ainsi, l'analyse sauvage apparaît comme consubstantielle de l'accroissement de la perspicacité et, par-là, de la compétence (ce qui est faux). J'ai donc cherché comment déclencher en interne des systèmes d'alerte en attendant que le travail sur soi produise quelques effets en ce domaine. Il m'a semblé alors que de se livrer collectivement à un simulacre d'analyse sauvage pouvait avoir un effet cathartique. Ainsi, le cours que je délivre à mes étudiants et dont l'intitulé est précisément « l'analyse sauvage » est pour moitié dédié à la mise en œuvre collective d'une analyse sauvage pratiquée au détriment de deux personnages de roman. La répugnance des étudiants est manifeste et je suis obligée de rappeler à plusieurs reprises que les deux êtres que nous malmenons psychiquement sont imaginaires. La plupart semblent suspecter un piège de ma part et certains s'inquiètent d'être manipulés alors même que la construction du cours est décrite précisément et sans retenue dans le livret qui a guidé leur choix ; ces mêmes étudiants n'étant en rien gênés de pratiquer l'analyse sauvage sur des personnes bien réelles à l'intercours. La seconde partie du cours a pour objet dans un premier temps la prise de conscience de l'ensemble des fautes éthiques commises et dans un second temps que cette conscience intense des méfaits ne doit pour autant jamais nous interdire de penser. C'est donc vers cette dissociation entre pensée libre et acte cadré qu'il faut tendre en renouvelant des exercices similaires.

LE CONTRE-TRANSFERT

Voici un second lieu où la question de l'intime pose problème au psychologue dans sa pratique quotidienne, et cette fois il s'agit de sa propre intériorité psychique qui est malmenée. Que faire de tous ces mouvements intérieurs qui nous affectent pendant une thérapie qui n'est pas la nôtre, qui nous gênent et semblent hors de propos ? Pour essayer d'y répondre, je vais m'appuyer sur les travaux de Georges Devereux, ethnologue et psychanalyste, qui publie en 1967 *De l'angoisse à la méthode dans les sciences du comportement*, livre qui constitue une somme de plusieurs dizaines d'années de publications. Il fonde théoriquement sa méthode sur l'assertion suivante : « J'affirme que c'est le contre-transfert, plutôt que le transfert, qui constitue la donnée la plus cruciale de toute science du comportement, parce que l'information fournie par le transfert peut en général être obtenue par d'autres moyens, tandis que ce n'est pas le cas pour celle que livre le contre-transfert». Rappelons qu'une réaction transférentielle correspond à un transfert d'apprentissage. Même si une de ses manifestations les plus flatteuses est l'«énamourement» du patient pour l'analyste (et donc la plus commentée), le transfert est fondé sur un présupposé simple : cette personne (l'analyste) peut m'instruire de quelque chose d'essentiel me concernant moi (le patient) et qui augmentera ou diminuera (transfert négatif) ma puissance d'agir. À ce titre, le transfert est bien sûr à l'œuvre dans bien d'autres professions : médecins, avocats, professeurs etc. Quand le transfert est effectif, le patient, qui avait développé par le passé des réactions caractéristiques à l'égard d'une personne effectivement importante pour lui, tend à réagir envers le psychologue comme s'il était cette personne au mépris de la réalité. Or il apparaît clairement que ce qui est donné par le transfert est souvent accessible autrement; l'analyse des rêves, de situations rapportées, de lapsus ou actes manqués ou autre balayent en général le même tissu d'informations.

En revanche, le contre-transfert qui est — selon Devereux — la somme totale des déformations qui affectent la perception et les réactions de l'analyste envers son patient, est souvent une voie unique de recueil d'information. Le contre-transfert est bien identifié par l'essentiel des analystes mais l'art de Devereux est de lui faire jouer un rôle thérapeutique à visée scientifique. En effet, il est tout à fait nécessaire de noter ici que le contre-transfert ne recouvre pas du tout ce que l'on pourrait appeler un transfert réciproque de celui du patient en raison du fait que les positions et les compétences respectives des protagonistes sont asymétriques. En revanche, le contre-transfert contient le transfert réciproque. Autrement dit, dans le contre-transfert, le thérapeute trouve sans doute les réactions qui sont en lien sensible avec son histoire personnelle (le transfert réciproque), mais il y trouve aussi des réactions induites par le patient qui ont la valeur d'une information objective. Prenons un exemple. Imaginons un patient qui distille un ennui profond à son thérapeute, tout en se plaignant de sa difficulté à trouver une épouse. Le psychologue peut bien sûr essayer de comprendre dans l'enfance etc. en faisant jouer les associations sans doute laborieuses, les rêves, etc.... bref mettre à contribution tout ce qu'il sait pour «résoudre» le problème de l'inaccessible épouse. Ce faisant, il va se trouver dans une très pénible injonction de faire intérieure : essayer de s'intéresser au mépris de son ressenti personnel à ce qui est dit. Si une telle situation se produit, deux voies distinctes d'explication sont en général choisies : soit le thérapeute s'accuse intérieurement de retrouver un trait caractéristique de son histoire (transfert réciproque) et nommera sa réaction défensive, soit il peut attribuer cet ennui à la nature même de son patient. Dans les deux cas, il n'y a pas de solution thérapeutique à la situation et cela conduit implicitement puis dans les faits à la rupture du contrat thérapeutique. Si, à l'inverse, le psychologue accrédite l'existence du contre-transfert, il peut aussi considérer que cet ennui qu'il ressent est une donnée aussi solide qu'un symptôme hystérique. En vertu de quoi, il peut tout simplement prendre le taureau par les cornes et contraindre la parole du patient à s'emparer frontalement du symptôme « être ennuyeux ». Un questionnement efficace et qui doit être mené avec délicatesse permet de savoir depuis quand le patient est un homme ennuyeux, sous quelles injonctions particulières il l'est ou le devient, s'il se sent comme tel, bref, explorer ce champ nouveau en détails. On imagine sans peine que cette séance-là pour le patient comme pour l'analyste est tout sauf ennuyeuse ! Ce qui apporte naturellement la preuve que le patient est ennuyeux par symptôme et non par nature. À contrario du thérapeute à bout de solutions qui finit par dire implicitement à son patient « vous m'ennuyez à mourir, partez s'il vous plaît », il s'agit de dire explicitement « vous m'ennuyez à mourir, restez s'il vous plaît et relevons ensemble ce défi passionnant d'expliquer et résoudre ce problème ».

En quoi, l'information délivrée par le contre-transfert n'a-t-elle pas pu être recueillie autrement ? L'exemple du patient ennuyeux le montre bien ; à moins de tomber sur un interlocuteur pervers ou totalement exaspéré, aucun être humain ne dira à un autre qu'il distille un ennui sans fin ; il se contentera d'une stratégie d'évitement.

En quoi ce mode de recueil d'information est-il précis ? Si l'on accorde au thérapeute le rôle de stimulus qui initie l'expérience, il est raisonnable d'en faire aussi l'appareil de mesure des résultats. Une telle mise en lumière de ce rôle peut être proposée par le psychologue et, avec l'accord du patient, il rendra compte de l'ampleur du phénomène « ennui » sur les séances successives obligeant ainsi le patient à explorer en direct les émotions comme la colère, la révolte, la tristesse mais aussi les gratifications et tous les bénéfices qu'il y a à vivre au présent des mouvements intérieurs puisqu'ils produisent un effet inconnu à ce jour : ils intéressent quelqu'un.

Quelle fiabilité peut-on accorder au contre-transfert ? Pour fonder scientifiquement l'utilisation thérapeutique du contre-transfert, Devereux remarque qu'il se contente d'étendre le principe d'incertitude d'Heisenberg à la psychologie. Ce dernier démontre l'impossibilité à connaître en même temps la position et la vitesse d'un électron et que cette impossibilité résulte de l'expérimentation elle-même et n'a donc aucune chance d'être levée. Appliqué à la psychologie, cela s'énonce de la manière suivante : pour soigner un patient, on ne peut que provoquer une déformation de son rapport au monde. Ce principe explique la difficulté générale dans l'analyse des résultats à reconnaître la part qui revient au thérapeute de celle qui revient au patient, autrement dit, la part du transfert réciproque de celle du contre-transfert pur. Cela conduit à plusieurs complications. La première est le risque pour le thérapeute de confondre les résultats avec sa propre valeur de stimulus simplement parce qu'il ne la connaît pas et, qui plus est, ne souhaite pas la connaître, phénomène bien connu avec un patient anxiogène. La seconde est le risque de ne pas reconnaître ce qui est pertinent dans un contexte donné ; comme c'est la théorie sous-jacente qui décide si un phénomène devient une donnée, il convient donc de prendre conscience de la théorie élaborée qui explique le plus complètement tous les aspects d'un processus psychique. Or, le risque majeur est que « la théorie explique adéquatement ceux d'entre les faits qui sont les moins anxiogènes, [...] et décourage l'enquête concernant l'autre groupe de faits : ceux qui sont les plus anxiogènes ». Reconnaître que la mise en évidence d'un phénomène est une réaction à une perturbation provoquée par le psychologue devient un acte thérapeutique (et scientifique) dès que le thérapeute a clairement identifié ce à quoi réagit son patient.

Dans la séance où le contenu du contre-transfert est dit pour la première fois, le thérapeute doit beaucoup contenir et soutenir son patient ; c'est pourquoi je reprends à mon compte la précision de Georges Devereux : « je pense que ce qui guérit nos patients, ce n'est pas ce que nous savons, mais ce que nous sommes, et que nous devons aimer nos patients ». La question d'« aimer ses patients » n'est pas anecdotique car un patient n'acceptera pas de parler de bonne grâce à un praticien dont il ne rencontre pas l'humanité de façon certaine : il faut que lui soit démontré que le psychologue est capable à la fois d'empathie avec son locuteur et d'éprouver par lui-même des sentiments ou des émotions car, quand un psychologue reçoit un patient, il est lui-même objet d'une contre-expérience absolument indispensable pour que ce dernier lui accorde sa confiance. Par ailleurs, le contre-transfert diffère sensiblement d'un psychologue à l'autre, puisqu'il dépend de ce que nous sommes et non de ce que nous savons. Que sommes-nous justement ? Un homme ou une femme ; un individu de la même culture, même religion, etc. que notre sujet ou non ;

un individu de même corpulence, de même âge que notre sujet ou non ; etc. Toutes ces différences peuvent être pertinentes ou non. C'est au thérapeute d'en décider en interrogeant le contre-transfert, car il est le seul instrument de mesure valable du phénomène. Cela signifie en particulier que l'avancée d'une thérapie ne se fera pas du tout dans la même direction selon le praticien !

Ainsi, le contre-transfert semble un outil thérapeutique de plus à la disposition du psychologue et non un boulet dérangeant que l'on cherche à tout prix à réduire ou à maîtriser. Contrairement à notre premier réflexe, l'objectif le plus immédiat en thérapie doit donc être la réintroduction de l'affect du thérapeute, mais pas n'importe comment. J'ai donc établi un petit glossaire de quelques fautes éthiques liées à l'intime du thérapeute c'est-à-dire au déni de ses fonctions ou de ses limites relationnelles et non pas intellectuelles.

1. Ne pas reconnaître le contre-transfert comme mouvement intime, interne au thérapeute

1.1. *Par désir de « respectabilité scientifique » en recherchant « l'objectivité »*

Alors que le modèle moderne de la pensée scientifique — la physique — a produit avec Einstein l'expression théorique du lien indissoluble entre observateur et « chose observée » introduisant ainsi une « subjectivité scientifique », le psychologue espère encore trouver l'objectivité dans la « neutralité » du thérapeute. Nous savons avec Devereux que cela constitue une faute.

1.2. *Par peur d'être pillé, vampirisé ou instrumentalisé par le patient :* le thérapeute ne sait que trop bien qu'il est scruté par son patient et ne compte pas lui donner du grain à moudre pour qu'il prenne le pouvoir sur lui.

1.3. *Parce qu'il y a un long travail sur soi à effectuer* pour démêler la part contre-transférentielle pure de celle du transfert réciproque, travail qui se fait en partie en dehors de la séance elle-même.

1.4. *Par peur de son propre passage à l'acte :* de quelle puissance dispose le patient pour être capable de modifier ou de (d'é)mouvoir son thérapeute ? Accepter d'être ému, de rougir, d'être en colère par exemple constitue l'accueil et la prise en soi de la représentation psychique du patient par le thérapeute. C'est cette acceptation même qui désamorce le passage à l'acte.

2. Vouloir imposer une hypothèse dans l'esprit du patient

2.1. *Alors que les données sont insuffisantes*

En début de thérapie par exemple, il est particulièrement important de se rappeler qu'entre ce que le patient cache par omission ou mensonge et ce qu'il dénie, l'accès du thérapeute à des « faits » est réduit à la portion congrue ; quand la thérapie est avancée, l'intelligence que le patient a de la pratique de son thérapeute sert aussi bien son désir de guérison que celui de rester malade. Aussi, ne faut-il jamais sous-estimer ni l'intelligence d'un patient ni sa peur et sa méfiance à parler dans l'établissement des données psychiques dont dispose le thérapeute.

2.2. *Par interprétation mécanique*

Il peut arriver que le patient requière une interprétation impérative, d'un rêve par exemple. Pris de court, le thérapeute se jette dans la première explication mécanique venue. Ainsi, le rêve d'un coup de poignard dans le dos sera interprété comme « un fantasme sexuel » alors qu'un véritable travail analytique montera que c'est de la crainte d'une trahison qu'il s'agit.

2.3. *Par non-reconnaissance de la capacité du patient à accueillir maintenant l'hypothèse que l'on met en œuvre ou par une mauvaise évaluation de la souffrance qu'elle génère*

L'exemple classique de l'hypothèse d'un secret de famille chez un patient peut créer les conditions d'une faute thérapeutique. Cette hypothèse peut être fausse, vraie et peu pertinente pour cette séance-ci générant ainsi un doute poli, vraie et énoncée trop tôt générant alors une souffrance intense. Le bon moment pour formuler une hypothèse est toujours la demande du patient, à charge du thérapeute de le mettre sur la bonne voie.

3. Croire qu'il existe des preuves sociales qui constituent un a priori du bon ou du mauvais fonctionnement psychique d'un patient.

D'une certaine façon, ce cas-là est le « négatif » du contenu du contre-tranfert puisque l'on s'appuie sur une information repérée comme objective car elle a été établie dans le champ social et qui pourtant constitue une donnée fausse pour la thérapie. Les exemples de ces erreurs-là sont légion. Dans une expertise psychiatrique, il est fréquent que l'expert construise la psychologie du prévenu — présumé innocent — au vu du délit qui lui est prêté ; ce qui constitue un renforcement de l'accusation et conduit inévitablement, lors des erreurs judiciaires et outre le préjudice subi par l'ancien accusé, à un discrédit considérable de la profession. De la même façon, tenir pour acquis l'intelligence ou la force physique d'un sujet au prétexte qu'il est polytechnicien ou rugbyman, reviendrait à confondre une performance à un instant donné avec une essence. Tout psychologue sait bien sûr que quelqu'un qui se défend très bien avec les poings par exemple peut être désarmé par une parole violente s'il s'agit d'un champ mal maîtrisé par lui ; mais il n'est pas simple de percevoir qu'une très grande capacité à faire peut parfaitement être en défaut de manière non occasionnelle. L'exemple d'un patient rugbyman régulièrement giflé par son épouse doit nous alerter. Cet homme ne comprenait pas que ces actes étaient des coups puisqu'il avait l'habitude d'encaisser bien pire sur un terrain ; par ailleurs, « les femmes étant des êtres à protéger », il se révélait souvent incapable d'un simple évitement. C'est encore l'accueil du contre-transfert qui permet d'éviter cette erreur car ce que sent le thérapeute (le patient a physiquement peur de sa femme) pèsera plus lourd que ce qu'il croit (le patient n'a physiquement peur de personne).

4. Croire qu'il faille « neutraliser » un patient avant de le soigner

Un thérapeute qui répond à une injonction — de la part d'un tiers comme une institution ou un parent par exemple — peut vouloir chercher à socialiser son patient plutôt que de le guérir car il doit apporter au plus tôt des réponses à un problème « réel ». Mais, il est raisonnable de croire qu'il a en général les possibilités de percevoir l'irrecevabilité de la demande. La difficulté est d'une autre envergure quand l'injonction vient de lui-même : si le patient provoque chez son thérapeute une telle montée d'angoisse qu'il se propose de le « neutraliser » d'abord pour mieux le soigner ensuite. C'est le cas assez naturellement chez les patients condamnés pour un délit qui croise notre histoire personnelle ; l'objectif du thérapeute devient alors l'empêchement de la récidive et non le soin. La réaction défensive du psychologue par rapport à un patient trop anxiogène se sent également très bien par exemple quand le « soigné » est un portrait vivant d'un apparenté de celui qui le soigne : les hypothèses que le thérapeute formule à son endroit sont très souvent à son encontre.

5. Vouloir guérir au-delà de ce qui a été demandé ou retenir un patient qui souhaite partir

Avoir un objectif clair dans l'établissement du contrat thérapeutique est indispensable ; même si dans certaines situations le patient arrive dans un tel état de souffrance psychique qu'il apparaisse que « rien ne va », dès que la thérapie est assez avancée pour que la douleur baisse d'intensité, il faut fixer un but précis et considérer que — en dernière instance — les choix du patient sont indépassables.

6. Accepter un patient alors qu'on sait ne pas pouvoir l'aimer

Nous avons vu avec Devereux les risques considérables que l'on fait courir au patient alors.

7. N'avoir pas exploré de manière approfondie et concrète sur soi-même les thérapies que l'on propose de mettre en œuvre

Ne pas se prétendre psychanalyste sans avoir fait une psychanalyse est un classique qui doit absolument être étendu à toutes les formes de thérapies.

En conclusion, que ce soit pour l'analyse sauvage ou le contre-transfert, la question de l'intime reste une question éthique puisqu'elle est le lieu d'une double injonction : faire bien et ne rien faire de mal. Rappelons que ne pas nuire n'est pas synonyme de rien faire : souvent le thérapeute doit *agir pour ne pas nuire* ; car notre intervention n'est jamais neutre ; si elle ne fait pas du bien alors elle prolonge le mal. Or il nous a semblé plus efficace d'aller librement — au moins par la pensée — dans le sens de ce qui nous paraît une mauvaise pratique (reconnaissance, accueil en soi et élucidation de celle-ci) plutôt que de se raidir contre elle ou de la dénier.

Une pratique de l'éthique en psychiatrie adulte

Annick Bismuth

LE RESPECT DE LA PERSONNE

En introduction, ce texte devrait proposer une réflexion sur le concept de « personne » au XXIe siècle en Occident, présenter une mise en perspective des acceptions de ce concept en fonction des époques et des lieux. Il devrait aussi, dans un registre tout aussi indissociable des questions éthiques, exposer la situation de la politique de santé en France, détailler les budgets alloués aux différents secteurs de la prise en charge des personnes, puis plus spécifiquement ceux dédiés aux hôpitaux. Et en tout premier lieu la notion d'« éthique » elle-même devrait être soumise à analyse.

Cependant nous ne le ferons pas, pour d'emblée nous conformer à la position exacte du psychologue clinicien. En effet, dans le temps où le psychologue est clinicien, il ne peut être ni philosophe, ni sociologue, ni psychologue théoricien. Il n'est pas attendu de lui qu'il propose une analyse des notions de personne ou d'éthique. Pas plus qu'il ne peut être politicien ou économiste, définir une politique de santé compatible avec un projet de société donné ou construire ce projet.

Pourtant dans ce temps où le psychologue est clinicien, il n'oubliera pas que son action s'inscrit dans un contexte politique et moral donné, et qu'elle est elle-même éminemment politique et morale.

Ici se trouve désignée une des questions éthiques fondamentales : comment le psychologue clinicien peut-il travailler la question des désirs, attentes, frustrations, inquiétudes, troubles psychiques… alors que son écoute et son action ne peuvent exister que dans un monde de règles et de valeurs données ? Il ne peut ignorer que son écoute est influencée par ces valeurs et que son action va devoir s'inscrire dans une société donnée, mais qu'il n'a pas choisi pour métier de changer cette société.

Le psychologue clinicien espère trouver une solution dans la notion de « neutralité ». Cette notion, enseignée dès les premières années aux étudiants, est entendue comme la suspension de tout jugement de valeur en vue d'une écoute neutre et bienveillante du sujet. Elle est issue d'un domaine bien spécifique de la psychologie, ayant ses règles et ses objectifs propres, qu'est la psychanalyse. Si cette notion mérite d'être discutée dans son domaine d'application d'origine, elle doit l'être encore plus lorsqu'elle se trouve exportée à d'autres champs de la psychologie.

S'interroger sur l'influence qu'a sur notre écoute et notre action le contexte dans lequel elles s'inscrivent nous paraît être la première marque de respect que nous pouvons offrir aux personnes qui vont s'adresser à nous.

UN CONTEXTE SPÉCIFIQUE

Nous avons, en introduction, orienté notre réflexion sur l'importance de la prise en considération par le psychologue du milieu dans lequel il exerce sa pratique. Nous allons ici restreindre la notion de « milieu » à celle, spécifique, d'un service de psychiatrie adulte.

Pour mieux saisir les influences que peut avoir ce contexte, il nous faut tout d'abord le décrire.

Nous nous limiterons à l'activité exercée dans le secteur ouvert d'un service de psychiatrie adulte dans un CHU. Secteur ouvert : signifie que les personnes hospitalisées le sont avec leur accord et ont, sous certaines conditions, la possibilité de sortir de la salle d'hospitalisation et de l'hôpital au cours de leur hospitalisation. Psychiatrie adulte : implique que les personnes hospitalisées ont plus de 18 ans. CHU : indique que non seulement le soin, mais également la formation, sont les missions de l'institution.

Les personnes entrant dans ce service hospitalier le sont, le plus souvent, en raison d'une symptomatologie s'inscrivant dans le cadre des troubles de l'humeur (tels que décrits par la nosographie psychiatrique) et pour lesquelles une prise en charge hors institution ne semble pas envisageable.

Elles peuvent être hospitalisées via le service des urgences — qu'elles s'y soient présentées d'elles-mêmes, y aient été amenées par un proche, le SAMU ou la police — ou adressées par leurs médecins, psychiatres ou généralistes, l'hospitalisation étant, dans ce cas, programmée. Il s'agit de personnes d'origines économiques, sociales et culturelles diverses, de nationalités variées.

Parmi elles, certaines sont hospitalisées en psychiatrie pour la première fois, voire n'ont jamais eu de contact avec le monde de la psychiatrie ou de la psychologie. D'autres ont déjà vécu des hospitalisations de ce type et sont, ou non, suivis régulièrement par un psychiatre et/ou un psychothérapeute.

Leur prise en charge est assurée par les médecins (chef de service, adjoints PU-PH, PH, chefs de clinique, internes, externes) et par les infirmiers. Les psychologues, les assistantes sociales, travaillant dans le service, ont connaissance de toutes les personnes hospitalisées, mais ne sont pas nécessairement amenées à intervenir auprès de chacune d'elles. Diététiciennes et kinésithérapeutes de l'hôpital, peuvent ponctuellement être sollicitées. De même, il est régulièrement fait appel à d'autres services d'exploration et de médecine.

L'hospitalisation est, le plus souvent, de courte durée (en moyenne quatre semaines) et suit des objectifs précis et limités.

L'ensemble des intervenants considère que l'hospitalisation a atteint ses objectifs lorsque la personne hospitalisée a trouvé un niveau d'autonomie suffisant pour pouvoir envisager d'autres projets que le maintien en hospitalisation. Bon nombre de ces projets auront été élaborés au cours de l'hospitalisation, cette élaboration faisant partie intégrante du travail hospitalier.

Dans ce contexte, il est attendu du psychologue qu'il participe à l'évaluation des troubles présentés par la personne, dans l'objectif de définir la meilleure des prises en charge possible, pendant et après l'hospitalisation.

Il est spécifiquement de son ressort de préciser si une indication de psychothérapie — et si oui, laquelle — est à envisager. Cette partie du travail du psychologue ne se fera pas uniquement pendant le temps de l'hospitalisation, mais également lors de rendez-vous mis en place après la sortie de l'hôpital.

Si une indication de psychothérapie est décidée, il est alors dans les attributions du psychologue de proposer des psychothérapeutes, en ayant pris soin de s'assurer de leurs compétences et de leurs disponibilités. De plus, le psychologue doit rester disponible dans le cas où la personne souhaiterait rediscuter cette indication.

L'EXERCICE DE LA FONCTION DE PSYCHOLOGUE À L'HÔPITAL

Le psychologue qui a choisi d'exercer dans le cadre d'un service de psychiatrie s'engage, par ce choix, à en accepter les valeurs fondatrices et les principes fondamentaux. Il s'agit là de déontologie. Mais cet engagement en détermine, *ipso facto* un autre, celui de garder une réflexion critique concernant ce cadre et de transformer en actes ce à quoi aboutit cette réflexion. Il ne s'agit plus là de déontologie, mais du respect d'une éthique, dans sa pratique avec les personnes hospitalisées.

En nous cantonnant aux grandes lignes du fonctionnement de l'hôpital et du psychologue à l'hôpital, nous allons voir comment, au quotidien, le maintien de l'engagement éthique va dans le sens du maintien de l'engagement déontologique, et comment la question de la neutralité du psychologue se pose, en regard de ces deux engagements.

Le psychologue travaille avec des patients

Du lieu d'exercice du psychologue dépend la nature de la relation qui va s'établir entre lui et la personne qu'il va rencontrer. La nature de cette relation — ses limites, son champ d'action potentiel — va définir des questions éthiques spécifiques.

Qu'en est-il à l'hôpital ?

À l'hôpital, le psychologue travaille avec des personnes affaiblies par leurs troubles psychiques et par la situation de « patient » dans laquelle elles se trouvent. Des personnes qui, pour bon nombre d'entre elles, n'ont pas de demande concernant le psychologue, mais sont principalement dans l'attente d'un traitement médical.

Ces facteurs, déterminés par l'hospitalisation, participent à la construction de la relation entre le psychologue et la personne. C'est-à-dire à la définition de ce que l'un et l'autre peuvent faire dans cette relation et en attendre.

Des personnes hospitalisées : des patients

Quel que soit son mode de vie à l'extérieur, dès que le sujet entre à l'hôpital il doit devenir « patient ». C'est-à-dire qu'il doit renoncer temporairement à ce qui structurait sa vie pour accepter les règles du milieu hospitalier. Il subit alors une perte d'autonomie et de liberté. Les heures de lever et de coucher, de repas, de prise de médicaments ont été fixées pour lui. Certains objets lui sont retirés à son entrée, d'autres ne sont accessibles que sur demande. Le contenu de ses placards peut faire à tout moment l'objet d'un contrôle. Les sorties sont accordées sous forme de permissions. Les rencontres avec les membres de l'équipe hospitalière se font le plus souvent selon un rythme sur lequel il n'a pas de prise.

Cette dépendance, cette perte d'autonomie seront ressenties d'autant plus difficilement que, contrairement à ce qui se passe le plus souvent dans les autres services hospitaliers, en psychiatrie le sujet est généralement valide : aucune pathologie, aucun dispositif médical ne l'oblige à être alité. Il marche, peut sortir de sa chambre, du service et de l'hôpital.

Le psychologue doit avoir conscience qu'il rencontre une personne fragilisée par ces pertes d'initiative et de responsabilité et qu'il ne peut avoir accès qu'à certains aspects de celle-ci : ceux induits par la condition de patient. C'est pourquoi, dans le souci même de respecter la personne, le psychologue garde présent à l'esprit qu'il travaille plus avec un patient qu'avec une personne.

La perte d'autonomie est encore aggravée par les troubles ressentis. Dans le cas d'une dépression, par exemple, la personne vit une rupture de ses modes d'existence habituels et de sa perception de soi. Elle se sent incapable, inutile, ayant perdu tout ou partie de son efficience intellectuelle, douloureusement coupable vis-à-vis de ses proches ou désespérément seule. Rien ne résiste à la remise en cause, seule la dévalorisation domine.

C'est ce contexte de régression, liée aux règles de l'hospitalisation et à la dévalorisation due aux troubles psychiques, qui va déterminer la relation entre le psychologue et le patient.

On voit alors comment tel patient peut être conduit à remettre entre les mains du psychologue le pouvoir qu'il n'a plus et comment le psychologue peut être amené à le suivre dans ce mouvement en usant d'un pouvoir qui va au-delà de celui que lui donne sa formation.

On voit comment tel autre patient, ne trouvant que la révolte pour conserver un peu d'autonomie et d'estime de soi, va s'opposer au psychologue qui le voit dans cet état d'impuissance ou qui est perçu comme responsable de cet état. C'est-à-dire, à nouveau, comme détenteur d'un pouvoir qui échappe au patient. Là encore, le psychologue peut le suivre dans ce mouvement et rejeter le patient comme celui-ci le rejette.

Ces écueils semblent aisément repérables en théorie, mais dans la pratique ils ne peuvent être totalement évités, si ce n'est dans des dénégations tendant à préserver une image idéalisée du psychologue au détriment du patient.

Le pouvoir que le patient délègue au psychologue a bien une réalité, qui se retrouve à différents niveaux : tout d'abord dans le fait que le psychologue n'est pas soumis aux mêmes règles de vie que le patient et qu'il a un rôle dans les décisions concernant ces règles ; dans le fait que son équilibre psychique n'est pas l'objet des attaques et déstabilisations vécues par le patient ; dans le fait qu'il est membre et représentant d'une institution, alors que le patient n'est représentant que de lui-même ; enfin, dans le fait que dans la relation psychologique qui va s'instaurer entre eux, le psychologue est détenteur d'un savoir que n'a pas le patient.

Le psychologue doit-il faire comme si ce déséquilibre pouvait être mis entre parenthèses le temps de la rencontre avec le patient ? Même s'il ne parle pas uniquement au nom de l'institution, peut-il — pour suspendre tout jugement de valeur — se faire croire qu'il ne parle pas au nom de l'institution ? Ce faisant ne se tromperait-il pas sur ce qu'il fait ? Et ne tromperait-il pas, malgré lui, le patient ?

Reconnaître, dans le moment où il écoute et où il agit, que son écoute et son action sont déterminées par le système de valeurs dans lequel il s'exprime, permet au psychologue d'adresser au patient un message clair car tenant compte du lieu d'où il est émis. Il laisse par là au patient autant de liberté que possible d'accepter ou non ses interventions.

De plus, c'est en n'oubliant pas son incapacité à être neutre que le psychologue peut maintenir en éveil une réflexion critique concernant le contenu de ses interventions et le contexte dans lequel elles s'inscrivent.

Ainsi, par exemple, le psychologue se voit régulièrement interpellé par le patient sur les raisons ou le bien-fondé des règles auxquelles il lui est demandé de se conformer. En tant que psychologue, il va entendre cette interrogation comme la manifestation de mouvements psychiques, induits par le contexte, qu'il va essayer de décrypter et d'analyser avec le patient. Les relations à la régression, à la passivité, aux images d'autorité, aux limites, … feront partie des registres envisagés lors des entretiens.

Le psychologue jusque-là reste neutre, suspend son jugement concernant l'institution ou le patient, n'exerce aucune autre action en dehors de celle d'étudier avec le patient ces divers mouvements psychiques et les problèmes que ceux-ci peuvent lui poser. Mais en reste-t-il vraiment là ?

Là où le psychologue n'est pas neutre, c'est que ce travail, avec le patient, est orienté vers des buts qui sont définis par l'institution et qui ne coïncident pas nécessairement avec ceux du patient, voire peuvent être momentanément opposés à ceux-ci. Ainsi, concernant les règles de l'hospitalisation, le psychologue ne peut pas faire « comme si » les éléments recueillis avec le patient n'allaient pas avoir d'incidence sur les conditions de cette hospitalisation. Une anxiété, une perte de repères, une impulsivité, repérées dans le cadre de ces entretiens pourra, par exemple, avoir une influence sur la décision de l'équipe soignante d'accorder une permission de sortie. Une angoisse, une excitation inhabituelle pourront contribuer à une révision du traitement médicamenteux.

Autant le psychiatre se présente d'emblée comme le représentant du respect des règles hospitalières, respect nécessaire au but clairement présenté au patient d'instaurer un traitement médicamenteux, autant le mode de relation que le psychologue propose au patient peut induire des biais difficilement compatibles avec le maintien de l'éthique.

Jusqu'à quel point le psychologue va-t-il travailler avec le patient et quand commence-t-il à travailler pour l'institution ? Quand travaille-t-il pour et avec le patient et quand travaille-t-il pour et avec le psychiatre ?

Prenons l'exemple des entretiens avec les patients, domaine où, plus encore que lors des bilans psychologiques, les objectifs peuvent paraître flous et source de malentendus.

Le psychologue recevant un patient doit faire en sorte que celui-ci sache comment et par qui ses paroles sont entendues et ce qu'elles vont devenir. Informer le patient est la condition minimale pour que celui-ci soit susceptible d'user de sa liberté de dire ou ne pas dire.

Dès lors le psychologue rappelle, régulièrement, qu'il fait partie de l'équipe soignante, qu'il est membre de l'institution et qu'il en accepte les valeurs fondamentales. Il précise aussi, que travaillant dans l'équipe soignante, il intervient dans des décisions qui vont concerner le déroulement du séjour du patient à l'hôpital. Ce faisant le psychologue interdit toute fausse connivence, protège le patient contre une utilisation de ses propos qu'il n'aurait pas pu prévoir.

Le psychologue précise que le devoir de confidentialité concerne l'équipe hospitalière dans son ensemble, que chacun de ses membres transmet aux autres les éléments nécessaires au suivi. Le patient est ainsi préservé de l'idée que le psychologue puisse être neutre. La neutralité étant entendue ici comme la suspension de toute action en dehors de celle engageant uniquement le patient et le psychologue. De plus, le patient est informé que les propos tenus avec le psychologue peuvent induire une action de l'équipe.

Le psychologue revient aussi sur la brièveté du temps d'hospitalisation, rappel visant à une réserve tant du côté du psychologue que de celui du patient. Leurs attentes doivent tenir compte de cette temporalité déterminant une nouvelle restriction de leurs investissements respectifs.

Cette information destinée au patient a pour visée de le prévenir de l'utilisation qui sera faite de ses dires ; du droit qu'il a d'accepter, ou non, ces entretiens et d'en restreindre le contenu. Rappelons que le plus souvent le patient ne demande pas à rencontrer le psychologue. C'est l'équipe soignante dans son ensemble qui le lui propose. Cette information est donc essentielle au respect de la personne.

Elle a également pour visée de limiter l'investissement de la relation par les deux interlocuteurs. Limite que le psychologue a d'autant plus présente à l'esprit qu'il se trouve face à une personne dont les défenses sont fragilisées. Il s'agit aussi pour lui d'éviter d'être intrusif. L'intrusion passant ici par le fait d'engager le patient dans des entretiens d'allure psychothérapeutique, alors que ce n'est pas ce qui lui est proposé dans le cadre de l'hospitalisation.

Délimiter le cadre c'est aussi en définir le domaine d'action. Dès lors le psychologue explique au patient ce qu'il peut attendre des entretiens : essayer, avec lui, de comprendre ce qui lui arrive, dans le but de définir la meilleure prise en charge possible, pendant et après l'hospitalisation. C'est-à-dire, dans un premier temps, évaluer ses difficultés.

Il est précisé au patient en quoi les entretiens avec le psychologue se distinguent de ceux avec le psychiatre. Il est assez aisé, mais réducteur, de présenter les seconds comme orientés vers la prescription médicamenteuse. Réducteur parce que le psychiatre a une approche psychopathologique analogue à celle du psychologue. Les possibilités de confusion des domaines de compétence, dans les services de psychiatrie, sont toujours présentes, autant pour les patients que pour les praticiens eux-mêmes. De plus les psychologues en milieu hospitalier ont actuellement une spécialisation : neuropsychologues, psychologues d'orientation analytique et psychologues cognitivo-comportementalistes. La distinction doit se faire aussi à ce niveau. Au cours des entretiens avec les patients (en dehors de la passation de bilans et de tests), les psychologues spécifient leurs objectifs et leur mode de travail. Le neuropsychologue conduit des entretiens touchant à la biographie du patient qui ont pour fonction de repérer l'existence de troubles des fonctions cognitives, le contexte de vie dans lequel ceux-ci apparaissent éventuellement et depuis combien de temps. Le psychologue cognitivo-comportementaliste recherche les comportements ou les traits de personnalité mettant en difficulté les patients, les moments de leurs survenues, leurs intensités, leurs fréquences et leurs durées. Le psychologue d'orientation analytique se centre sur l'identification des mécanismes de défense mis en œuvre par le patient et des conflits intrapsychiques pouvant être reliés aux troubles actuels. Le psychiatre est plus attentif aux événements de vie, présents et passés, dont pourraient dépendre ces mêmes troubles.

Chacune de ces déclinaisons de l'entretien est rendue lisible pour le patient, par des explications exprimées dans un langage débarrassé de tout terme spécialisé ou technique. Ainsi, par exemple, le psychologue ayant une approche analytique signifie qu'il cherche à comprendre ce que le patient ressent, pense, imagine, émet comme hypothèses concernant ses difficultés actuelles ou passées. Au cours de ses interventions il peut signaler à tel patient que celui-ci semble oublier beaucoup de choses concernant son histoire ou paraît avoir du mal à exprimer ses émotions. Par là, il manifeste son intérêt pour la vie intrapsychique du patient et oriente l'intérêt de ce dernier dans cette direction.

Qu'ils soient menés par le psychiatre ou le psychologue, ces entretiens visent, dans un premier temps, une double évaluation : celle de l'état de santé psychique actuel du patient et celle de son mode de fonctionnement psychique habituel, c'est-à-dire en dehors de l'épisode actuel. Cette évaluation se construit progressivement, au cours de l'hospitalisation, en mettant en commun les éléments que chaque intervenant aura pu recueillir avec les outils que sa formation lui donne. Cette mise en commun des données, puis leur synthèse, répondent à la volonté de mettre le patient à l'abri d'une approche unique dont il pourrait être captif. De même, prendre le temps, pour construire l'évaluation, permet de tenir compte des importantes distorsions perturbant le fonctionnement psychique habituel du patient au début de son hospitalisation.

On voit comment l'activité du psychologue clinicien, dans ce cadre et pour autant qu'elle se veut respectueuse de la personne, risque d'être vécue par lui comme génératrice de frustrations. Cette activité est limitée de toute part : limite imposée par la durée de l'hospitalisation, par l'état de santé psychique du patient, par sa fonction au sein de l'équipe et de l'institution. Il s'agit dès lors, pour le psychologue, d'admettre ces limites sans qu'elles ne le conduisent à se désintéresser du patient ou à ne lui accorder qu'une attention superficielle. Car ces limites permettent aussi de définir son champ d'action et les objectifs qu'il peut se proposer et proposer au patient.

Après avoir repris les conditions dans lesquelles le psychologue travaille avec le patient et recueille les éléments utiles à l'évaluation, nous allons envisager comment, au sein de l'équipe, est poursuivie cette exigence de respect dû à la personne.

Le psychologue travaille dans une équipe

C'est dans le temps consacré au travail en équipe que l'articulation entre les exigences déontologiques et éthiques apparaît le plus clairement.

Le psychologue, se conformant à la déontologie, transmet à l'équipe les éléments dont il a connaissance. Il ne peut pas se présenter comme celui qui a accès à une connaissance interdite aux autres. Le respect de cette déontologie sera d'autant plus aisé pour lui qu'il aura été respectueux de l'éthique avec le patient.

Pour respecter l'engagement pris vis-à-vis du patient d'assurer au mieux son suivi, la transmission des informations est indispensable. En effet, une des spécificités de l'organisation d'un service hospitalier est de permettre une synthèse des différents savoirs. Le patient peut attendre de celle-ci une compréhension de ses difficultés la plus informée et la moins simplificatrice possible. Le travail de chaque intervenant intègre donc un temps important consacré à l'information des autres, à la confrontation des éléments recueillis et à leur synthèse.

Le psychologue ne se trouve pas, dans cette situation, plus en difficulté que les autres, car comme il a pris soin de définir avec le patient le cadre de ses entretiens, il n'est pas détenteur d'informations que le respect de la confidentialité lui interdirait de transmettre.

Il est, par contre, détenteur d'un savoir qui lui permet de donner à ces informations une signification particulière, qui n'est celle ni de l'infirmier, ni du psychiatre, ni de l'assistante sociale.

Néanmoins, le psychologue peut être amené à ne pas évoquer certains aspects de ses entretiens, non pas dans un souci de préserver la confidentialité, voire l'intimité de la relation, mais parce que ces éléments ne répondent pas aux objectifs de l'hospitalisation. Dès lors, les informations transmises le sont en fonction de leur degré de pertinence par rapport à ces objectifs. Il ne s'agit pas de suivre le patient sur le long terme, que ce soit au niveau psychiatrique, social ou psychologique.

Pour répondre aux objectifs de l'hospitalisation, il est donc nécessaire d'évaluer l'état psychique actuel du patient, c'est-à-dire de discuter la question du diagnostic.

Cependant, non seulement il est peu fréquent que la clinique, au moment de l'hospitalisation, permette de «poser» un diagnostic qui se voudrait définitif, mais surtout, cette question n'a d'intérêt que dans la mesure où le diagnostic est conçu comme une notion dynamique qui évolue tout au long de l'hospitalisation pour permettre la mise en place d'une thérapeutique. Thérapeutique qui elle-même sera réévaluée et adaptée, au fil du temps, en fonction de la perception par l'équipe de l'évolution du patient.

Cette conception du diagnostic, comme notion dynamique, protège le patient contre une stigmatisation de son état, offrant l'illusion d'une compréhension claire. De plus cette conception fondée sur la mise en commun des savoirs et sur leur confrontation, évite que le patient ne soit captif d'un seul de ces savoirs.

Mais la confrontation des savoirs ne se fait jamais sans heurts et le psychologue, pour respecter son engagement vis-à-vis du patient, doit pouvoir résister à plusieurs tentations :

— Tentation de devenir psychiatre ou assistante sociale lorsque l'approche psychologique paraît trop complexe (de même que le psychiatre ou l'assistante sociale peuvent être conduits à «psychologiser» parce que se sentant trop mis en difficulté).

— Tentation, face au groupe, de ne pas défendre une approche psychologique, parce qu'elle est difficile à faire entendre et accepter.

Que, pour cela, le psychologue doit faire face aux questions et remises en question. Qu'il lui faut discuter beaucoup, se donner les moyens d'être pertinent et présenter des argumentations solides. Ceci est d'autant plus vrai dans un milieu comme la psychiatrie où médecins et psychologues ont, tous deux, pour volonté de comprendre un objet qu'ils peuvent penser être le même : le fonctionnement psychique.

— Tentation de ne pas revenir sur ses propres conceptions, de rester sourd à l'apport des autres domaines de compétence et de se murer dans la certitude d'être le seul à comprendre la vie psychique. C'est là que l'équipe joue son rôle de synthèse et protège les uns et les autres contre leur propre désir d'hégémonie (qu'il se manifeste par l'affirmation bruyante ou par le silence) et, en dernier ressort, assure le patient contre toute captation par une approche exclusive.

Par exemple, l'évaluation diagnostique peut aboutir sur la question de proposer, ou non, au patient un travail de psychothérapie après l'hospitalisation. Le psychologue est alors plus spécifiquement sollicité. Or, malgré toute l'attention qu'il porte aux questions éthiques, il aura beaucoup de difficulté à envisager l'indication d'une psychothérapie sortant du champ de sa spécialité. Sans qu'il ne s'en rende compte, convaincu de la valeur de son corpus de connaissances (conviction néanmoins nécessaire pour exercer), ce n'est plus l'intérêt du patient qui va le guider, mais le besoin de défendre sa propre identité professionnelle.

L'équipe, à nouveau, joue son rôle modérateur, mettant en balance les diverses argumentations et approches. En effet, on peut espérer que le groupe, où chaque voix est nuancée par les autres, est plus apte à ne pas perdre de vue le but qui est de proposer ce qui est le plus utile au patient. Mais il faut garder à l'esprit que cette voix du groupe représente aussi une approche particulière : celle du service de psychiatrie où il exerce, et doit donc elle-même se soumettre à réflexions et remises en question.

Toujours dans le souci de protéger le patient contre toute décision qui ne mettrait pas son intérêt en première ligne, le psychologue propose au patient de discuter la question de l'indication d'une psychothérapie pendant et après l'hospitalisation. Pendant l'hospitalisation, pour préciser au patient ce qu'est une psychothérapie, ce dans quoi il s'engagerait et ce qu'il peut en espérer. Mais le psychologue ne va pas attendre du patient qu'il prenne une décision pendant l'hospitalisation. Il sait que le patient a dû admettre nombre de prescriptions et de règles. Il donne au patient le temps de sortir de ce monde de prescriptions, de retrouver son niveau d'autonomie habituel, pour, plusieurs semaines après sa sortie, reprendre avec lui cette question spécifique. Si le souhait de s'engager dans ce travail est toujours présent, le psychologue peut concrétiser le projet en donnant toutes les informations pratiques nécessaires à sa réalisation.

Avant de conclure sur ce que peut être la pratique de l'éthique dans un service de psychiatrie adulte, nous souhaitons revenir sur la position du psychologue par rapport aux valeurs et règles hospitalières. Il s'agit là de la question de savoir ce que le psychologue peut ou non accepter du fonctionnement de l'institution pour conserver une position éthique vis-à-vis du patient.

Rester psychologue auprès du patient nécessite le maintien d'une vigilance et d'une action concernant l'institution qui l'accueille. Si ses règles et ses valeurs ne semblent pas être compatibles avec l'intérêt du patient, le psychologue ne peut plus se centrer sur la vie psychique du patient sans tenir compte des conditions dans lequel ce dernier est accueilli. Il entraînerait là le patient soit dans une acceptation forcée de conditions que lui-même récuse, soit dans le déni de l'influence que ces conditions ont sur lui. Travailler avec un patient son intolérance à la frustration, par exemple, n'est éthiquement acceptable que dans la mesure où le psychologue considère que le cadre institutionnel s'est garanti contre le fait d'être par trop responsable de ces sentiments de frustration.

Nous voyons qu'en fonction du système de valeurs du psychologue lui-même, celui-ci va admettre ou non des niveaux de frustration variables, et que la notion de neutralité est ici à interroger. Mais nous voyons aussi comment, au sein de l'équipe et du service, le psychologue doit agir pour assurer les conditions éthiques de son exercice. C'est-à-dire contribuer activement à la mise en place et au maintien du cadre qui lui semble le plus apte à servir le patient.

L'action peut-elle rester éthique ?

Une stagiaire psychologue nous disait récemment qu'on lui avait appris que l'éthique c'était « se poser des questions ». La pratique, elle, demande des actions, donc des réponses à ces questions.

L'action peut-elle rester éthique ? Nous avons décrit comment les questions éthiques pouvaient se concrétiser, donner lieu à des actions, dans le quotidien d'un psychologue en milieu hospitalier. Les réponses que nous apportons sont pour nous de nouvelles sources d'interrogations. Si l'éthique ne peut pas se résumer à se poser des questions et doit se confronter à l'action, celle-ci ne sera jamais, d'un point de vue éthique, totalement satisfaisante et donnera lieu, effectivement, à de nouvelles questions.

Secret et confidentialité à l'épreuve de la clinique Le cas particulier du sida

Nadine Trocmé

Les personnes séropositives développent « la maladie du secret » bien avant celle du sida. Malgré le temps écoulé depuis sa découverte, le virus du sida reste marqué des stigmates de son histoire, car ils portent sur ce qu'il y a de plus intime chez la personne humaine : la sexualité et la transgression jouissive de certains interdits.

La question du secret du virus qui porte sur du subjectif, du singulier, est au premier plan dans la prise en charge médicale parce que dans la clinique du VIH le médical et l'intime sont liés. Ce secret émerge dans le lieu médical, avec la révélation du virus d'une maladie pas comme les autres. Et la confidentialité gardienne de l'intime du sujet ne semble pas toujours compatible avec le secret partagé comme avec le secret professionnel.

Nous aborderons la question du respect du secret dans la relation soignant-soigné, une relation dans laquelle nous sommes aussi inscrits en tant que psychologue clinicien bien que différemment du médecin. Nous réfléchirons à des questions d'éthique médicale qui, en milieu hospitalier pédiatrique, concernent également le psychologue. Ce dernier est aussi interrogé et parfois mis en difficulté par la question de l'intrusion du réel de la clinique dans l'écoute du malade.

SIDA ET SECRET

La clinique du sida, tellement difficile et spécifique, se trouve forcément confrontée au problème du partage des informations et à la révélation du secret de la séropositivité du patient. La question éthique surgit quand le soignant ou l'écoutant doit faire face à des situations où le secret de la séropositivité n'est plus tenable, ou parce que celui-ci devient incompatible avec la règle déontologique ou la loi juridique. Garder le secret peut être aussi redoutable que le révéler, et il n'est pas plus facile pour le soignant d'en rester le « gardien » que de décider du moment où il est nécessaire de le rompre.

La question du secret

Le mot « secret » n'est pas un concept de la psychopathologie ou de la psychanalyse. Pourtant il interroge parfois les psychanalystes, tel V. Smirnoff (1976), qui peuvent se poser, entre autres, la question de « sa destinée sur le divan ». La complexité du secret réside dans la place consciente ou inconsciente qu'il occupe dans les histoires individuelles et dans la place identitaire qu'il peut prendre chez un sujet, comme celui qui nous intéresse ici : le sujet porteur du virus du sida. Ainsi la révélation du secret supposé être « la séropositivité pour le virus du VIH » enfermera immédiatement le sujet dans un autre secret : celui de l'origine de son virus. Et, quand longtemps après, le virus aura disparu de l'histoire générationnelle (en France et aujourd'hui, moins de 1 % des mères infectées par le VIH contaminent leur enfant), ce secret-là risque de perdurer comme une énigme pour le sujet, dans une certaine forme d'organisation psychique : un secret qui ne se dit pas et qui transmet ce qui ne se partage pas.

Une autre complexité concerne le secret, ce sont ses fonctions : les pouvoirs que confère le secret à celui qui le possède peuvent être multiples et aussi protecteurs, écrit A. Lévy (1976) dans son évaluation étymologique et sémantique du mot « secret ». La clinique nous apprend que cette fonction protectrice peut se transformer en une fonction quelque peu destructrice, enfermant littéralement le sujet dans l'isolement et le silence. Car « garder » le secret peut constituer pour celui qui le porte une tâche bien ardue.

Sida : la maladie du secret ou une maladie pas comme les autres

Le mot « sida » et le nom du virus qui en est à l'origine, sont toujours tabous et imprononçables plus de vingt ans après leur découverte. Tout sujet séropositif porte le virus dans la honte et la culpabilité, qu'il soit adulte ou enfant. Ce n'est pas l'annonce proprement dite de la séropositivité qui induit le secret, mais ce que cela engage : la marque d'une « faute » de l'ordre d'une transgression, d'une jouissance, qui concerne une prise de risque. Le secret de la « faute » montrée et transmise par l'existence même du virus, devient par métonymie le secret de la contamination, et ce, quelle que soit l'origine de la contamination : sexuelle, toxicomaniaque, materno-fœtale ou transfusionnelle.

La levée du secret de la séropositivité met en danger celui de l'origine du virus. Le secret a ici une visibilité : celle du virus qui est détecté, mesuré, traité. Dès que le médecin infectiologue lit dans le sang de son patient l'existence du virus « maudit », se pose à lui la difficile question de comment révéler l'indicible : celle d'un virus porteur de tous les fantasmes y compris pour le soignant lui-même. En annonçant la découverte du virus, le médecin touche à l'histoire intime du sujet qui se pose quant à lui la question de l'origine : « Qu'ai-je fait ?... Pourquoi moi ? ». Cette révélation s'inscrit dans une clinique du trauma qui touche à l'identité du sujet qui, à partir de ce moment, « est » à tout jamais séropositif. La séropositivité devient alors ce que V.N. Smirnoff nomme un « débat sur le secret » : « De quelle marque, de quelle scarification, de quelle atrophie le sujet est-il porteur, qui le fait reconnaître comme s'intégrant dans la lignée dont il est issu ? ».

C'est la raison pour laquelle cette question du secret concernant le virus est si complexe. Il existe une relation intime entre le secret de la contamination et le lien filial que constitue désormais le virus, et qui pourrait s'inscrire dans ce que cet auteur a décrit comme « le signe secret de son appartenance, marque secrète de sa filiation, de sa place dans l'ordre sexuel, de sa mortalité, (qui) s'inscrit, de façon plus ou moins déchiffrable (...) dans son corps (p. 37) ».

Le sujet porteur du virus du sida tait et bannit tout ce qui « montre » la séropositivité, au risque de se mettre en danger lui-même (ne pas se faire suivre au plan médical, ne pas prendre ses traitements qui « montre » le virus...), au risque de mettre en danger l'autre (ne pas informer et ne pas protéger le partenaire sexuel, ne pas donner le traitement à l'enfant ou l'allaiter au risque de le contaminer), au risque de l'isolement total (évitement des relations sociales...), dans des conduites de dénégation allant parfois jusqu'au déni de l'existence du virus. Le sujet se fera désormais le gardien absolu de ce secret : gardien ou prisonnier ? « Le secret cesse d'être un fait normal (...) lorsque nous cessons d'être son "gardien" pour devenir son "prisonnier" » tranche S. Tisseron (1996).

La difficulté rencontrée pour annoncer la séropositivité est récurrente : entre partenaires sexuels, entre mari et femme, entre enfants et parents, entre parents et famille. Chacun veut se protéger en protégeant le secret mais chacun veut aussi protéger l'autre ; même les enfants ne disent pas à leurs parents qu'ils connaissent leur séropositivité car ils savent qu'il y a là quelque chose qu'ils doivent ignorer, et les parents ne le disent pas à leurs enfants car ils ne veulent pas être « jugés » par ces derniers.

Le problème de l'annonce de la séropositivité qui est pourtant un acte médical devient difficile pour le médecin, pris malgré lui dans la toile de ces secrets tissés autour du VIH au sein des familles.

Tout ceci complique considérablement l'approche clinique du sida et la confidentialité exigée de la part des équipes soignantes est extrêmement complexe à gérer.

LE SECRET MÉDICAL

« *Admis à l'intérieur des maisons, mes yeux ne verront pas ce qui s'y passe, ma langue taira les secrets qui me seront confiés...* » Hippocrate

Les limites du respect de la confidence : le secret partagé

La clinique du VIH a modifié les pratiques médicales car l'infection touche au plus intime de la vie du patient. Il est apparu comme essentiel que la personne touchée par le VIH s'approprie son parcours de soins et ses traitements, exigeant que la dimension secrète de la maladie soit totalement respectée en milieu médical. Ces glissements de positions ont eu d'immenses répercussions sur l'ensemble du domaine médical où la dimension du secret professionnel avec ses limites devint cruciale (Dollfus et al., 2002) : l'accès du patient au dossier médical, l'organisation de consultations d'annonce entre autres ont par exemple intensifié le caractère confidentiel de la relation médecin-malade.

La notion de secret médical, pilier du code fondateur de la déontologie médicale, s'est retrouvée malmenée par divers paradoxes : le VIH n'est pas un « secret » qui se partage facilement entre médecins, entre collègues d'un autre service ou avec un partenaire médical extérieur au lieu du suivi.

Tel médecin, par exemple, refuse de donner des informations sur le suivi d'un bébé né de mère séropositive à un confrère de crèche très suspicieux, qui ne cesse de l'interroger sur la cause d'une contre-indication de BCG (un vaccin qui est proscrit pour les personnes séropositives). Certains médecins en effet hésitent à inscrire un bébé en crèche dès que le suivi préventif contre le VIH est connu.

Tel autre médecin scolaire prévient la directrice de l'école, et par ricochets toute l'équipe scolaire, de la découverte fortuite qu'il vient de faire de la séropositivité d'une fillette, tenue secrète même pour lui. La circulaire Lang n° 92-194 du 29 juin 1992, exige le respect du secret de l'enfant à l'école, même vis-à-vis du médecin : « En dehors de l'enfant ou de l'adolescent lui-même, seuls les parents peuvent informer, s'ils le souhaitent, le chef d'établissement, le directeur d'école ou l'enseignant ayant en charge l'enfant de sa séropositivité. De la même manière, ils peuvent en informer le médecin ou l'infirmière. »

En même temps, le VIH appartient au monde médical et exige un échange des informations le concernant dans le cadre de services spécialisés dans la prise en charge du VIH : mesures virologiques, traitements et suivis. Une libre circulation de l'information avec d'autres médecins ou soignants extérieurs, même dans le cadre du secret médical, se fait avec beaucoup de précautions et n'est pas toujours compatible avec l'exigence de confidentialité du VIH.

La notion de secret médical se complexifie quand il s'agit du suivi d'un patient mineur du fait de l'autorité des parents sur l'enfant. La loi du 4 mars 2002 permet cependant au mineur, dans un cadre établi, de demander au médecin de garder le secret concernant une information médicale en s'opposant à ce que qu'il la communique à ses parents.

Mais comment imaginer la révélation de l'existence du virus du sida à un enfant infecté par contamination materno-fœtale, sans l'accord parental, sans trahir le secret de la séropositivité parentale même si rien n'en est dit ?

Quant à la protection du secret de la contamination d'une personne vivant en couple et s'obstinant à ne pas informer son compagnon ou sa compagne en danger de contamination, il est parfois peu tenable pour le médecin ou les membres de l'équipe écartelés entre « la non-assistance à personne en danger » (autre pilier du code de déontologie du médecin) et la difficulté à rompre cette confidentialité. Même si le médecin essaie toujours dans ce cas de convaincre la personne contaminée d'en parler, et surtout de protéger son partenaire. Ne pas pouvoir annoncer sa séropositivité n'empêche pas d'utiliser un préservatif lors des relations sexuelles. Ces questionnements d'ordre éthique qui se posent de façon récurrente aux équipes médicales resurgissent dans les débats passionnés sur la pénalisation de la transmission par voie sexuelle du VIH, que d'aucuns (F. Raynal, 2005) décrivent comme une impasse, revendiquant ou non la responsabilité partagée dans le couple (Conseil National du Sida « Avis sur la pénalisation de la transmission sexuelle du VIH » — 27 avril 2006).

Du respect du secret par le soignant à l'émergence de la question éthique

L'annonce lie malgré lui le médecin à son patient au-delà de la simple question du droit à l'information qu'il lui doit. La question sur l'origine du secret lié aux causes ou aux modes de contamination ne se pose évidemment pas. Celle de la connaissance des causes de la maladie, propre à l'esprit médical, est ici déjà bouleversée. En annonçant la séropositivité, le médecin sait qu'il y a là une histoire qui ne le regarde pas, avec parfois le sentiment même que l'annonce ne lui appartient pas totalement : ainsi, il suffit que les parents s'opposent à l'annonce de leur séropositivité à leur enfant pour qu'elle n'ait pas lieu, pas seulement parce qu'ils ont l'autorité parentale, mais bien parce que cette histoire est la leur.

C'est le malade lui-même qui est maître de son diagnostic, ce qui fait aussi surgir des questions éthiques.

Un père emmène son bébé à la consultation dans le cadre de la prévention materno-fœtale : tout bébé né de mère séropositive pour le VIH est suivi pendant deux années dans un service pédiatrique spécialisé dans le but d'éviter la contamination. En arrivant, il demande au médecin pourquoi son fils est suivi dans ce service hospitalier, prétextant que sa femme, la mère de l'enfant, n'a pas su le lui dire. Le médecin, qui doit transmettre le diagnostic au père de l'enfant mineur, doit en même temps respecter le secret de la contamination de la mère dont il connaît la sérologie puisqu'elle est la cause du suivi de son enfant. Que répondre alors, entre le droit du père à recevoir l'information parce qu'il a l'autorité parentale, et la confidentialité due à la mère ?

Dans ce réel de la clinique du VIH, le secret du virus, omniprésent, emporte tout sur son passage, en sacrifiant parfois des liens familiaux ou les soins portés à l'enfant : des mères ne disent pas au père de l'enfant qu'elles sont contaminées (J. Phalip-Le Besnerais, 2005) ou pourquoi l'enfant est suivi, d'autres refusent l'annonce de la séropositivité à l'enfant (N. Trocmé, 2003a) ou à l'adolescent malgré le fait qu'il va mal et se met en danger (N. Trocmé, 2003b), des bébés sont allaités malgré la contamination de leur mère parce que ne pas le faire serait l'avouer à son entourage, ou il y a rupture avec les grands-parents pour les protéger de cette révélation.

Ce secret contraint à une méfiance permanente vis-à-vis de tous par peur du rejet, non seulement au sein de la maisonnée mais aussi dans les relations avec l'extérieur, les autres membres de la famille, les amis, l'école, le travail (G. Fabre, 2001). Le milieu médical extérieur au service spécialisé VIH rencontre, lui aussi, les pires difficultés à gérer ce secret, provoquant nombre de « fuites » et d'intrusions malheureuses dans l'intime des patients.

Ainsi, tel médecin des urgences recevant un enfant qui s'est blessé dans la cour de l'école et apprenant la séropositivité tenue secrète, en informe l'institutrice qui l'accompagne, ou encore tel autre médecin ayant connaissance du suivi virologique de l'enfant, évoque sa séropositivité lors d'une consultation bénigne dans un autre service que le service habituel de suivi du VIH, devant les accompagnants de l'enfant, qui ne savaient rien de son histoire médicale

LE PSYCHOLOGUE AU SEIN DE L'ÉQUIPE HOSPITALIÈRE : LA CONFIDENTIALITÉ MISE À L'ÉPREUVE DE LA CLINIQUE

En tant que psychologues hospitaliers, nous sommes témoins des questions éthiques posées au sein des équipes dans lesquelles nous travaillons. Pourtant, nous n'abordons pas la confidentialité de la même place que le médecin.

Notre travail d'écoute nous place au cœur de la confidence permanente (ce qui ne veut pas dire d'ailleurs que nous soyons en place de tenir le rôle de confident !). De ce fait, nous accueillons forcément l'intimité du malade-patient depuis la place que nous occupons et où nous souhaitons le laisser parler librement. Nous sommes en place de tout entendre dans une totale confidentialité, de tout apprendre de lui, à l'écart des informations du dossier médical. Et pourtant là, au sein de l'hôpital et au cœur d'échanges pluridisciplinaires et inter-hospitaliers, nous sommes pris dans une relation transférentielle aux patients qui est forcément empreinte du statut et d'un savoir médical. Parfois même dans ce lieu, le psychologue est sollicité du côté de ce qu'il doit « bien savoir » du malade et il en sait forcément quelque chose ! Par exemple pendant les grandes réunions pluridisciplinaires que sont les « staffs », le psychologue est exposé aux informations médicales :

le détail de l'histoire médicale du patient racontée par le médecin ou l'histoire sociale ou familiale. Autant d'informations quelque peu intrusives dans la neutralité de l'écoute du psychologue, avec lesquelles il doit composer lors du travail avec le malade, son patient...

Une femme en consultation dit au psychologue qu'elle ne sait pas comment annoncer sa séropositivité à son conjoint, pleure abondamment et souffre beaucoup... alors que le psychologue sait déjà que le conjoint qu'il ne connaît pas, est séropositif (et peut être à l'origine de la contamination de cette femme qui est devant lui...) parce qu'il l'a appris d'un médecin lors d'une réunion professionnelle. Dans ce cas, le psychologue lié au secret professionnel se pose forcément la question du danger psychique et même mental dans lequel se trouve sa patiente. Son code de déontologie au même titre que celui du médecin, lui rappelle certaines règles de conduite professionnelle : « Dans le cas particulier où ce sont des informations à caractère confidentiel qui lui indiquent des situations susceptibles de porter atteinte à l'intégrité psychique ou physique de la personne qui le consulte ou à celle d'un tiers, le psychologue évalue en conscience la conduite à tenir, en tenant compte des prescriptions légales en matière de secret professionnel et d'assistance à personne en danger ». (article 13)

La sempiternelle question de ce que peut transmettre le psychologue au sein des équipes pluridisciplinaires pose plutôt celle de ce qu'il devrait ne pas savoir, bien qu'ignorer la séropositivité dans un service de consultation de soins chroniques au long cours soit évidemment impossible !

Cette question récurrente interroge pourtant l'éthique du psychologue sur le problème de la transmission. La question s'est posée à l'un d'eux qui avait adressé un enfant séropositif à un collègue travaillant dans un CMPP, sans transmettre quoi que ce soit de son suivi, ni bien sûr de son histoire médicale. La mère avait évidemment omis de lui en parler, prise dans le secret de la contamination qui sévit toujours en dehors du cadre médical spécialisé. Quelques temps plus tard, quel ne fut pas l'embarras du psychologue quand son collègue du CMPP lui téléphona pour lui faire part d'une incompréhension concernant l'enfant adressé : « Je suis sûr qu'il y a quelque chose d'important ou de traumatique dans l'histoire de cet enfant que je ne m'explique pas, car il ne peut en dire quoi que ce soit... Qu'en pensez vous ? »

La confrontation au réel des situations cliniques met aussi en difficulté l'éthique du psychologue vis-à-vis de son patient.

Questions éthiques au quotidien qui empêchent de conclure...

... Entre le devoir de confidentialité et celui d'informer, ou entre l'esquive d'une annonce de séropositivité cependant partagée ou connue de l'entourage, voici trois situations cliniques qui ressemblent à celles qui ne cessent d'interroger les équipes hospitalières, et qui appellent le psychologue à une réflexion éthique au quotidien.

D'un secret à l'autre

La contamination d'un enfant par le virus du sida peut indiquer la contamination maternelle. Mais un secret peut aussi en cacher un autre : le secret de la séropositivité peut cacher les origines de l'enfant.

Myriam, jeune fille de treize ans, séropositive, qui ne sait pas pourquoi elle est suivie depuis sa petite enfance à l'hôpital et dont la mère s'oppose formellement et depuis toujours à ce que le médecin « fasse l'annonce » comme on dit dans ce cas, souffre de troubles dépressifs importants et depuis peu ne prend plus ses médicaments. Myriam introduit immédiatement la consultation avec le psychologue hospitalier en lui demandant, très en colère, qu'on lui dise le nom de sa maladie. Lui conseillant de poser la question à son médecin, le psychologue reçoit en retour des propos tels que « Vous savez pourquoi, et vous ne voulez pas me le dire... Vous êtes un complice, un menteur ! »

Comment poursuivre un tel entretien, voire entreprendre un suivi psychologique dans un tel contexte ?

Le psychologue a-t-il eu raison d'accepter de recevoir Myriam dans ces conditions ? Cette jeune fille n'a-t-elle pas en effet le droit de savoir ?

Suite à l'intervention du psychologue et devant la souffrance de Myriam, le médecin annonce à la jeune fille mineure son infection par le VIH avant d'en informer la mère. C'est alors que cette dernière lui déclare que son mari lui-même ne le sait pas, et que Myriam n'est pas sa fille mais la fille de sa sœur, décédée du sida. Elle raconte ensuite comment, lors de la rencontre avec son mari actuel, elle a décidé de ne pas lui dire que Myriam, alors bébé, était séropositive. Ils décident ensuite de ne pas lui dire qu'elle n'est pas leur fille, ce qui permet à la « mère » de ne pas parler de sa propre sœur malade et décédée à Myriam, évitant ainsi d'avoir à reparler de la souffrance qu'elle a ressentie à la perte de celle-ci. La mère de Myriam est en quelque sorte gommée de l'histoire familiale.

Les entretiens préliminaires du psychologue avec la « mère » de Myriam et son rôle de médiateur entre celle-ci et l'enfant, puis entre celle-ci et le médecin, ont-ils été suffisants ? Myriam ayant déjà 13 ans, n'y a-t-il pas lieu de se demander si psychologue et médecin n'ont pas été un peu complices de ce silence comme l'a dit Myriam, malgré l'obstination de la mère à refuser qu'on lui parle ? Y a-t-il eu défaillance dans le travail d'accompagnement de la famille ? Le médecin aurait-il dû annoncer le diagnostic plus tôt ? Comment aider maintenant Myriam, tant au plan médical que psychologique ? Le médecin n'est-il pas en effet entré de plein pied dans une histoire familiale complexe ? Mais avait-il vraiment le choix ? Qu'a-t-il déclenché en voulant alléger la souffrance de la jeune fille et en lui parlant vrai pour lui permettre de reprendre son traitement ?

Un secret répétitif...

Dans les pays en développement comme dans les pays occidentaux du Nord, la résistance des médecins à annoncer le virus du sida n'est pas des moindres. Moult rationalisations sont alors mises en exergue pour expliquer ces myriades de secrets et de non dits au sein même du lieu médical.

Le cas suivant nous a été rapporté par la patiente elle-même qui supputait que si le diagnostic de sa propre maladie avait été donné à son mari c'est parce que c'était lui qui payait. Mettant en avant le critère culturel, elle raconta qu'il était fréquent dans son pays africain où la culture est centrée sur la responsabilité collective, que lorsqu'un médecin annonce une maladie comme le sida il se sente coupable de la mauvaise nouvelle de la contamination. Dans ce cas, du fait de leur appartenance ethnique commune, le médecin pouvait se sentir en position de « porter » une faute qui était celle de n'avoir pas su « protéger » sa patiente.

Le sentiment de culpabilité et le sida sont souvent indissociables tant chez la personne qui le transmet que chez celle qui en est porteuse ou même parfois pour le médecin qui doit l'annoncer.

Quand cette femme tombe malade au Cameroun, le médecin annonce au mari qu'elle est séropositive pour le VIH mais ne lui dit rien à elle. Le mari qui lui-même sait qu'il est contaminé tait le diagnostic à sa femme. Elle l'apprend, seule, lors d'une nouvelle hospitalisation au cours d'un voyage en France. Son mari l'abandonne dès qu'elle lui en fait part.

Des années plus tard, toujours en France, elle rencontre un autre homme à qui à son tour elle ne dit rien de peur d'être à nouveau rejetée. Elle ne dit toujours rien quand elle attend son premier enfant, et n'arrive toujours pas à lui dire lors de sa naissance, dans un processus de répétition particulièrement articulé au traumatisme de l'annonce — ou plutôt au traumatisme de la (non)-annonce de la séropositivité (M. Lavallay, 1996). Cette femme prend le risque d'une nouvelle rupture avec le père de son enfant à qui, par ailleurs, elle a fait prendre le risque d'une contamination comme cela avait été le cas pour elle. Une levée du secret dans ce cas est absolument nécessaire pour aborder une bonne prise en charge médicale préventive de l'enfant.

C'est dans ce contexte que le pédiatre et le psychologue sont sollicités dès la naissance du bébé. Un accompagnement de la mère lui permet de rompre le secret de sa séropositivité avec le père, qui heureusement n'est pas contaminé. Il raconte qu'en fait, sa femme lui avait déjà dit qu'elle était porteuse du virus, mais qu'il ne l'avait pas crue ! Le déni du virus accompagne bien souvent les personnes infectées ou affectées par le virus. Il arrive relativement souvent qu'un enfant à qui le pédiatre annonce la séropositivité, revienne à la consultation suivante totalement ignorant de sa pathologie. Suffirait-il de rompre le silence garant du secret pour le faire disparaître ?

Un secret de Polichinelle…

La mère de Fatou, 14 ans, n'a parlé à personne de sa propre séropositivité : elle a eu quatre enfants, mais la seule contaminée est Fatou. Elle repart dans son pays en Afrique, laissant les enfants au père et emportant son secret. Le médecin ayant toujours respecté le désir de la mère de « ne rien dire, surtout ne rien dire ! ! ! », n'a jamais informé l'enfant de son infection. Après le départ de sa mère, Fatou ne revient pas à l'hôpital où elle a toujours été suivie.

Lors d'une visite médicale à l'école, l'infirmière scolaire s'enquérant du traitement pris par la jeune fille, découvre que ce sont des antirétroviraux et que celle-ci ne les prend pas régulièrement. Elle alerte le père qui ne comprend pas ce qu'on lui dit dans un premier temps, surtout quand elle lui parle du virus du sida. Le déni de la mère à qui il téléphone le rassure un peu, jusqu'à ce que la fille aînée — élève infirmière — corrobore ces doutes. Sans en parler à Fatou, les membres de la famille font ensemble le test de dépistage du VIH qui est négatif pour chacun d'eux. Ils sont désormais tous informés de leur séronégativité et de la séropositivité de Fatou sauf… la jeune fille elle-même ; une jeune fille qui se met en danger sans en connaître l'enjeu en ne prenant pas ses médicaments, risquant de mettre en danger une autre personne lors d'une éventuelle relation sexuelle.

Se pose la question de la complicité médicale mais aussi celle de l'équipe hospitalière à propos du silence de la mère à l'égard de sa fille. Une mère (et une femme) bien décidée à ne laisser personne empiéter sur son intimité à elle, c'est-à-dire son secret, et qui a pris le risque de contaminer son conjoint en ayant des relations sexuelles sans protection.

En parlant au père pour protéger l'enfant, l'infirmière scolaire a trahit malgré elle le secret de la mère. Aurait-elle réagi de la même manière si la mère de Fatou lui avait confié le secret de sa propre séropositivité ?

La psychologie de liaison dans le champ du cancer Entre confidentialité et partage d'informations

Cécile Flahault

Dans le champ de la cancérologie, la place prise par les psychologues (et psychiatres, regroupés sous l'appellation de psycho-oncologues) est désormais reconnue à travers ses fonctions et spécificités. Cette place est considérée tant dans la prise en charge psychologique des patients et de leur famille, que dans l'aide apportée aux équipes soignantes par l'éclairage du fonctionnement psychique des sujets et des enjeux familiaux mobilisés ou réactivés par la survenue du cancer.

Cette intégration des psychologues et psychiatres au parcours de soin du patient en cancérologie permet une meilleure considération et prise en charge pluridisciplinaire des conséquences psychiques du cancer, de ses traitements et de ses répercussions dans la vie du patient et de sa famille. Ce mouvement s'accompagne d'un questionnement éthique sur les enjeux du développement de la psycho-oncologie et sur les interrogations que soulève le cadre particulier d'exercice du psychologue dans ce champ.

Nous proposerons ici une réflexion sur la liaison et ses conséquences quant au secret professionnel, mais aussi sur la place que peut prendre le diagnostic psychopathologique dans le déroulement des soins du patient. Tout en soulignant les diverses questions éthiques qui s'imposent à la pratique du psycho-oncologue, nous mettrons en évidence son importance dans le développement d'une éthique du soin en cancérologie.

LA PSYCHOLOGIE DE LIAISON DANS LE CHAMP DE LA CANCÉROLOGIE : DE LA PRATIQUE CLINIQUE À LA DIMENSION ÉTHIQUE

Les psycho-oncologues assurent en premier lieu une fonction clinique de soin, dépistage et, quand cela s'avère possible, prévention des troubles que peuvent présenter les sujets atteints de cancer et leurs proches. Cette fonction clinique s'accompagne naturellement d'une fonction vis-à-vis des soignants : en effet, le psychologue se doit d'être explicite par rapport à ses méthodes, de manière à aider les soignants à formuler des demandes qui puissent trouver des réponses adaptées. Cette familiarisation des soignants avec les méthodes du psychologue passe nécessairement par la restitution aux soignants concernés d'éléments cliniques concernant le patient, qui peuvent être utiles à sa prise en charge et à une meilleure compréhension de son fonctionnement et de son rapport aux soins et aux soignants.

Cette restitution constitue le principe central de la pratique de la « psychologie de liaison » où le psychologue travaille en interaction constante avec le patient et les soignants qui l'entourent. Si les soignants ont une connaissance précise des différentes étapes de la maladie (diagnostic, rechute, évolution, rémission...), de ses traitements (chimiothérapie, radiothérapie, chirurgie...), le psychologue, quant à lui, se situe dans une dimension interne, considérant l'impact actuel de la maladie mais aussi sa résonance avec l'histoire du patient. C'est par l'échange entre ces différents protagonistes du soin, et particulièrement entre ceux qui détiennent une connaissance scientifique et technique du patient et ceux, comme le psychologue, qui l'appréhendent dans son unicité (liée à son histoire personnelle et à ses mouvements émotionnels), que peut s'élaborer la dimension narrative du parcours de soin. Cette dimension est constituée par la rencontre entre l'histoire du cancer et celle du sujet qui en est atteint et de ses proches, cette histoire familiale ayant nécessairement une influence sur les décisions de soins et le déroulement du traitement.

A fortiori, la dimension discursive, dans ce qu'elle s'oppose à un agir immédiat et forcément réactionnel, va permettre l'élaboration dans la relation soignant-soigné d'un projet de soin qui ait un sens pour chacun d'entre eux, s'inscrivant dans une perspective plus existentielle (Benaroyo, 2006). Le psychologue, dans sa position d'acteur de liaison, permet donc de travailler le paradoxe entre des connaissances scientifiques, dont les effets sont prévisibles en grande partie, et un projet de soin singulier, correspondant à un sujet ici dénommé « patient » et à sa trajectoire de vie particulière. Cette tension entre la connaissance généralisable et la dimension personnelle et unique qui s'actualise dans la pratique du psychologue, est en soi un espace éthique (Lévinas, 1991), dans lequel certains paradoxes vont pouvoir trouver leur issue.

Dans sa pratique quotidienne, le psychologue sera en mesure de rappeler aux acteurs du soin la dimension subjective qui infiltre le parcours de soin du sujet, que ce soit au regard de ses propres rencontres avec le patient, ou indirectement, en aidant les soignants à repérer cette dimension quand il ne le rencontre pas lui-même. Le psychologue soulignera aussi que ce qui est « bon » scientifiquement (poursuivre les soins plutôt que de les arrêter, limiter les effets toxiques plutôt que d'en engendrer...) ne l'est pas forcément pour ce sujet dans son unicité et son historicité.

Ainsi, le psychologue de liaison est une sorte de garant d'un espace éthique au cœur du soin hospitalier, mais cela ne le soustrait pas à des questions éthiques inhérentes à sa pratique dans ce cadre particulier et qui questionnent parfois ses principes déontologiques...

LE SECRET PROFESSIONNEL QUESTIONNÉ PAR LA PRATIQUE DE « LIAISON »

Cette nécessité de restituer certains éléments qui permettent de restaurer une dimension éthique vient interroger la question du secret professionnel et du partage de celui-ci dans un cadre médical, interrogation qui est complexifiée par la restitution non seulement orale mais parfois écrite de certains éléments dans le dossier médical du patient, qui est accessible aux soignants. De plus, depuis la loi du 4 mars 2002, ce dossier est devenu accessible au patient lui-même (Code de la Santé publique, Art. L-1111-7, L-1112) et à ses ayants droits en cas de décès (Code de la Santé publique Art. L-1110-4) sauf si le patient s'y est opposé de son vivant.

Selon le code de déontologie, le psychologue, quand il est lié à une institution ne « modifie pas ses devoirs professionnels, et en particulier ses obligations concernant le secret professionnel » (Titre II, chap. 2, art. 8). Ainsi, le psychologue peut, au nom de sa déontologie propre, se prévaloir du droit de refuser de transmettre des informations recueillies lors de l'entretien avec le patient, ou tout du moins de choisir le mode de transmission lui semblant le plus en harmonie avec ses principes déontologiques.

Le refus total de transmission par le psychologue entre directement en conflit avec un autre principe du code de déontologie, au regard duquel il semble qu'il soit important que le psychologue restitue certains éléments aux autres acteurs du soin s'il veut remplir sa mission qui est de « faire reconnaître et respecter la personne dans sa dimension psychique» (Titre II, chap. 1, art. 3). Ainsi, pour remplir cette mission dans le cadre hospitalier, il semble important que le psychologue transmette un certain nombre d'éléments issus de sa pratique, de manière à éclairer les autres soignants sur les enjeux psychiques du patient qui, répondant à des mouvements individuels ou familiaux, peuvent participer à la mise en place de certains comportements susceptibles d'interférer dans le déroulement des soins.

Aussi, il apparaît que le psychologue qui pratique la psychologie de liaison en cancérologie doit définir un mode de transmission de certaines informations recueillies, dans le but d'améliorer la prise en charge de son patient, et ce en favorisant une meilleure compréhension de celui-ci par les soignants qui pourront mieux appréhender des comportements nécessitant une adaptation des soins : refus de certains examens médicaux en lien avec des éléments psychopathologiques (claustrophobie, cancérophobie…), agressivité envers les soignants pouvant être liée à des événements de vie antérieurs, négligence de la maladie souvent intolérable pour les soignants mais souvent conséquente à des difficultés familiales ou psychopathologiques.

Cette information des soignants par le psychologue à travers l'éclairage qu'il apporte sur le patient, si elle nécessite une réflexion sur ses modalités dans ce qu'elle transgresse le secret professionnel individuel pour aller vers un secret professionnel partagé, contient une visée éthique fondamentale : garantir l'égalité de l'accès aux soins dans le cadre d'une maladie à potentiel létal.

DU SECRET PROFESSIONNEL INDIVIDUEL AU SECRET PROFESSIONNEL PARTAGÉ : VERS UNE ÉGALITÉ DES SOINS PRÉSERVÉE

En pratique, dans les centres parisiens de lutte contre le cancer, il est possible d'établir clairement que le psycho-oncologue ne restitue que certains éléments issus de ses entretiens avec le patient, éléments utiles à la compréhension de celui-ci en excluant naturellement les données intimes, souvent très pertinentes pour l'avancée du travail psychothérapeutique mais sans rapport avec le soin du cancer. Le patient sera informé dès le premier entretien de la transmission aux équipes de certaines données recueillies en entretien, dont il pourra avoir connaissance, et ceci dans un but de favoriser une prise en charge plus globale. En fonction de l'institution, certaines données seront consignées par écrit dans le dossier informatisé du patient ce qui ajoutera un degré de complexité supplémentaire que nous développerons plus loin. Concernant la famille du patient, les données sont généralement transmises par oral aux soignants concernés, et quelques éléments peuvent être aussi consignés par écrit, tout en sachant que les éléments relatifs aux proches ne peuvent être transmis avec le dossier au patient lui-même.

Ainsi, la pratique de la liaison interroge inévitablement le psychologue au niveau déontologique mais aussi sur le plan éthique quand il va s'agir d'en définir la ou les modalités : liaison orale, écrite, consignée dans un dossier accessible et partagé ?

En effet, le psychologue dans son intégration au système soignant, devient un acteur de l'optimisation du soin, ce qui peut en première intention le pousser à adhérer à l'idée de consigner dans le dossier tout élément qu'il juge utile à la prise en charge du patient, avec l'idée rassurante sur le plan éthique qu'il va ainsi participer à l'amélioration de la prise en charge du sujet grâce à une meilleure compréhension de son fonctionnement. Si l'on retient ce principe, le bien-fondé de la rédaction de tels compte rendus ne peut être remis en question, le psychologue étant alors en mesure de se sentir libre de rédiger toutes sortes de compte rendus en dépit du dévoilement de certains éléments confidentiels, car, *in fine*, il servirait les intérêts de son patient, qui deviendrait la fin de son action, respectant ainsi l'impératif kantien bien connu dans le monde médical quand il s'agit de traiter de l'éthique, à savoir toujours traiter l'autre comme une fin et jamais seulement comme un moyen (Kant, 1785).

Il est naturellement difficile de s'en tenir là car la pratique de liaison ne peut se passer de nombreux débats sur ses enjeux si elle veut demeurer profitable au sujet malade.

En premier lieu, il s'agit de réfléchir à la manière dont est transmise l'information : en effet, la liaison orale ouvre, par essence, sur une possible discussion avec un des soignants du sujet, ce qui permet sans doute à terme une meilleure compréhension du patient et de ses réactions face aux soins. Mais l'enjeu consiste alors à trouver le « bon » interlocuteur (qui connaît le patient, qui a le temps, qui transmettra fidèlement aux autres…) ce qui est souvent difficile dans la pratique de liaison, les informations du psychologue risquant de se perdre entre différents interlocuteurs, ou même de ne pas trouver un espace où elles puissent être débattues.

La liaison écrite permet, elle, un suivi des éléments d'ordre psychologique, que le soignant concerné peut reprendre, et, s'il le souhaite, approfondir par oral avec le psychologue dans un colloque singulier, si une décision doit être prise. Ce colloque singulier peut être provoqué par le soignant ou le médecin référent du patient, ou encore par le psychologue lui-même, s'il juge que ce qu'il a consigné par écrit est insuffisant ou mérite d'être rediscuté.

Comme nous l'avons vu précédemment, les dossiers sont aujourd'hui informatisés, ce qui permet une transmission quasi en temps réel des informations et un accès aisé à celles-ci, modalités qui sont censées pouvoir améliorer la prise en charge pluridisciplinaire de patients fragiles ou présentant diverses problématiques. Cette avancée technique, qui semble avant tout être un progrès dans la mise en commun d'informations nécessaires à une meilleure prise en charge du patient à condition de ne pas se substituer aux échanges oraux, soulève la question du destinataire de ces informations.

En effet, depuis la loi de 2002, de nouvelles questions importantes se posent au psychologue de liaison : à savoir, qu'advient-il des mots de celui-ci si le patient demande à retirer son dossier ? À terme, pour qui écrit le psychologue ? Pour le patient ou les soignants ? Si il écrit avec l'idée que ses mots peuvent être lus par le patient, ont-ils toujours le même but d'amélioration de la prise en charge ?

Par ailleurs, le psychologue de liaison, en tant que professionnel de santé mentale, se voit aussi interrogé par la question de la compréhension de son message écrit par les autres soignants : va-t-il les éclairer ou les mettre en difficulté ? Quel peut être l'impact de l'insertion d'éléments potentiellement psychopathologiques au cœur d'éléments médicaux ?

À QUI ADRESSE-T-ON LES INFORMATIONS : AMÉLIORATION OU APPAUVRISSEMENT DES INFORMATIONS ?

Comme vu précédemment, le patient sait que des informations d'ordre psychologique sont consignées dans son dossier. Il est donc difficile de retirer les écrits des psychologues si le patient demande à accéder à son dossier, celui-ci pouvant en revendiquer la propriété au même titre que les informations médicales qui y figurent.

Le psychologue écrit donc avec cette idée supplémentaire, qui l'oblige à filtrer les informations, de manière à tenter d'informer les autres soignants, mais aussi de préserver le patient s'il venait à lire ses comptes rendus. Cette entreprise ne peut se réaliser qu'au prix d'une perte d'informations. S'il semble ici qu'au nom de l'autonomie du patient, il est important que celui-ci ait accès à son dossier, il est aisé de comprendre que la qualité de la transmission d'informations entre soignants puisse être diminuée par la possibilité qu'a le patient d'accéder à son dossier et de pouvoir le consulter sans être obligatoirement entouré par des professionnels de soin.

Ainsi la bienfaisance visée par le partage d'informations risque d'être remise en cause, le psychologue pouvant être tenté de revenir à une position privilégiant le secret professionnel personnel, ne communiquant finalement que des éléments généraux au sein de ses comptes rendus. Il existe cependant une manière de contourner ce retranchement réducteur, mais cela nécessite sans doute de revenir à l'utilisation d'autres réseaux de transmission qui vont venir compléter le compte rendu écrit, la transmission orale demeurant sans doute le complément idéal....

Ces éléments mettent en évidence le conflit entre autonomie et bienfaisance, cette dernière étant toujours teintée d'une certaine hétéronomie : en effet, les soignants ont besoin d'échanger des éléments médicaux, des impressions concernant le patient de manière à mieux se situer par rapport à lui, à recréer sa trajectoire comme nous l'avons vu plus haut, mais il semble que ces éléments ne peuvent être communiqués dans des termes similaires au patient lui-même, et ce en première intention dans un but protecteur.

Ainsi, certaine résonance émotionnelle entre les soignants et le patient, des éléments médicaux concernant par exemple le pronostic vital, les éléments de fonctionnement psychique repérés par le psychologue (mais pas toujours conscients chez le patient, ni accessibles pour lui au risque d'entraîner des bouleversements émotionnels) ne peuvent se partager aisément que par oral, dans un respect mutuel de la déontologie de chacun, et dans la certitude d'un secret professionnel partagé.

Il devient alors important de s'attarder sur la question du « temps » du patient, c'est-à-dire le rythme dans lequel il évolue concernant l'appréhension et l'intégration de sa maladie et de ses soins et du « temps » des professionnels du soin : rythme concret des traitements, impératifs de la réalité médicale. Ces « temps » sont souvent en décalage, et ne peuvent donc pas se rejoindre aisément dans un compte rendu de consultation qui serait à l'usage du patient et des soignants. Cependant, au terme de ce partage oral entre les acteurs de soins médicaux et le psychologue, il se peut que ces « temps » entre patient et soignants semblent finalement suffisamment accordés pour qu'il soit alors possible de décider ensemble de ce qui peut être ou non communiqué au patient, de manière à l'aider dans son cheminement au travers des traitements et de la maladie.

SECRET MÉDICAL ET ENJEUX FAMILIAUX : LE CAS DES TESTS DE DÉPISTAGE DE PRÉDISPOSITIONS FAMILIALES AU CANCER

Dans certains cadres de soins en cancérologie, comme la médecine prédictive et notamment l'onco-génétique, le psychologue doit être très vigilant à la place prise par les éléments qu'il recueille.

Aujourd'hui, nous savons que dans 5 à 10 % des cas de cancers on retrouve une prédisposition génétique, et il existe actuellement une possibilité de déterminer assez précisément le risque de développer une affection cancéreuse, à partir d'une analyse de l'histoire familiale. La précision de la détermination peut être considérablement accrue par la possibilité de détecter la présence de certaines mutations génétiques, qui engendrent un risque de développer un cancer chez le sujet porteur supérieur à 50 %, et dans certains cas à 80 %. La connaissance de ce risque mène à une insécurité et à une obligation à se soumettre à des mesures préventives plus ou moins invasives, qui vont de la surveillance visant un dépistage précoce jusqu'à des interventions chirurgicales prophylactiques (ovariectomie, mastectomie).

Le psychologue chargé de l'évaluation et de la prise en charge de sujets, malades ou indemnes de cancer, qui vont se soumettre à ce type de test, est confronté à d'importantes questions d'ordre éthique.

En première intention, son rôle consiste à être le garant de l'autonomie du sujet dans son choix de pratiquer un test génétique. Il devra s'assurer que le sujet a bien appréhendé tous les enjeux dans la démarche, en terme de surveillance et de mesure de prévention. Il sera aussi dans la position d'évaluer pour qui le sujet fait cette démarche : pour la science ? Ses médecins ? Sa famille ? Lui-même ? Dans tous les cas, le psychologue devra s'assurer que le sujet est consentant mais éclairé quant à l'impact du test pour lui et sa famille. En effet, si la démarche en onco-génétique peut aider certains sujets à être mieux pris en charge et donc diminuer leur risque d'atteinte tumorale, l'information transmise concernant la probabilité d'un risque familial accru engendre un certain nombre de problèmes pour le sujet consultant, et engage sa responsabilité vis-à-vis des autres membres de sa famille pour qui il devient détenteur d'une information importante...

Ainsi, le psychologue est souvent sollicité par les généticiens pour savoir si le test risque d'accroître certaines difficultés individuelles ou familiales, ou engendrer des difficultés relationnelles au sein de la famille. Dans certaines situations, le psychologue peut conseiller aux généticiens et au patient de différer le test, à condition de donner aux médecins un certain nombre d'éléments concernant le patient. Ici, non seulement il transgresse le secret professionnel dans le cadre de la liaison, mais il le fait pour éventuellement conseiller de différer une demande perçue parfois comme urgente par le sujet consultant. Ce sujet est en droit, au nom de son autonomie, de revendiquer un droit d'accéder à l'information génétique sans attendre, de refuser donc une période de réflexion supplémentaire, le psychologue étant dans ce cas dans l'obligation déontologique de lui garantir la possibilité d'être accompagné quelle que soit sa décision.

AMÉLIORATION DE LA PRISE EN CHARGE OU CATÉGORISATION ET EXCLUSION DE CERTAINS PATIENTS ? DE L'ÉGALITÉ À L'ÉQUITÉ

De manière générale, la restitution d'informations interroge aussi la place que peuvent prendre des éléments psychopathologiques dans un parcours de soin somatique et les enjeux de la prise en charge de patients qui présentent de tels troubles pouvant entraver l'accès aux soins cancérologiques.

Dans le monde de la cancérologie, technicisé et organisé, subissant une augmentation croissante de la demande de soins, l'efficacité et la productivité sont devenues des éléments essentiels, au risque de devenir incompatibles avec les aléas et tous les phénomènes de rupture pourtant inhérents au sujet humain. Ainsi, les patients présentant une symptomatologie psychopathologique risquent, du fait de celle-ci, de ne pas se conformer parfaitement à ce qu'on attend d'un patient et parfois même de perdre des chances de guérison. Par exemple, une chirurgie pourra être récusée du fait d'antécédents psychiatriques alors qu'elle serait nécessaire, certains patients qui acceptent difficilement certains traitements ou examens du fait de symptômes anxieux peuvent voir leurs traitements remis en question pour permettre l'accès au soin de nouveaux patients plus dociles, etc.

Comme nous l'avons vu dans ce qui précède, au regard de sa déontologie, le psychologue face à de telles situations se doit de faire respecter la personne dans sa dimension psychique et donc de rappeler le principe d'égalité de traitement pour ces sujets, tout en tenant compte de la particularité de la situation psychologique. Toutefois, dans cette démarche de communication du psychologue vers les autres soignants, qui vise une meilleure compréhension du sujet dans une prise en charge globale, ce qui apparaît éminemment éthique, vont se poser de nouvelles questions.

Le psychologue qui intervient auprès d'un patient et restitue des éléments pour permettre aux soignants de mieux s'adapter à certaines particularités de fonctionnement peut parfois obtenir l'inverse de l'objectif poursuivi. Cela s'explique entre autres par la puissance suggestive des termes psychopathologiques, qui dépassent souvent les intentions du psychologue. En effet, un terme technique et descriptif peut se transformer en jugement de valeur pour les équipes, et le psychologue se voit pris dans un conflit entre transmettre des éléments psychopathologiques pour aider les soignants à proposer des soins au patient qui ne soient pas égaux mais équitables (équitable s'opposant à égal, dans ce sens où il s'agit parfois de mettre en œuvre davantage de moyens pour un résultat identique), et être tenté de se retrancher derrière le secret professionnel pour se garder de les transmettre, de manière à ce que le patient évite une forme de ségrégation secondaire, que le psychologue cherchait à éviter en tentant de l'aider à s'intégrer aux soins.

Dans cette tension éthique, il est sans doute question pour le psychologue de se pencher sur la notion de complexité, et donc d'accepter que le résultat de son action ne soit pas parfait, et d'aider les soignants à intégrer cette dimension. Nous relevons une nouvelle fois l'importance de la place donnée aux éléments narratifs, qui vont permettre aux soignants de mieux comprendre le patient dans sa dimension humaine, et ce même s'il présente des troubles psychopathologiques, donc de mettre en place un traitement équitable pour ce patient avec des choix discutés et non agis. Ainsi, nous pourrons accéder à un refus de soin s'il en va du bien-être psychique du patient, ou encore différer un traitement pour que le sujet puisse s'y préparer, bien que cela lui fasse perdre des chances, mais en moindre mesure que s'il s'en voyait exclu.

La réflexion éthique nord-américaine, traduit bien ces conflits dans l'opposition de ses trois principes : respect, bienfaisance, justice, (Rapport Belmont, 1978). Ce travail de réflexion insiste sur un triple impératif : le respect des personnes (impliquant le respect de leur autonomie), la bienfaisance (et la non malfaisance), et l'équité (principe de justice). Ces trois principes entrent souvent en contradiction dans la réflexion éthique, et il est important d'en dégager la difficile et parfois impossible conciliation qui ouvre un espace de liberté nouveau mais nécessite partage et réflexion (Beauchamp, Childress, 1979). Dans la situation qui a retenu notre attention, le respect de la personne et de son autonomie pourrait être avancé pour défendre l'idée qu'un patient présentant des troubles psychopathologiques qui refuse un traitement est autonome et donc en mesure de décider ce qui est bon pour lui. Cette vision entre pourtant immédiatement en conflit avec le principe de bienfaisance car si ce sujet présente des troubles psychopathologiques, il est sans doute important de tenter de le protéger et de considérer son autonomie comme peut-être limitée…

Cette opposition nous ramène à la tradition philosophique opposant d'une part une considération de l'homme comme hétéronome, recevant d'un autre les règles de son action morale qui est alors définie téléologiquement (déterminée de manière extérieure à lui-même), comme devant réaliser le bien ; et d'autre part, l'homme conçu comme autonome, construisant lui-même les lois auxquelles il obéit, et répondant donc à une morale déontologique. Cette opposition nous amène à considérer la question centrale de notre pratique éthique, à savoir « qu'est-ce que le sujet humain ? », c'est-à-dire quelles sont nos représentations de celui-ci, qui vont entrer en jeu dans le débat éthique qui nous anime. En effet, il semble important de réfléchir à la façon dont l'approche du psychologue peut venir questionner la valeur d'autonomie, aujourd'hui centrale dans le monde médical…

LA QUESTION DE L'AUTONOMIE

La médecine a fort heureusement délaissé la pratique paternaliste considérant le patient comme un « infans » vulnérable difficilement en mesure de s'occuper de lui-même et de prendre des décisions le concernant, au profit d'un respect de son autonomie impliquant le consentement d'un sujet acteur de ses soins et construisant avec les spécialistes (médecins et soignants) son parcours thérapeutique. Toutefois, il semble que la vision autonomiste, si elle permet une meilleure reconnaissance du libre arbitre, reconnaissance soutenue par la loi dans la notion de « consentement libre et éclairé » soulève des problèmes éthiques non négligeables.

En effet, quand la situation médicale devient complexe (incertitude quant à l'efficacité des soins, leurs effets secondaires, leur degré exact de toxicité...) ce qui est souvent le cas du cancer lorsqu'il évolue, qu'advient-t-il de la liberté individuelle face à la nécessité de choisir ce qui est le mieux pour sa vie ? Il est alors important de proposer au sujet un espace de réflexion, car ce qui pourrait sembler à première vue la meilleure décision ne l'est pas toujours, dès qu'elle est mise en perspective avec des enjeux intrapsychiques ou familiaux.

Il est aussi nécessaire, dans ces moments qui nécessitent une réflexion et une délibération, d'associer les proches à la décision, et cela ne peut se faire sans prendre en compte leurs propres mouvements émotionnels qui vont de l'espoir au désespoir, de la dévotion totale au malade à la culpabilité la plus profonde. Il incombe au psychologue de les aider dans l'identification de leurs propres mouvements, de manière à leur permettre d'apporter une contribution éclairante au sujet, et non une adhésion primaire qui pourrait exclure toute délibération, ou au contraire une opposition massive.

Nous avons vu précédemment que l'un des trois principes du rapport Belmont concerne « le respect des personnes » qui, lorsqu'on s'y attarde, comprend deux valeurs opposées : la considération des personnes comme des agents autonomes, et la protection des sujets dont l'autonomie se voit diminuée (maladies mentales, troubles cognitifs, enfants). Nous avons développé la question concernant les troubles psychopathologiques, mais le psychologue se doit de rappeler que lorsque le patient présente des douleurs ou une atteinte somatique grave, l'autonomie du sujet (censé pouvoir consentir ou refuser après délibération) se voit menacée dans sa capacité à prendre de « bonnes » décisions. Il revient donc aux soignants de considérer l'importance princeps d'aider le sujet à retrouver un espace de liberté où puisse s'actualiser son autonomie, au-delà de la souffrance physique et psychique (Hoffmaster, 2006).

Il semble ainsi que la place du psychologue et ses théories viennent questionner très directement le principe autonomiste. En effet, le sujet de la psychologie ne semble pas libre en première intention, étant donné qu'il est soumis à différentes pressions qu'il ne repère pas toujours : pression de l'inconscient et des ses mouvements pulsionnels internes, pression de son environnement, par exemple de son système familial ou professionnel, pression de la maladie qui va résonner avec son histoire personnelle, ou de la douleur qui le dépossède de ses capacités de pensée. Ainsi, dans l'approche psychologique, l'autonomie ne va pas de soi, elle est à conquérir dans la trajectoire de l'individu. Elle est donc aussi à conquérir dans le milieu hospitalier spécialisé en cancérologie où, paradoxalement, le psychologue en s'opposant parfois à la valeur accordée à l'autonomie et au libre arbitre avancée par le milieu médical redonne un réel espace de choix au sujet.

Cet espace de liberté ne peut se trouver qu'avec du temps, de manière à permettre au patient de dégager ses priorités et de définir où se situe son autonomie : est-ce être autonome que de renoncer à un traitement pour des raison anxieuses, ou l'autonomie du sujet ne réside-t-elle pas dans sa capacité à reconnaître la composante anxieuse à l'œuvre dans ses raisons ? La temporalité entre ici en jeu car ce n'est jamais dans l'instant que le patient peut énoncer clairement ce qui le motive et décider à partir de là d'initier un changement. Cette temporalité, qui fait partie de l'univers du psychologue qui a la possibilité de pouvoir consacrer du temps au travail avec ses patients, est nécessaire à la prise de décision médicale, et au respect de sa dimension éthique.

De plus, de même que le sujet doit pouvoir éclairer ses motivations, il est important que ce temps de réflexion puisse aussi être mis à profit par les soignants pour éclairer leurs propres considérations sur ce qui est bon pour ce patient, et accepter la confrontation et les contradictions avec d'autres soignants, ces oppositions de valeurs permettant de respecter la liberté de chacun, et en dernière instance celles du patient lui-même. Il semble cependant difficile de construire ces espaces discursifs, berceaux de l'historicité et de la réification narrative du sujet dans des lieux hautement médicalisés où il est question de vie et de mort. Si le psychologue peut retrouver l'autonomie du sujet dans sa conquête compréhensive de soi et des systèmes dans lesquels il est pris, il reste à penser comment l'autonomie peut être reconstruite face au corps et à ses faiblesses…

On se rappellera que la philosophie morale d'où est issu le concept d'autonomie ignore la réalité du corps, et exclut le champ émotionnel, absent de toute décision rationnelle, car l'un comme l'autre sont liés à des limites et une diminution de notre capacité à contrôler nos vies. Pourtant, c'est dans cette dimension émotionnelle que se construisent les liens intersubjectifs qui permettent d'appréhender la dimension historique du sujet dont il a été question plus haut, nécessaire à l'élaboration de soins adaptés, et au sens que le sujet souhaite donner à son existence. C'est à travers la considération de la dimension émotionnelle partagée et de la reconnaissance de nos limites qu'il va être possible de sortir de systèmes binaires réducteurs (opposition guérison et mort par exemple) et de permettre à l'ambivalence de trouver sa place. C'est en effet elle qui devient délibération en éthique clinique, permettant d'élaborer la meilleure action possible pour le sujet particulier, ou la moins mauvaise solution valable pour le plus grand nombre, qui correspond à ce que Ricœur nommait « la sagesse pratique » (Ricœur, 1991).

Dans la pratique en oncologie, le psychologue se voit contraint de toujours revenir sur un enjeu éthique non résolu par la déontologie. Cet enjeu concerne le secret professionnel qu'il se doit de faire respecter, mais qui entre en conflit avec sa responsabilité de psycho-oncologue comme garant d'un espace éthique du soin, de par sa possibilité de restaurer l'itinéraire de ses patients dans les informations qu'il saura délivrer.

Remerciements

L'auteur remercie le Dr Laure Copel (Institut Curie, Paris) pour sa confiance et son initiative dans la création du projet éthique, le Dr Sylvie Dolbeault (Institut Curie, Paris) pour son soutien dans cette entreprise, le Pr Patrice Guex (CHUV, Lausanne) pour son enseignement et son partage d'expériences, et le Pr Odile Bourguignon (Paris-Descartes) pour sa confiance et son investissement pour promouvoir l'enseignement de l'éthique au sein de l'Université.

Éthique et clinique de l'urgence

Jean-Michel Coq

Le Petit Robert donne du mot urgent la définition suivante : « dont on doit s'occuper sans retard ». Celui-ci tient son origine du verbe latin *urgere* qui signifie « pousser, presser ». L'urgence a ainsi pour caractéristique de désigner quelque chose qui ne doit pas être différé. Elle implique et renvoie souvent à une mise en acte, à travers des plans, des mesures ou des dispositifs, mais elle peut aussi concerner l'activité psychique. M. Bertrand dans son ouvrage *La pensée et le trauma* (1990) n'hésite pas à parler de « l'urgence à penser » dans laquelle est prise l'humanité. Pour cet auteur penser ne va pas de soi, il s'agit d'un processus traumatolytique qui s'est imposé à l'homme par nécessité face aux chocs et aux ruptures douloureuses auxquels il est soumis à partir de sa naissance. Il y a cependant des circonstances dans lesquelles le sujet est soumis à des événements tellement violents qu'il rencontre de véritables pannes de la pensée, qu'il éprouve ce que Freud (1920) a décrit en terme d'effroi. Il est alors confronté à des images d'horreur que sa psyché ne peut métaboliser. L'homme a toujours été touché par les catastrophes naturelles, les conflits armés de plus ou moins grande ampleur, les épidémies, les famines. Depuis le dix-neuvième siècle, le progrès technologique est lui aussi source de diverses catastrophes et accidents. La souffrance psychique qu'engendrent de tels événements a été progressivement prise en compte depuis le siècle dernier, amenant des propositions de soins médicaux et psychologiques dans lesquels les psychologues ont pris leur place.

Les interventions psychologiques d'urgence se sont largement développées en France depuis plus d'une dizaine d'année. Des psychologues interviennent auprès de personnes confrontées à des événements à fortes potentialités traumatiques, tant dans le cadre de missions humanitaires (guerres, catastrophes naturelles) que dans des structures associatives, pour des sujets victimes de différentes formes de violence (agressions sexuelles, physiques, menaces de mort). De même les grandes entreprises publiques de transports (RATP, SNCF) emploient des psychologues qui interviennent auprès de leur personnel lorsque celui-ci est confronté à des accidents, des agressions, des suicides. Des psychologues ont également été recrutés dans les services d'accueil d'urgence des hôpitaux publics ainsi que dans des Cellules d'Urgence Médico-Psychologiques attachées aux Services d'Aide Médicale Urgente. Les rescapés de ces événements violents ont vu dans le passé l'authenticité de leur souffrance être suspectée, aujourd'hui ils accèdent à un statut de victime, comportant des enjeux sociaux et politiques complexes et souvent ambiguës (Fassin et Rechtman, 2007).

Lorsqu'un psychologue est sollicité dans l'urgence, il a bien souvent à faire face à une demande qui s'inscrit d'emblée dans un contexte social et politique, qui presse un sujet (un groupe de personnes) ou un tiers à l'interpeller afin d'obtenir de lui l'écoute et/ou la prise en charge rapide des sujets et de la situation en question.

DEMANDE SOCIALE

Les interventions des psychologues dans des événements dramatiques collectifs ou individuels s'effectuent à partir d'une demande sociale visant d'une part à rétablir au plus vite le fonctionnement d'une institution en aidant ses membres à être à nouveau opérationnels. D'autre part, elles permettent que le processus traumatogène trouve pour chacun des voies de dégagement et que l'événement puisse s'inscrire dans son histoire et sa dynamique personnelle. Toute réflexion éthique concernant les activités des psychologues dans l'urgence ne peut s'envisager qu'en prenant en compte le contexte environnemental dans lequel elles s'exercent.

Les demandes sociales relatives à des interventions de psychologues dans l'urgence étant devenues des faits de société, ceux-ci doivent être vigilants sur les objectifs et le sens de leurs actions. Ils sont parfois amenés à expliciter et délimiter le champ dans lequel ils interviennent, auprès des sujets qu'ils rencontrent mais aussi auprès des représentants du pouvoir politique et administratif. Les personnels soignants et socio-éducatifs, parfois de simples témoins, sont confrontés aux manifestations émotionnelles parfois spectaculaires d'un sujet en réaction à un événement particulier. L'annonce d'une maladie grave, d'un handicap, d'un décès, d'une maltraitance grave, entraîne ces réactions qui déconcertent ceux qui y sont confrontés. Le recours au psychologue dans de telles situations est aujourd'hui fréquent, souvent préféré au psychiatre dont l'intervention est repérée du côté des crises aiguës engendrées par la maladie mentale. Qu'attend-on du psychologue dans ces cas-là ? Sans doute qu'il canalise l'expression d'une souffrance insupportable pour toutes les personnes qui en sont les témoins et désorganisatrice pour le fonctionnement d'une institution. Le psychologue contribuerait ainsi à enrayer, limiter immédiatement des manifestations parfois bruyantes : cris, pleurs, agitation, insultes. Certains événements entraînant ces manifestations s'inscrivent d'emblée dans un contexte socio-politique précis, tels que les suicides en entreprise ou la série d'incendies qui en 2005 a frappé en région parisienne des personnes mal logées en situation de précarité (Coq et Cremniter, 2007).

L'ATTENTE DES INSTITUTIONS

L'attente implicite d'une institution faisant appel à un psychologue dans l'urgence est de permettre à celle-ci de reprendre le cours de son fonctionnement. Le psychologue en prenant rapidement en charge une personne, plus souvent un groupe de personnes, permettrait ce retour à la normale. Tout responsable ou équipe dirigeante d'une entreprise ou d'une institution (scolaire ou administrative) qui penserait ainsi surmonter un événement dramatique risque quelques désillusions, de même que le psychologue intervenant. L'absence d'une politique de communication, de témoignages de sollicitude, d'hommages à une personne décédée, de la part de la direction renforce un climat de tension dans l'institution confrontée à un événement violent et contribue à majorer des symptômes psychotraumatiques. Un événement grave dans une institution nécessite de la part de sa direction, une gestion de la crise (Lagadec, 1991). Les psychologues intervenant auprès de victimes en milieu professionnel sont ainsi amenés à prendre en compte les spécificités liées au contexte de l'entreprise et la crise psychosociale qu'elle traverse (Combalbert et Lançon, 2006).

Des demandes d'aide à la gestion de crise peuvent être faites aux psychologues par des directeurs d'établissements scolaires, d'entreprises ou de structures de soins. De même des sollicitations visant à établir une souffrance au travail peuvent s'exprimer chez certains employés révoltés contre le suicide ou l'accident du travail qui vient de se produire. Le psychologue dans ce contexte de crise peut être mis en place de celui qui aurait des solutions au niveau individuel, groupal et institutionnel, ce qui est à très haut risque sur le plan éthique. Il est amené à préciser les règles déontologiques qui sous-tendent sa pratique : probité, neutralité, confidentialité. Les personnes qui ne veulent pas le rencontrer n'ont pas à s'en justifier. Il est important qu'il soit vigilant par rapport à cette règle, la systématisation de certains protocoles de crises instaurant une prise en charge de toutes les personnes appartenant à l'institution. Certaines pressions hiérarchiques mais aussi amicales peuvent s'exercer sur des personnes exprimant leur mal-être, qui déclinent l'invitation à participer à un débriefing ou un groupe de parole, de même qu'à un entretien individuel. Expliciter ces différentes règles avant toute prise en charge individuelle ou collective est indispensable.

NORMES ET NORMALITÉ

Un modèle normatif à même d'énoncer ce qu'éprouve et comment réagit une personne confrontée à un événement violent existe-il ? Le stress adapté peut apparaître comme un comportement idéal dans l'immédiateté d'un événement : c'est celui du héros qui par les effets psychologiques positifs du stress focalise son attention, mobilise ses capacités et agit rapidement d'une façon adaptée et efficace. Cette conduite ne garantit pas la personne contre une intrusion traumatique, par contre ceux qui n'ont pas eu cette attitude sont souvent envahis par un sentiment de honte et de culpabilité. La clinique nous apprend que ce ne sont pas forcément les manifestations comportementales les plus bruyantes (cris, pleurs, agitations) qui signent l'irruption d'un traumatisme psychique chez un sujet (Lebigot, 2005).

Est-il normal de pleurer et de trembler après avoir été menacé de mort lors d'un braquage de banque ? Sans doute, mais alors pourquoi demander l'intervention immédiate d'un psychologue ? Une visée informative et préventive est dans ce cas mise en avant car un syndrome psychotraumatique peut apparaître après un temps de latence plus ou moins important. Les grandes manifestations de détresse exprimées par une mère à l'annonce du décès brutal de son enfant ne sont-elles pas normales ? À l'inverse l'absence d'émotion doit-elle amener rapidement le clinicien à évoquer une conduite anormale répondant à un état pathologique ? Un état de sidération ou d'anesthésie affective dans l'immédiateté d'un événement doit-il conduire à dispenser des soins ? Certainement pas, le psychologue doit être à même de reconnaître la singularité psychique de chaque individu dans l'expression de sa souffrance. De même un comportement bruyant tel qu'un état d'agitation doit-il amener le psychologue à intervenir ou à orienter cette personne vers un psychiatre ?

Lorsqu'un sujet réagit ainsi à la suite d'une agression dont il a été victime, ou lorsqu'il apprend une nouvelle pour lui impensable comme la mort de son enfant, ce comportement ne doit-il pas plutôt être supporté comme une réaction à respecter face à une situation anormale? Lorsqu'une personne manifeste ce même comportement sur les lieux mêmes d'une catastrophe, au risque d'entraîner un état de panique collective, de gêner des manœuvres de réanimation, de se mettre parfois en danger, le psychologue qui est sur place tente d'établir un lien avec elle, il essaie d'enrayer la désorganisation psychique qui l'envahit.

Des changements importants sur le plan sociologique, historique, anthropologique et culturel font que la mort, familière au Moyen Âge est devenue aujourd'hui étrangère à l'homme occidental (Ariès, 1975). La mort des enfants est devenue beaucoup plus rare depuis un siècle, si bien qu'elle est ressentie de nos jours comme un événement traumatogène (Bacqué, 2002). La mort d'un enfant fait éprouver à ses parents un fort sentiment d'injustice et parfois de révolte vis-à-vis du destin. Cependant la perte brutale d'un enfant doit-elle faire l'objet d'une prise en charge psychologique systématique des membres de sa famille? Une équipe de soins, de même que l'entourage d'une famille endeuillée, se sent désarmée face aux manifestations de souffrance et de désespoir de celle-ci. Une question émerge souvent: «Que dire à des parents à qui le médecin vient annoncer le décès de leur enfant?» Un psychologue saurait-il prononcer dans ces circonstances les mots qu'il conviendrait de dire? Le psychologue connaît certains travaux relatifs au choc de l'annonce d'un décès, au processus de deuil et à ses aléas traumatiques et psychopathologiques. Il dispose également de repères concernant le concept de mort chez l'enfant. Ces quelques éléments de connaissances toujours relatifs ne peuvent être transmis comme tels aux familles; ils constituent seulement quelques repères cliniques pour le psychologue. La psychologisation de la mort et du deuil est une impasse dans laquelle les psychologues ne doivent pas entraîner les personnes endeuillées; si certaines situations et circonstances les amènent à intervenir, cela ne saurait être la norme.

LE PSYCHOLOGUE DANS LES SITUATIONS D'URGENCE

La demande?

Bien que ce ne soient pas les cas les plus fréquents, certaines demandes de prise en charge psychologique sont faites dans l'urgence : il s'agit souvent de vouloir « être débarrassé » de l'image traumatique qui s'impose à la conscience. Très souvent ces situations engendrent un sentiment d'urgence chez certains tiers et chez la plupart des intervenants qui y sont confrontés. C'est parfois quelqu'un de la famille qui est très inquiet pour l'un de ses membres (violences conjugales, inceste, maltraitance physique) ; dans d'autres cas c'est un enseignant qui s'alarme de la situation de l'un de ses élèves (carences éducatives majeures, maltraitances). Les psychologues, quel que soit leur lieu d'exercice, sont nombreux à recevoir ces tiers qui leur font part de situations dans lesquelles ils estiment qu'une ou parfois plusieurs personnes sont en danger. Ce sentiment d'urgence devant une situation qui paraît préoccupante peut toucher à travers ses membres toute une institution.

Le consentement libre du sujet pour tout entretien individuel ou de groupe avec un psychologue est un principe éthique qu'il est important de respecter et faire respecter dans l'urgence. Sur les lieux d'une catastrophe, si le psychologue est là, se présente, propose un entretien, un groupe, certains sujets ne peuvent-ils pas se sentir contraints à cette rencontre ? Celle-ci constituerait pour les rescapés une sorte de passage obligé dans la chaîne des secours.

Les tenants des interventions psychothérapeutiques précoces s'appuient sur la spécificité de l'incidence traumatogène sur les impliqués pour, comme le propose F. Lebigot (2001), « aller au-devant d'eux et les aider à construire une demande ». Se présenter comme psychologue et énoncer clairement qu'un entretien, un groupe de parole n'a aucun caractère obligatoire, permet de clarifier cette proposition. Lorsque des personnes sont vues en entretien individuel ou de groupe, il est important d'en expliquer le cadre, les objectifs et les limites.

Après avoir été confrontées à un événement violent dont elles sortent indemnes (accident, braquage de banque....) des personnes, fussent-elles choquées ou stressées, préfèrent retrouver au plus vite leurs proches plutôt qu'un psychologue. Certaines s'en sont vues empêchées par des intervenants zélés qui les ont ainsi « retenues » pendant plus de deux heures, avant l'arrivée des psychologues. Un entretien dans ces conditions est à proscrire, mais l'explicitation des modalités d'intervention du psychologue auprès de ces intervenants zélés est une nécessité (ces cas sont peu fréquents mais caricaturaux). Comme le souligne C. Mormont (2006) il existe une confusion entre l'événement et ses effets. Ainsi être exposé à un événement impliquerait automatiquement d'« être traumatisé » et recevoir des soins psychologiques spécialisés serait devenu nécessaire et systématique.

Lorsque des personnes souhaitent au contraire rencontrer un psychologue, il est important de ne répondre à cette demande que si l'on dispose des moyens logistiques permettant de se rendre auprès d'elles dans un délai acceptable par elles. Lorsque ce n'est pas le cas, le psychologue peut leur proposer par téléphone de les recevoir le lendemain. Le psychologue est ainsi confronté à des choix éthiques dont il doit pouvoir répondre, poussé, pressé par la temporalité des faits divers, dont il est un des acteurs. L'essai de Jacques Gaillard (2003) intitulé : « les psychologues sont sur place », phrase récurrente des médias lorsqu'ils rapportent des événements catastrophiques, met en évidence comment les psychologues se trouvent ainsi placés sur le devant de la scène sociale.

Confidentialité

L'exercice de la psychologie d'urgence ne saurait faire l'impasse sur la confidentialité. Intervenir en dehors d'un bureau de consultation (*a priori* insonorisé) pose de multiples problèmes dans ce domaine. Il implique une grande vigilance, en particulier lorsqu'une personne s'adresse au psychologue en présence de tiers. Doit-on considérer dans ces cas-là que tout échange est impossible, faute de cette garantie de confidentialité ? Ou faut-il trouver le lieu optimal dans un contexte particulier ? Nous irions plutôt dans ce sens lorsqu'une demande d'écoute ne peut être différée chez une personne en grande souffrance psychique ou mettant gravement sa vie en danger (nous proposons plus loin un cas de ce type).

Proposition d'écoute et de soins

Dans le contexte de l'urgence, qu'est-ce qu'un psychologue peut bien faire de spécifique sur le théâtre d'une opération de secours ? Avant l'arrivée des psychologues, les secouristes ne faisaient-ils pas cet accompagnement avec chaleur et empathie ? Qu'apporte à une victime indemne ou à un blessé conscient la présence d'un psychologue ?

Il est celui qui est disponible pour remettre de l'humanité dans une situation qui a basculé dans l'inhumain et l'horreur, celui qui ne porte pas de jugement alors qu'un ou des coupables sont déjà désignés (agressions, attentats, braquage), qui ne culpabilise pas (un parent qui s'absente en laissant seul son jeune enfant dans un appartement avec une fenêtre ouverte par laquelle l'enfant tombe), qui ne déculpabilise pas non plus (prise de position naturelle mais bien inutile et à même de faire taire celui qui a justement besoin d'exprimer cette culpabilité). Dans de telles circonstances le psychologue se livre sans doute à un « exercice d'équilibriste », pressé par le temps de l'urgence : arrive-t-il encore à penser le sens et les objectifs de sa présence et de ses interventions ? La présence d'un psychologue dans une catastrophe et dans les suites de celle-ci est devenue un fait de société et cependant son cadre d'intervention et la dimension éthique qui le sous-tend restent problématiques. L'intervention du psychologue, utile et utilitaire, s'effectue dans un cadre difficile à cerner, au milieu de multiples autres intervenants : pompiers, médecins, infirmiers, policiers, représentants de l'État et des collectivités. Il risque à chaque instant d'être « utilisé » bien malgré lui dans des missions qui ne sont pas les siennes, neutralisant ainsi sa position d'écoute bienveillante…

Les situations d'urgence créent chez les sujets qui y sont confrontés un état de vulnérabilité psychique qui oblige le clinicien à créer un échange de paroles au cours duquel il peut très rapidement repérer des zones de fragilité dans la structure et le fonctionnement psychique du sujet. Des événements traumatogènes passés sont parfois également évoqués.

Dans de telles circonstances, le respect des mécanismes de défense du sujet et de ses espaces de vulnérabilité est essentiel. Cela implique de la part du clinicien un engagement important dans l'écoute, l'étayage, la présence psychique aux côtés de cet autre confronté à une situation inimaginable. La dimension corporelle de cet étayage est souvent présente, action qui consiste dans ces circonstances à poser la main sur l'épaule du sujet, à être à une distance corporelle très réduite, à maintenir un contact œil à œil avec lui. Le clinicien veille à ne pas se positionner comme tout-puissant face à une personne en détresse psychique et à ne pas la placer ainsi dans un état de dépendance, mais au contraire il soutient son autonomie psychique.

La position éthique du psychologue repose sur une évaluation clinique constante des dynamiques psychiques de chacun ainsi que de la situation groupale et de leurs dimensions évolutives. Un ajustement permanent à la distance relationnelle est indispensable. Dans le contexte de l'urgence, il est parfois essentiel de s'abstenir de toute intervention, de respecter l'intimité d'un sujet, d'un couple, d'une famille. Lorsque le clinicien s'interroge sur la pertinence de sa présence et son intérêt pour les personnes qu'il prend en charge, il peut se retirer tout en restant disponible.

M. Hanus (2000) rapporte à ce sujet un témoignage exemplaire. Il s'agit de celui d'une femme aux prises avec une psychologue lorsque son père a été hospitalisé dans une unité de soins palliatifs : « ... *Elle veut absolument aider... même quand on a pas besoin d'elle, c'est très pesant, elle m'a gâché les dernières semaines où j'ai vu mon père... Elle m'expliquait ce que c'était que la mort, elle m'expliquait les rapports père/fille... J'ai failli la tuer... Je lui ai dit qu'elle était chiante, elle a mis ça sur le compte de ma douleur mentale...* ».

Le psychologue et les médias

La responsabilité du psychologue dans la diffusion de la psychologie auprès du grand public par l'intermédiaire des médias est importante. On constatera d'abord que les psychologues ne sont pas les seuls à se présenter comme des spécialistes de la psychologie, les psychiatres se désignent comme tels et la confusion entre les deux professions est particulièrement récurrente dans les médias. Plus grave est la reprise et l'utilisation par la presse de termes appartenant au vocabulaire de la psychologie et de la psychanalyse. L'expression « travail de deuil » lorsqu'il concerne les familles des victimes, particulièrement lorsque le corps de leurs proches n'a pas été retrouvé, est utilisé d'une manière simpliste voire préjudiciable pour ces familles. Le processus de deuil se révèle un phénomène complexe, singulier pour chaque sujet, toute généralisation abusive ne peut conduire qu'à une caricature. La médiatisation des catastrophes tant dans leur immédiateté que dans leurs suites judiciaires, place le psychologue devant une première question : doit-il accepter un interview à chaud d'un journaliste, que ce dernier appartienne à la presse écrite, radiophonique ou télévisée ?

Rien n'interdit au psychologue d'accepter un interview, c'est un moyen de démystifier certaines idées reçues concernant les pratiques de la psychologie. Durant celui-ci, il peut ne pas reprendre les propos dramatisés d'un journaliste, mais les reformuler plus sobrement en refusant ainsi le sensationnalisme.

QUELQUES SITUATIONS

Braquage

Le Directeur des Ressources Humaines d'un groupe bancaire demande au SAMU, sur les conseils des forces de police, un soutien psychologique pour quatre conseillers bancaires qui viennent d'être victimes d'un braquage dans l'une des agences de ce groupe. Le psychologue du SAMU (des sociétés privées créées par des psychologues spécialisés dans le psychotraumatisme assurent également ce type de prise en charge auprès des personnels des banques) se rend rapidement dans cette agence bancaire où il rencontre dans un premier temps les conseillers en groupe et par la suite individuellement.

Une demande de ce type auprès d'un psychologue, nécessite de s'assurer que chaque personne pour qui ce soutien a été sollicité consent librement à le rencontrer. Dans l'immédiateté de l'événement le psychologue procède à un « déchocage », première rencontre au cours de laquelle les personnes impliquées dans l'événement s'expriment si elles le souhaitent car il ne s'agit en aucun cas de les entraîner à verbaliser à tout prix. Une proposition de débriefing psychologique leur est faite pour les jours qui suivent, ils ont là aussi la possibilité de l'accepter ou de la refuser. La technique du débriefing (Lebigot, Damiani et Mathieu, 2001) lorsque l'indication en est bien posée, permet au groupe de fonctionner à nouveau, laissant percevoir la dimension utilitaire d'une telle demande pour une direction des ressources humaines. Cette prise en compte par la direction, du choc psychologique occasionné par un braquage est souvent bien perçue par le personnel, les refus de rencontrer un psychologue individuellement ou collectivement sont assez rares dans de tels cas. Une intervention comme celle-ci repose sur un corpus théorique relatif au traumatisme psychique tel qu'ont pu l'élaborer Oppenheim, Charcot, Freud, Janet et Ferenczi, puis Crocq, Barrois et Lebigot l'approfondir et proposer une méthode d'intervention et un dispositif de soins et de prévention (Crocq, 1998).

La mort d'un enfant

Un matin, Jean, 13 mois, a échappé à la vigilance de ses parents et réussi à escalader la barrière de protection installée devant la fenêtre. Il est tombé par celle-ci deux étages plus bas, la tête la première sur le trottoir. À l'arrivée des secours Jean est en arrêt cardio-respiratoire, l'équipe du Service Mobile d'Urgence et de Réanimation Pédiatrique parvient à le réanimer mais suspecte qu'il est en état de mort cérébrale. Les parents de Jean ont tout de suite compris l'extrême gravité des blessures dont souffre leur fils, mais ils s'accro-

chent à l'espoir que représente son admission dans un grand hôpital parisien.

Jean ne peut être sauvé, l'état de mort encéphalique dû à un traumatisme crânien gravissime est confirmé. À 12 h 30 le médecin réanimateur prononce le décès de Jean et l'annonce à ses parents qui sont avec les grands-parents paternels. Les parents sont anéantis de douleur, la mère (qui attend un autre enfant) s'affaisse sur le sol. Les grands-parents tentent de soutenir la détresse des parents, ceux-ci sont envahis d'une culpabilité massive. Le réanimateur demande l'intervention du psychologue assurant la prise en charge des familles des enfants admis dans ce service de réanimation traumatologique pédiatrique.

Demandée par l'équipe médicale et paramédicale, la présence d'un psychologue dans le moment de crise que représente la mort d'un enfant dans une famille ne va pas de soi.

Les manifestations que cette mort entraîne pour chaque membre de la famille doivent-elles être psychologisées ? Dans ce cas comme dans les autres, c'est une proposition de prise en charge qui est faite, les parents ayant la possibilité de la refuser, mais cela est très rare. Cette prise en charge prend des modalités très variables, qui se construisent au fur et à mesure avec la famille. La présence du psychologue, dans un moment aussi intime que celui du chagrin, du désespoir, de la détresse des membres d'une famille dû au décès d'un enfant doit être questionnée en permanence par celui-ci lorsqu'il est auprès d'eux.

Le psychologue prend aussi en compte la qualité des soutiens familiaux et amicaux dont peuvent bénéficier les parents dans de tels moments ; c'est un élément très important. Dans le cas des parents de Jean, les grands-parents paternels sont eux-mêmes trop affectés pour les soutenir efficacement. Le père de Jean demande à rencontrer seul le psychologue. Il lui exprime sa peur de voir le corps de son fils, craignant que cette vision soit traumatisante pour lui et sa femme. Il lui exprime également sa perplexité devant le conseil que viennent de lui donner ses parents de se débarrasser au plus vite de toutes les affaires personnelles de Jean. Dans un entretien comme celui-ci, le psychologue doit veiller à une stricte neutralité tout en soutenant et aidant ce père.

Il s'agit de lui permettre d'organiser sa pensée dans une situation impensable, de l'aider à retrouver une autonomie lui permettant d'assumer ses choix quels qu'ils soient.

Le père de Jean prendra la décision de se rendre auprès du corps de son fils et demandera au psychologue s'il peut l'accompagner, ce que celui-ci acceptera. Plus tard la mère rejoindra son mari auprès du corps de leur fils, ils s'étreignent en larmes. Peu après le psychologue proposera aux parents de se retirer. Ce moment intime auprès du corps de leur fils n'a nul besoin d'un tiers.

Dans le vide de huit étages

Marlon a enjambé la rambarde de balcon du studio qu'il partage avec sa femme. Celui-ci est au huitième étage, il est ainsi dos au vide, ses pieds sont en appui sur l'espace étroit que constitue le rebord externe du balcon. Un important dispositif a été mis en place par la brigade des sapeurs-pompiers et les forces de police ont délimité un périmètre de sécurité.

Dans la nuit, Marlon a frappé sa femme au visage, après qu'elle lui eu avoué qu'elle se prostituait depuis près d'un an. Devant la violence de son mari, celle-ci a appelé les forces de police ; à leur arrivée il menace de se jeter dans le vide s'il est interpellé. Après une concertation entre le médecin des sapeurs pompiers, le psychiatre et le psychologue du SAMU, c'est ce dernier qui va prendre le relais du sapeur-pompier qui a tenté de parlementer avec Marlon depuis deux heures. Pourquoi le psychologue plutôt que le psychiatre ou le médecin urgentiste des pompiers ? Dans ce cas précis le psychologue représente un interlocuteur se situant en dehors du champ médical et psychiatrique, pour lequel Marlon a exprimé sa méfiance, voire son rejet. Quel est l'objectif de cette intervention du psychologue ? C'est d'entrer en relation avec Marlon afin qu'il renonce à ses menaces et cesse ainsi de se mettre en danger. Marlon ne refuse pas le dialogue qui se fait d'une manière particulière sur le balcon, le psychologue passant sa tête par l'extérieur (une cloison de plexiglace opaque sépare les deux balcons) pour lui parler. Marlon ne supporte pas l'idée d'être mis en garde à vue. Il a été incarcéré durant un an et craint de retourner en prison à la suite des coups qu'il vient de porter à sa femme. Marlon alterne des moments dépressifs avec pleurs avec des moments violents. Au-delà de la communication verbale, l'échange non verbal semble important, particulièrement les croisements de regard entre Marlon et le psychologue. Les intentions suicidaires de Marlon apparaissent ambivalentes mais la fatigue (il n'a pas dormi de la nuit), une alcoolisation probable, une position acro-

batique dans une attitude provocatrice, le mettent en grand danger. Parfois il ne tient la rambarde que d'une main et interpelle bruyamment les forces de police en se tournant vers le vide.

Les menaces suicidaires constituent des situations d'urgence dans lesquelles le psychologue est parfois sollicité. Il est alors confronté à un questionnement éthique et déontologique dont il ne peut faire l'économie. La menace de mettre fin à ses jours particulièrement lorsque la personne se met d'emblée en danger relève de la médecine d'urgence et de la psychiatrie. L'intervention du psychologue ne peut se faire dans ce cadre que si on fait appel à lui. Mais ce dernier peut mettre en avant la clause de conscience de son code de déontologie, d'une part s'il ne peut appréhender clairement les objectifs de son intervention et être en accord avec ce qu'ils engagent du respect de la personne, d'autre part s'il estime ne pas avoir les compétences nécessaires face à ce type de situation.

Dans une intervention de ce genre, le psychologue s'inscrit dans « une éthique de la responsabilité qui suppose un engagement en acte » (Samacher, 1998).

Le psychologue n'est pas un négociateur, métier différent auquel s'attachent d'autres objectifs visant à proposer une solution concrète. Marlon a accepté la présence du psychologue, ainsi que de dialoguer avec lui ; cet échange qui ne présente certes aucune dimension confidentielle lui a permis d'exprimer toute sa souffrance psychique. Manifester un intérêt constant et authentique pour cet homme en grande détresse, rester aussi en lien par le regard, réfléchir chaque mot prononcé, tout en essayant de garder une certaine spontanéité ont contribué à permettre à Marlon d'envisager une autre solution que celle radicale de se jeter dans le vide. Marlon a demandé à voir sa femme sur le balcon, celle-ci a accepté, un dialogue s'est renoué entre eux. Épuisé, Marlon se laissera saisir par les sapeurs-pompiers qui se trouvaient à proximité et étaient prêts à intervenir afin qu'il ne tombe pas dans le vide.

Marlon demandera justement au psychologue de ne pas le « laisser tomber » mais de rester auprès de lui, ce que ce dernier accepte. Conduit à l'infirmerie de la préfecture de police, dans un véhicule des pompiers, Marlon poursuit spontanément durant un trajet de trois quarts d'heure l'échange qu'il avait engagé avec le psychologue. Il parle des deux enfants de sa femme, qu'il accompagne à l'école et essaie de soutenir dans leur scolarité.

Signalement dans l'urgence

Miloud, 4 ans, est tombé par la fenêtre du troisième étage, ses parents étant sortis promener leurs chiens en le laissant avec ses deux sœurs âgées respectivement de 4 mois et 6 ans. Ayant beaucoup de difficultés pour s'endormir, peut-être cherchant ses parents, il se glisse entre les barres de protection qui sont devant la fenêtre et chute la tête la première. Souffrant d'un traumatisme crânien et d'une fracture du tibia, il est transporté à l'hôpital. Quelques heures plus tard, le psychologue propose aux parents de les rencontrer, ceux-ci acceptent cet entretien. La situation de ces très jeunes parents apparaît d'emblée complexe. La mère âgée de vingt et un ans a déjà quatre enfants, les deux plus jeunes sont atteints de mucoviscidose. Miloud qui est le second de la fratrie est décrit par les parents comme un garçon « qui bouge tout le temps » et qui, depuis une dizaine de jours, a de grandes difficultés pour s'endormir.

Cet entretien suscite chez le psychologue un sentiment d'inquiétude pour l'ensemble de la famille. Il propose aux parents de prendre rendez-vous pour Miloud au Centre médico-psychologique de la ville où ils habitent. L'assistante sociale de l'hôpital a eu un entretien avec les parents qui l'a conduite à prévenir le service de protection maternelle et infantile qui suit les enfants de la fratrie. Le médecin de ce service sollicite le psychologue et l'assistante sociale de l'hôpital pour qu'ils s'associent à un signalement judiciaire concernant cette famille dans les jours qui suivent. Le service est en effet très inquiet pour les quatre enfants. Ce couple refuse ou met en échec les mesures d'accompagnement médico-social et sanitaire qui leurs sont proposées depuis plusieurs années. L'accident dont vient d'être victime Miloud renforce l'idée que ces enfants sont dans une situation de danger.

Un signalement judiciaire répond à une situation de danger avéré. L'accident de Miloud peut être appréhendé comme une négligence parentale dont les conséquences auraient pu être plus graves pour ce garçon. Dans cette situation, aucun élément ne permet d'établir un signalement faisant état de violences graves exercées par ces parents sur l'un de leurs enfants. À travers l'entretien que le psychologue a eu avec les parents, il n'a pas eu connaissance de faits de maltraitance mettant directement en danger les enfants. L'entretien qu'il a eu avec eux a été effectué dans le cadre d'un accompagnement psychologique immédiat et leur a été présenté comme tel et non d'un entretien destiné à une évaluation psycho-sociale de cette famille. Si les intervenantes du service de protection maternelle et infantile estiment à partir du nouvel élément que constitue l'accident de Miloud devoir faire un signalement, le psychologue n'a pas à interférer dans cette décision, mais dans ce contexte il n'a pas à s'associer à ce signalement judiciaire. Cependant, à travers l'entretien psychologique qui a eu lieu, les parents et Miloud apparaissent en souffrance psychique, le risque que ce garçon ou l'un de ses frères et sœurs se mettent ou soient en danger n'est pas négligeable et ne peut être occulté par le psychologue. Il apparaît important qu'il informe les parents de Miloud du fait qu'il a été contacté par la PMI et qu'il leur propose de les rencontrer. Dans une situation de ce type, le psychologue doit veiller comme dans les autres situations évoquées à maintenir son cadre de pensée, à ne pas se laisser déborder par le sentiment d'urgence que suscite la situation d'une famille comme celle-ci confrontée à de multiples problèmes.

Psychologue encore

Huit heures trente du matin dans le métro parisien, un homme d'une trentaine d'année tente de vendre aux voyageurs de la rame de métro dans laquelle il se trouve, un journal écrit par des sans abri, sa voix claire au début, prend progressivement un ton désespéré, « personne n'en veut de mes journaux » et il jette ceux-ci par terre avant de se mettre à pleurer à gros sanglots. Cet homme dit qu'il est au bout du rouleau, qu'il n'en peut plus. Une seule personne dans le wagon tente de le réconforter et ramasse ses journaux qui jonchent le sol. Un psychologue qui se rend à un colloque est dans ce wagon, plusieurs choix se présentent à lui : ne pas intervenir, estimant qu'il ne peut rien faire de plus pour cet homme que la personne qui l'a déjà fait. Ou se présenter comme psychologue et lui proposer son aide, estimant que c'est de son rôle et de sa compétence de psychologue d'agir ainsi devant quelqu'un qui apparaît en détresse psychologique (même s'il doit arriver très en retard dans le colloque où il est attendu comme orateur). L'homme accepte la proposition d'aide du psychologue.

Dans ce second choix, le psychologue met ses compétences au service de cet homme, en dehors de son cadre professionnel. Cette prise de position repose sur des considérations morales, elle n'est pourtant pas sans risques. Intervenir en dehors de tout cadre implique de se poser un certain nombre de questions. Faut-il discuter avec cet homme à l'écart des autres voyageurs sur le quai du métro ? Quels objectifs peuvent être donnés à cet échange ? Quelle disponibilité temporelle peut donner le psychologue ? Ce dernier, avec l'accord de cet homme, pourrait aussi prévenir ou lui proposer de prévenir un proche ou un travailleur social le connaissant. S'il juge son état dépressif inquiétant, il peut l'accompagner dans un service d'urgence psychiatrique. Quelles que soient les options prises, le psychologue contracte un véritable engagement moral vis-à-vis de cet homme, en lui proposant son soutien comme citoyen mais aussi comme professionnel. S'il l'estime en danger, il ne peut le lâcher sans qu'un relais soit pris par d'autres.

PENSER DANS L'URGENCE

Les situations d'urgence amènent le psychologue à construire et maintenir un espace de pensée malgré la pression du temps. Elles lui font prendre le risque d'être dans un agir qui tente d'apaiser une angoisse collective, mais n'est plus au service d'une personne, faute de pouvoir s'engager dans une pensée créatrice amorçant un processus de subjectivation. À l'inverse, cette pression qu'exerce une situation d'urgence peut conduire le psychologue à refuser de s'engager et d'agir. Il reste alors un simple témoin, lucide et critique, mais n'est pas à même d'être présent et engagé vis-à-vis de cet autre pris dans l'urgence.

La ligne directrice qui nous paraît la plus à même de laisser un espace à la réflexion éthique au quotidien est celle qui consiste à penser d'abord la situation dans laquelle est pris un sujet. La résolution des situations dans un agir rapide est souvent illusoire, le temps nécessaire à l'analyse de la situation est indispensable, l'urgence ne saurait en faire l'économie.

Un positionnement éthique du psychologue (Bourguignon, 2003) dans ce champ clinique comme dans d'autres domaines d'intervention d'ailleurs, implique de sa part un engagement dans l'action. Il ne peut se replier sur une position de neutralité.

Place du sujet et vieillissement
Quelques questions éthiques rencontrées par le psychologue en gériatrie

Florence Moulin

La pratique de la psychologie clinique en gériatrie au contact de malades atteints de démence nous met face à des questions éthiques particulières et souvent inédites du fait même de cette maladie qui atteint les fonctions supérieures. S'interroger éthiquement renvoie à la place du sujet dans nos interventions et à la façon dont nous pouvons ou devons agir pour qu'en toute circonstance soit garanti le maintien du respect et de la dignité de la personne malade. C'est parfois une tâche difficile et qui requiert toute notre attention notamment lorsque nous sommes face à des patients sévèrement atteints chez qui le jugement, la pensée et parfois le langage sont altérés. Peut-on alors recevoir leurs souhaits ou leurs désirs ? Comment s'adresser à eux pour les informer et recueillir leurs choix s'il y a lieu ? Sont-ils encore suffisamment autonomes pour être entendus ?

Ainsi, la question de l'autonomie est centrale chez ces malades, en particulier lorsqu'on est dans des situations qui nécessitent l'engagement du sujet telles que coopérer à un examen, donner son accord à un traitement, accepter des soins. Le respect de la personne est l'un des piliers de l'éthique médicale, comme le sont la bienfaisance, la non-malfaisance et la justice.

Le respect de la personne, de sa dignité, de son autonomie sont au centre de nos questionnements, au cœur même de nos pratiques. L'autonomie renvoie à la capacité du sujet à faire des choix et prendre des décisions pour lui-même. Dans le domaine qui nous intéresse, cela signifie d'admettre que le sujet est souverain face aux choix thérapeutiques qui lui sont proposés. Notre question concernera ici essentiellement les limites de l'autonomie. En effet, si la maladie d'Alzheimer touche en premier lieu la mémoire, elle affecte progressivement toutes les autres grandes fonctions cognitives jusqu'à perturber le jugement, la pensée et les capacités de communication. C'est l'aboutissement d'un lent processus qui peut prendre plusieurs années et il serait bien périlleux de déterminer le moment à partir duquel une personne ne dispose plus de capacités suffisantes de discernement pour que sa volonté soit entendue. Le respect de la personne implique une constante recherche du maintien de sa dignité quel que soit son état physique ou mental, au seul motif qu'elle appartient à la communauté humaine. Ce principe ne tolère aucune exception et s'applique de la naissance à la mort.

Les cas que nous présentons, inspirés de situations réelles rencontrées dans différents centres hospitaliers s'occupant des troubles de la mémoire — les « Centres Mémoire » — se placent dans le cadre de l'évaluation neuropsychologique, des soins psychologiques et du placement en institution.

L'ÉVALUATION NEUROPSYCHOLOGIQUE

Rappelons le cadre de cette situation. Le bilan neuropsychologique d'évaluation des troubles cognitifs de la démence est prescrit par un médecin qui, le plus souvent, laisse au psychologue le choix des tests qu'il utilisera. Les résultats de cet examen sont précieux puisqu'ils permettront, en association à d'autres examens, de porter un diagnostic puis, le cas échéant, de proposer un projet de soins (traitement pharmacologique, prises en charge diverses, soutien psychologique, programme d'aide aux aidants). En arrière-fond réside l'idée que, d'une part, dans l'intérêt du patient, le diagnostic doit pouvoir être porté le plus rapidement possible afin de mettre en place sans tarder les traitements qui s'imposent et que, d'autre part, ceux-ci seront d'autant plus efficaces qu'ils seront appliqués précocement.

Ces sujets présentent une plainte cognitive, le plus souvent mnésique. Bien que depuis quelques années, du fait de l'importante médiatisation de la maladie d'Alzheimer, nous recevions des patients à des stades de plus en plus précoces, il n'est pas rare d'être encore confrontés à des patients plus sévèrement atteints et qui posent des problèmes spécifiques liés à l'étendue de leurs troubles. Les problèmes sont rendus ici complexes par le fait que le point de vue du patient peut aller à l'encontre de ses intérêts par suite de ses troubles du jugement.

Mr R., 85 ans, vient accompagné de sa fille, pour passer les examens demandés par le médecin. Le *Mini Mental State* (MMS) de M.F. Folstein (1975) — petite batterie de tests destinés à évaluer la sévérité d'une démence — effectué par le médecin est à 21/30. À son arrivée, Mr R. est assez agité et au moment de passer les tests il refuse catégoriquement à la psychologue de la suivre dans son bureau. Il y consent toutefois après quelques paroles rassurantes et explicatives. Au cours de l'entretien, Mr R. dit qu'il n'était pas au courant de ce rendez-vous à l'hôpital. Il ajoute, en colère, que sa fille l'a réveillé très tôt et brutalement, puis l'a conduit à l'hôpital contre son gré. Alors que la psychologue lui explique les raisons de sa venue et l'importance des tests, il refuse à nouveau la passation au motif que tout va bien et qu'il ne souffre d'aucun trouble cognitif.

Quelle position privilégier dans ce cas ? Les questions sont nombreuses. Doit-on faire passer les tests contre la volonté de ce patient au seul motif qu'ils ont été demandés par le médecin ? Quelle est la validité du discours de Mr R. puisqu'à l'évidence il a de réels troubles cognitifs, en particulier mnésiques ? Il est très probable qu'il aurait pu oublier ce rendez-vous, même si sa fille le lui avait rappelé la veille au soir. Compte tenu de ses troubles, quel est son véritable degré d'autonomie ? Est-il vraiment compétent pour dire qu'un bilan n'est pas nécessaire ? Lorsqu'on lui explique ce pourquoi il est là, est-il en réelle capacité de comprendre les enjeux des examens demandés ? L'argument de l'autonomie pourrait nous inciter à passer outre la volonté de ce patient… mais l'on voit bien aussi que ce serait nier sa parole. Que nous dit-il de lui-même au travers de son refus ? Quelles sont donc les limites du recours au principe d'autonomie ? Serait-il licite de ne faire référence qu'à ce principe ?

Un autre exemple aiguise ces questions. Mme A., une femme de 72 ans, se plaint de troubles mnésiques qui l'inquiètent beaucoup. Elle se pose de nombreuses questions sur son avenir car elle est seule depuis le décès de son époux. Elle n'a ni enfants ni famille. Elle craint que ses troubles ne s'accentuent jusqu'à ce qu'elle perde son autonomie. Elle sait ce que cela représente car elle a accompagné sa mère, atteinte de la maladie d'Alzheimer, jusqu'à sa mort. Elle ne peut s'empêcher de voir des similitudes entre ses difficultés actuelles et celles de sa mère au tout début de sa maladie. Finalement, en fin d'entretien, elle dira sa crainte d'avoir, elle aussi, la maladie d'Alzheimer. Elle veut absolument passer des tests dès maintenant pour bénéficier le plus tôt possible de traitements et pour organiser son avenir. Les premiers tests semblent se passer aussi bien que possible compte tenu de la mise en évidence de vraies difficultés de rappel. Brusquement, Mme A. devient agressive. Elle critique le matériel et se fige dans une attitude d'opposition caractérisée. La psychologue propose à Mme A. d'interrompre le bilan si elle le souhaite pour que les choses soient mises à plat et explicitées et lui offre de la revoir dans quelques jours.

Cette dernière se reprend et affirme vouloir poursuivre la passation. Mais, après quelques minutes, Mme A. redevient opposante bien que cette fois de façon plus passive. La psychologue prend alors la décision d'interrompre le bilan ce qu'elle explique à Mme A. qui, finalement, accepte, soulagée de cette issue.

Dans cet exemple, la question de l'autonomie ne se pose pas. Il semble évident que Mme A. peut décider elle-même ce qu'elle veut ou ne veut pas faire. En outre, même s'il s'avérait qu'elle ait des troubles mnésiques, la qualité de son discours nous laisse à penser qu'elle dispose de ressources cognitives suffisantes pour expliquer clairement et finement les raisons de sa venue, ses craintes pour son avenir, la place de la maladie de sa mère dans sa démarche et l'importance que revêt ce bilan. Enfin, elle laisse entrevoir, de façon indirecte, la souffrance qu'elle a endurée tout au long de la maladie de sa mère et tout ce que cela évoque pour elle encore aujourd'hui. En revanche, pour prendre la décision d'interrompre le bilan, la psychologue s'est appuyée sur le principe du respect de la personne. Certes, Mme A. n'exprime pas verbalement son souhait d'arrêter la passation mais son attitude agressive et opposante au cours des tests parle pour elle. Elle témoigne de son malaise dans cette situation et de son incapacité aujourd'hui à être confrontée à d'éventuels troubles cognitifs qui ne justifieraient que trop ses craintes. Son soulagement à la décision prise par un tiers, en l'occurrence la psychologue, lui évite de prendre elle-même une décision qui entrerait en conflit avec ce qu'elle a affirmé au cours de l'entretien et conforte cette interprétation. Bien que la situation de passation de tests soit artificiellement créée, le sujet y apporte les éléments psychologiques qui constituent sa vie et sa personnalité et, en dépit de la distance créée par la situation, ceux-ci peuvent faire brutalement effraction et compliquer la situation. Ils doivent forcément être pris en considération puisqu'ils sont la personne. Un autre élément, plus technique, peut aussi être mis en avant : celui concernant la fiabilité des tests réalisés dans un tel état de stress et d'anxiété.

La situation d'évaluation neuropsychologique questionne le contenu et la place du discours du patient lors de l'entretien préalable. Une première réponse serait d'affirmer que l'entretien devrait être centré en premier lieu sur les troubles cognitifs qui, dans la grande majorité des cas, sont l'objet de la consultation. Toutefois, dans un deuxième temps, il faudra nécessairement aborder la question de l'état psychoaffectif qui peut avoir un impact potentiellement important sur le fonctionnement cognitif global. La limite que nous nous fixons devrait donc être définie par le cadre de notre intervention ce qui signifie que cet entretien ne devrait en aucun cas se transformer en entretien visant à établir un diagnostic psychopathologique. Cependant, au cours de cet entretien, le sujet peut évoquer des événements, vivre des affects ou des émotions difficiles qui l'envahissent et le font souffrir. La question est alors de savoir ce que l'on en fait. Doit-on interrompre le discours du patient dès lors qu'on a suffisamment d'informations sur ses troubles cognitifs au motif que notre objectif est la passation de tests pour statuer sur l'état cognitif? Mais que devient dans ce cas la place du sujet? Pour illustrer l'importance du sens et du contenu du discours du patient, nous présentons ici deux situations *a priori* assez proches où la solution choisie par la psychologue a été différente.

Mme P., 75 ans, évoque une plainte mnésique ancienne qui l'inquiète de plus en plus car elle semble s'aggraver depuis quelques mois. Mme P. est mariée. Elle a 3 enfants et 5 petits-enfants. Elle semble autonome dans la vie quotidienne mais dit ne plus faire qu'une cuisine très simple car elle oublie les recettes. Son époux, présent à la consultation du médecin, confirme la présence des troubles mnésiques et évoque de légers troubles du comportement. Le MMS fait par le médecin est à 24/30. Une fois dans son bureau, la psychologue explique ce qui va se passer et commence l'entretien préalable. Elle observe que Mme P. répond rarement directement aux questions et qu'elle a tendance à partir dans des considérations personnelles parfois assez éloignées du sujet. Se situant dans une phase d'observation, la psychologue écoute tout en veillant à effectuer son entretien. La situation dérape franchement lorsqu'elle lui demande sa profession. Mme P. explique qu'elle en a exercé plusieurs et raconte avec de nombreux détails son parcours professionnel. Ceci se répète pour les questions relatives au niveau d'études, au nombre d'enfants, au contexte de vie. La psychologue observe que le discours de Mme P. est assez factuel. Elle n'exprime pas de souffrance particulière même si à l'occasion elle évoque des tensions avec son époux. À aucun moment elle ne souhaite éviter les tests et elle ne semble pas envahie par l'anxiété. La psychologue décide alors de mettre un terme au discours de Mme P. et de recadrer la situation sur la passation des tests. Qu'est-ce qui doit prévaloir ici? Ce que dit Mme P.? Ce que la psychologue met en avant pour décider d'interrompre son discours? Elle juge ce discours logorrhéique, parfois « à côté », affectivement pauvre et finalement assez vide, relevant d'un trouble du contrôle et du jugement. Ce faisant, elle n'a pas considéré qu'interrompre un tel discours constituerait un manquement au respect de la personne.

Parfois, une solution diamétralement opposée s'impose. Mme X. est à peu de choses près dans la même configuration cognitive que Mme P. Il ne fait aucun doute qu'elle souffre de troubles mnésiques, encore modérés, mais qui la gênent déjà dans la gestion de sa vie quotidienne. Elle est aidée par sa fille qui habite près de chez elle, passe tous les deux jours, fait quelques courses et gère ses affaires. Lors de l'entretien, Mme X. relate des difficultés relationnelles importantes avec l'un de ses enfants qu'elle ne voit que très épisodiquement depuis quelques années. Leurs relations se seraient envenimées dernièrement à l'occasion d'une fête de famille. Elle est très affectée par cette situation qu'elle comprend mal, qui la culpabilise beaucoup et qu'elle ne sait pas résoudre. Elle pleure à plusieurs reprises à l'évocation de cette situation douloureuse qui, dit-elle, la hante. Devant le désarroi de cette patiente et l'envahissement de son champ de conscience par cette question, la psychologue décide de lui laisser le temps de s'exprimer librement. À la fin de l'entretien, considérant que son état psychologique est trop défavorable pour la passation de tests, elle propose de faire le bilan un peu plus tard dans la journée afin de permettre à Mme X. de se restaurer psychiquement et faire en sorte que la passation des épreuves ne soit pas contaminée par ses problèmes affectifs. Ici, la psychologue a privilégié la souffrance de cette patiente et son besoin de s'exprimer. Ne pas entendre ce besoin aurait été une négation de sa parole et un manque de reconnaissance de sa personne.

D'autres situations sont plus complexes car elles nous mettent en porte-à-faux avec un tiers exerçant une pression. Le cas de Mr D. est une situation caricaturale et heureusement rare. Mais il permet de montrer comment une situation *a priori* relativement banale peut déboucher sur une situation de maltraitance psychologique dès lors que se jouent des intérêts contradictoires entre professionnels.

Mr D. est un homme de 80 ans qui présente des troubles cognitifs depuis de nombreuses années sans avoir jamais consulté dans un service spécialisé. Il est peu autonome et ne fait que très peu de choses à la maison du fait de la sévérité de ses troubles et d'une apathie importante. Le médecin qui le reçoit prescrit un ensemble de tests qu'il demande à la psychologue d'entreprendre immédiatement. Compte tenu des troubles, la passation s'avère très difficile. Mr D. est en situation d'échec massif et, au fur et à mesure de la passation, il devient très anxieux en le constatant. Il s'avère en outre très fatigable et assez vite ne peut plus soutenir efficacement son attention, rendant ses résultats aux tests inexploitables. À plusieurs reprises, il montre son agacement et exprime le souhait de mettre fin à la passation. Devant cette situation et afin d'arrêter le bilan le plus vite possible, la psychologue prend soin de ne faire que les tests qui la renseigneront le mieux sur le fonctionnement cognitif du patient. Elle explique ensuite au médecin la situation dans sa dimension cognitive et psychologique pour argumenter l'interruption de la passation. Le médecin n'entend pas les arguments de la psychologue. Il lui demande de terminer les tests prescrits. Ne pouvant prendre seule la décision d'interrompre le bilan, la psychologue expose le cas à un collègue psychologue et ils décident ensemble de ne pas poursuivre le bilan et de l'annoncer au médecin.

Ils mettent en avant deux arguments. Le premier est celui de l'intérêt du patient, le deuxième concerne le respect de la personne et de sa dignité. Pour ce qui est de l'intérêt du patient, il convenait d'évaluer l'utilité d'une telle batterie de tests. Compte tenu du fonctionnement cognitif très déficitaire du patient, la psychologue avait privilégié d'elle-même les tests les plus pertinents lui permettant de proposer une conclusion argumentée. En ce qui concerne le respect de la dignité de la personne, on peut se demander s'il est respectueux de mettre le patient face à des difficultés toujours plus grandes qui lui renvoient forcément une image défaillante et dégradée de lui-même. On voit que là le principe d'autonomie n'est pas retenu. En effet, compte tenu de l'importance des troubles cognitifs, ce patient n'est peut-être pas à même de décider de ce qui est important pour lui. En revanche, il exprime clairement une souffrance psychologique liée à cette situation et c'est bien ce qui est essentiel. Poursuivre une passation dans ce contexte aurait placé la psychologue et indirectement le médecin, dans une situation de maltraitance psychologique caractérisée.

Avec ce cas, il faut aussi se poser la question du statut de la personne âgée dépendante. Est-elle d'autant plus vulnérable qu'elle est psychiquement affaiblie ? Peut-on alors lui imposer une épreuve au seul prétexte qu'elle ne serait plus apte à exprimer des paroles « suffisamment sensées » ? Et que seraient des paroles « suffisamment sensées » ? L'avis pris par la psychologue auprès d'un collègue lui a permis de rompre son isolement, de renforcer son point de vue en le confrontant à celui d'un autre et d'élaborer une position argumentée vis-à-vis du médecin. La démarche éthique exige parfois d'aller vers d'autres professionnels pour trouver ensemble une solution acceptable pour un patient et l'affirmer clairement. Ce cas illustre aussi à quel point la vulnérabilité d'un patient facilite les abus de pouvoir. En effet, ce médecin aurait-il agi de la même façon avec un patient plus jeune et mieux armé pour s'opposer à ses décisions ? Probablement pas car c'est bien souvent la faiblesse qui fait le lit de la maltraitance.

Une autre question posée par l'évaluation neuropsychologique concerne les résultats des tests. Comment les transmettre ? À qui ? Sous quelle forme ?

Voyons le cas de Mme H. âgée de 85 ans, veuve depuis 5 ans. Elle consulte pour des troubles mnésiques dont elle a conscience et qui l'inquiètent. L'entretien se passe bien. Elle est très coopérante pendant les tests et fait de réels efforts. Elle ne se décourage pas malgré les vraies difficultés mnésiques qu'elle rencontre. Face à ses échecs, elle ne dit ni ne montre rien. Mais, à la fin du bilan, elle demande abruptement : « alors, comment c'était ?... Ma mémoire, c'est pire que ce que je croyais... Dites-moi, est-ce que j'ai la maladie d'Alzheimer ? ». Que doit-on dire ? Certainement pas répondre à la question car il s'agit d'un diagnostic que seul un médecin est habilité à poser. Mais ne rien dire est-il acceptable ? Cette personne s'est impliquée dans cet examen où elle a en quelque sorte donné une part d'elle-même. Elle est légitimement en droit d'attendre quelque chose en retour. Les patients ne posent pas toujours des questions. Certains même s'enfuient dès le dernier test terminé comme emportés par la crainte d'entendre ce qu'ils ne veulent justement pas entendre. Doit-on toujours dire quelque chose ? Ici, il n'existe pas de position de principe *a priori*. Il faut revenir au sujet et à ce qu'il exprime verbalement ou par son attitude. Il faut aussi pouvoir évaluer ce qu'il peut entendre. Parfois, bien qu'il ne soit pas dupe de ses difficultés, il ne demande qu'un peu de réassurance, par exemple lorsqu'il nous dit : « ce n'était pas trop mal ? ». Quand Mme H. demande un diagnostic, elle témoigne d'abord de la prise de conscience douloureuse de l'étendue de ses troubles et du risque d'être atteinte de la maladie d'Alzheimer. Ce patient qui fuit communique qu'il ne veut rien entendre et l'informer de quelque chose serait d'une violence extrême qui irait totalement à l'encontre du respect de la personne. Il n'y a donc pas de limite définie à ce que l'on peut dire en tant que psychologue. C'est le sujet, par son attitude, son discours et ce que l'on a pu entrevoir de lui-même, qui donne les indices pertinents permettant au psychologue d'exprimer une parole à la fois juste (non erronée) et psychologiquement acceptable.

LES SOINS PSYCHOLOGIQUES

Les soins peuvent également poser des questions éthiques. Nous n'aborderons ici que le cas des prises en charge non pharmacologiques. Reconnaître la parole du sujet n'est pas toujours suivre sa volonté. Pour respecter au mieux ses intérêts il faut parfois emprunter des voies détournées.

Mr S. est âgée de 80 ans. Il vit seul chez lui depuis son veuvage il y a deux ans. Il a plusieurs enfants avec lesquels il entretient de bonnes relations. Il voit très régulièrement sa fille aînée qui habite à quelques rues de chez lui et qui l'aide pour les courses et la gestion de la maison et des finances. Il est suivi régulièrement à l'hôpital où il participe, sur les conseils du médecin, à un atelier de stimulation cognitive. Mr S. entame sa troisième session. Il est très motivé car en participant à cet atelier il a l'impression de lutter contre la maladie. De même, il apprécie de se retrouver une fois par semaine en groupe avec d'autres personnes ayant la même maladie que lui. Mais son moral semble se détériorer car il a conscience de l'accentuation de ses troubles cognitifs depuis quelque temps. La semaine précédente, il est arrivé à la séance avec une demi-heure de retard car il s'est perdu à la sortie du métro. Une autre fois, il a téléphoné à deux reprises le matin pour demander l'heure de la séance. En outre, la psychologue qui anime la session remarque qu'il devient de moins en moins performant et qu'il ne peut suivre le groupe qu'au prix d'un accompagnement individualisé. L'organisation des séances devenant de plus en plus précaire, la question est alors posée de la poursuite de la session.

Ce cas pose plusieurs questions. Peut-on suspendre la participation de Mr S. à l'atelier avant son terme contre son avis ? Existe-t-il des arguments plus forts que la parole du patient ? Peut-on interrompre la session sans proposer de solutions alternatives ? À première vue, la situation est compliquée par le fait que l'interruption de la session paraîtrait en totale contradiction avec le respect du sujet. Pourtant, à l'évidence, il ne semble pas légitime de laisser ce patient dans une situation potentiellement dangereuse pour lui qui le mine psychologiquement. Finalement, le bénéfice psychologique lié au groupe est devenu aujourd'hui trop faible par rapport aux désavantages occasionnés. Pour ne pas trahir sa volonté et pour qu'il puisse continuer de profiter du soutien psychologique d'une prise en charge et d'un groupe de patients, la psychologue et le médecin lui proposeront un travail dans un accueil de jour à raison de trois demi-journées par semaine. Cette solution sera travaillée en individuel avec le patient qui acceptera, soulagé, cette proposition.

Mme D., accompagnée de son époux, reçoit le diagnostic de maladie d'Alzheimer à un stade modéré. Le médecin prescrit un traitement médicamenteux. Durant l'entretien, il perçoit les difficultés de l'époux à gérer le quotidien du fait de l'autonomie réduite de son épouse. En outre, il lui semble qu'il interprète à tort les troubles du comportement de sa femme, ce qui génère en retour des réactions agressives de celle-ci à son égard. Le médecin propose donc de prendre en charge le couple. Cependant, les deux prises en charge ne pouvant être simultanées, Mr D. refuse cette solution, précisant qu'il pourrait venir à l'hôpital une fois mais pas deux. Devant la souffrance de Mr D., le médecin décide de privilégier l'époux à qui il propose une participation dans un programme d'aide aux aidants. Mr D. accepte malgré les difficultés d'organisation que cela entraîne.

Ici, deux questions se posent. Premièrement, est-il légitime de proposer une prise en charge à l'aidant quand c'est le patient qui est malade ? Des recherches américaines portant sur de tels programmes psycho-éducatifs affirment que c'est possible. En France, des études sont en cours pour valider les programmes proposés. À la réflexion, il semble bien que le choix du médecin prend totalement en compte l'intérêt du patient. En aidant l'époux à mieux comprendre la maladie, à reconnaître les troubles, à anticiper les difficultés à venir, à trouver des solutions adéquates, en quelque sorte à intégrer mentalement la dimension de la maladie, le médecin permet aussi une relation entre les époux sinon plus simple, à tout le moins plus apaisée et moins conflictuelle. C'est un objectif capital quand on sait combien méconnaissance et épuisement sont sources de maltraitance.

L'autre question concerne la place du malade dans le protocole de soins. Est-il acceptable de ne pas proposer de prise en charge au patient alors qu'elle peut apporter un bénéfice ? Le choix présent a été celui du règlement de l'urgence. Le médecin a pensé que la patiente tirerait immédiatement plus de bénéfice d'une prise en charge psycho-éducative de son aidant plutôt que de la sienne propre. En outre, dans un deuxième temps, rien n'interdira de reprendre la prise en charge de Mme D. C'est en l'occurrence ce qui sera fait et elle intégrera un atelier de stimulation cognitive six mois plus tard.

Il est important de souligner ici que la solution qui a été choisie par le médecin correspond à l'état de nos connaissances (H. Brodaty, 2003 ; M.S. Mittelman, 2003 ; R. Hébert, 1994) et à nos pratiques actuelles en la matière. On voit combien la recherche permettant de valider de tels programmes est importante. Des actions thérapeutiques non pharmacologiques qui soient les mieux adaptées à la problématique des patients et des familles pourraient être proposées aux différents stades de la maladie.

LE PLACEMENT EN INSTITUTION

L'institutionnalisation est une étape importante et souvent douloureuse de la maladie. Les situations difficiles sont d'autant plus fréquentes que le placement véhicule toujours une importante culpabilité, qu'il n'est que trop rarement anticipé et se produit souvent dans une période de crise et un contexte d'urgence. Nous proposons deux exemples assez différents dans lesquels, à l'évidence, le sujet a été totalement évincé de sa place.

Le premier cas dépasse le cadre des maladies dégénératives mais nous le présenterons car il pose la délicate question de la place des personnes âgées dans notre société. Mme L. est âgée de 75 ans. Elle est célibataire, n'a pas d'enfants et plus de famille. Depuis quelques années, pour être moins seule, elle a fait le choix de vivre dans un foyer-logement. Elle s'y est faite quelques amies avec lesquelles elle joue au scrabble, déjeune ou va se promener au parc proche de sa résidence. Elle est parfaitement autonome. Un jour, en rentrant de ses courses, elle fait une chute et se casse le col du fémur. Elle est hospitalisée quelques jours puis renvoyée chez elle pour sa rééducation. La direction du foyer-logement refuse son retour au motif que l'autonomie est le critère principal pour être dans ces résidences et que compte tenu de son âge et la gravité supposée de son état, elle ne pourra jamais plus être autonome. Mme L. ne comprend pas et insiste pour rentrer chez elle. Finalement, elle sera transférée à un EHPAD (Établissement d'hébergement pour personnes âgées dépendantes, non hospitalier) proche de son domicile et on lui refusera même la possibilité de retourner une dernière fois chez elle. Toutes ses affaires y sont directement transférées. Mme L. supporte très mal ce transfert forcé et le fait d'être mêlée à des personnes très dépendantes. Elle fait une grave dépression et décède quelques mois plus tard.

Mme B. est une femme de 80 ans. Elle vit seule chez elle dans le grand appartement qu'elle habite depuis 50 ans. Elle est atteinte d'une maladie d'Alzheimer à un stade modérément sévère pour laquelle elle est suivie. Une infirmière passe chaque jour et une auxiliaire de vie trois après-midi par semaine. À la suite d'une intervention chirurgicale, elle est envoyée en maison de retraite qui l'oriente dans un service de SSR. À la fin de sa convalescence, la question du retour au domicile est posée. Mme B. veut rentrer chez elle car elle se sent mieux et qu'elle y a tous ses souvenirs. En revanche, ses enfants y sont opposés au motif que l'appartement est trop grand pour elle, qu'elle n'a pas assez d'aides et qu'il serait trop compliqué de gérer plus d'aides à domicile. L'assistante sociale qui a recueilli le souhait de Mme B. de rentrer chez elle, le communique au médecin et aux enfants. Elle leur explique qu'elle pourrait encore rester chez elle en optimisant les aides. Elle propose des solutions concrètes. Les enfants ne veulent rien entendre et demandent un placement en maison de retraite. Ils disent avoir déjà une piste. Finalement, Mme B. sera transférée en maison de retraite médicalisée à la sortie du SSR. Ses enfants refusent qu'elle passe une dernière fois dans son appartement.

Dans ces deux cas, des décisions sont imposées par des tiers. La parole de l'intéressée n'est pas prise en compte voire déniée, dans un cas par une administration, dans l'autre par ses enfants. Dans le cas de Mme L., on peut se demander si l'administration aurait agi pareillement si elle avait eu dix ans de moins, si elle avait eu de la famille ou un proche qui aurait pu faire appel de cette décision, vraisemblablement injuste car fondée uniquement sur des présomptions. Quelle est donc la place des personnes âgées seules donc vulnérables dans notre société ? Est-ce un handicap d'être âgé ? Pourquoi personne n'est-il intervenu dans cette situation ? Comment une institution peut-elle recevoir une personne qui ne souhaite pas s'y rendre, sans prendre en compte sa volonté et probablement sans lui proposer un projet de vie ?

La situation de Mme B. est sans doute complexe et nous en ignorons les enjeux. Quelles sont les relations de Mme B. avec ses enfants ? Quelles sont les relations des enfants entre eux ? Y a-t-il des intérêts autour de son appartement ? Peut-on ou devrait-on s'opposer à la famille au prétexte que la solution adoptée ne nous semble pas conforme au respect de la personne ? Les choix de la famille sont-ils souverains ? Sommes-nous réellement impuissants alors même qu'une autre décision qui respecte la volonté du patient pourrait être prise et concrétisée ? Plusieurs actions peuvent en effet être mises en place. D'abord, nous pouvons faire en sorte de réintroduire la personne dans le débat en lui donnant la place qui lui revient de droit et qui est équivalente à celle de tous les autres interlocuteurs. Ensuite, nous pouvons et nous devons faire respecter les conventions de la Charte des Droits et Libertés de la Personne Âgée Dépendante (1999) qui stipulent que la personne âgée doit être associée à la décision de son placement et que celui-ci doit être préparé avec elle. Enfin, si toutes ces interventions ont échoué, il est aujourd'hui possible de saisir un juge pour demander une protection de la personne de la même façon que depuis de nombreuses années il est possible de saisir le juge des tutelles pour protéger ses biens. Une loi est en cours d'élaboration sur cette question, une avancée tout à fait remarquable dans la reconnaissance de la parole du sujet. La réflexion éthique est au service du patient et généralement précède la loi.

Ces exemples montrent que, dans des situations complexes, la réponse n'est pas toujours immédiate ni simple. En outre, la démarche éthique n'a pas pour vocation de trouver des solutions. Elle est « une démarche de résistance » comme l'affirme E. Hirsch. En effet, l'approche éthique nous oblige à appréhender la personne de façon globale c'est-à-dire comme une personne singulière dotée d'un corps, d'un esprit, d'une personnalité et dont les affects, les motivations, les choix et attitudes sont le produit de son histoire. Elle nous permet aussi d'interroger nos pratiques au quotidien et de mettre en œuvre des actions qui garantissent le respect de la personne et de sa dignité. En plaçant le sujet au centre de nos préoccupations, l'approche éthique est un garde-fou contre les habitudes, les réponses toutes faites et les certitudes trop évidentes.

Ainsi, cette réflexion éthique s'enracine dans la pratique quotidienne. Elle doit nous permettre de donner des réponses adaptées à la dimension déficitaire de la maladie, de reconnaître le handicap tout en continuant d'affirmer qu'à tous les stades de la maladie, même ultimes, le malade reste une personne. Promouvoir une réflexion éthique exige aussi le développement de travaux de recherche et l'élaboration de recommandations à l'usage des professionnels afin que soit toujours garantie la meilleure prise en charge pour tous les patients compte tenu de l'avancée des connaissances.

Le psychologue face à l'agression sexuelle Réflexion éthique autour du signalement et de l'obligation de soins

Joanna Smith

Dans la prise en charge des victimes et des auteurs d'agressions sexuelles, les questions éthiques se compliquent de questions juridiques. Elles se compliquent car les deux niveaux ne se rejoignent pas toujours, mais aussi parce que la violence des représentations sous-jacentes et la complexité du cadre légal rendent parfois le débat très passionnel au sein des équipes.

Il s'agit ici davantage de développer une réflexion face aux situations prises en exemple que de fournir une réponse, une conduite à tenir, étant donné que chaque situation est unique, que la réponse doit être donnée en conscience et qu'elle est subjective et personnelle. Notre objectif est donc d'alimenter la réflexion de façon dynamique et non de fournir des réponses-types, ce qui risquerait de cristalliser les comportements au détriment d'une éthique vivante.

Nous aborderons deux types de situations auxquelles le psychologue peut se trouver confronté dans sa pratique, concernant le problème de l'agression sexuelle : d'une part, les situations de signalement ; d'autre part, la prise en charge des auteurs par le biais de l'obligation de soins. Au-delà de l'hétérogénéité de telles situations, le psychologue se trouve confronté à des questions éthiques communes touchant à la liberté et à l'autonomie des personnes, à leur intimité (devoir de non-ingérence, respect de la dimension psychologique des personnes) et au principe de bienfaisance. Ces situations convoquent les représentations sensibles que chacun a de la sexualité, de l'intimité, de la justice, de la violence… et nécessitent de ce fait une attention et une réflexion renouvelées, tant à l'égard des victimes que des auteurs. De telles représentations sont susceptibles de troubler la réflexion éthique, tant l'identification à la victime peut être forte, amenant par exemple des réactions de l'ordre de la « loi du Talion ». Traiter l'auteur d'agression sexuelle humainement revient à réhabiliter la victime qui a été soumise à l'emprise, manipulée, traitée en objet.

Dans les deux cas, le cadre légal nécessite d'être connu par le psychologue : nous en retracerons donc les grandes lignes. À partir d'une revue de la littérature, nous évoquerons les principales questions que soulève, d'une manière générale, la question du signalement et de l'obligation de soins, et prendrons des exemples de situations particulières afin d'illustrer quelques-unes des questions spécifiques qui peuvent se poser au psychologue, sur le terrain.

LE CADRE LÉGAL

La pratique du psychologue clinicien est soumise au secret professionnel (art. 226-13 du Code Pénal). À ce titre, il est passible de poursuites en cas de levée de ce secret, sauf dans les cas prévus par la loi. Il existe différents cas dans lesquels le psychologue est autorisé ou obligé à lever le secret, notamment en ce qui concerne les agressions sexuelles :

La levée du secret professionnel n'est pas passible de sanctions lorsque le psychologue informe *« les autorités judiciaires, médicales ou administratives de privations ou de sévices, y compris lorsqu'il s'agit d'atteintes ou mutilations sexuelles, dont il a eu connaissance et qui ont été infligées à un mineur ou à une personne qui n'est pas en mesure de se protéger en raison de son âge ou de son incapacité physique ou psychique »* (art. 226-14 du CP). Le psychologue *peut* alors utiliser le signalement, mais n'y est pas obligé : la loi précise simplement que le professionnel ne sera pas passible de sanctions s'il lève le secret.

En revanche, le psychologue, comme tout citoyen, est *obligé* de venir en aide à l'enfant en danger, comme à toute personne en péril. En effet, l'art. 223-6 du CP précise que *« quiconque pouvant empêcher par son action immédiate, sans risque pour lui ou pour les tiers, soit un crime, soit un délit contre l'intégrité corporelle de la personne s'abstient volontairement de le faire est puni de cinq ans d'emprisonnement et de 75 000 euros d'amende. Sera puni des mêmes peines quiconque s'abstient volontairement de porter à une personne en péril l'assistance que, sans risque pour lui ou pour les tiers, il pouvait lui prêter soit par son action personnelle, soit en provoquant un secours »*. Le signalement peut être un moyen de venir en assistance à l'enfant en péril.

En outre, les psychologues exerçant à l'Éducation Nationale (art. 40 du Code de Procédure Pénale) doivent, comme tout fonctionnaire de l'Éducation Nationale, dénoncer au Procureur de la République tout crime ou délit dont ils auraient eu connaissance dans l'exercice de leurs fonctions.

Enfin, dans le cadre de la Protection Maternelle et Infantile ou de l'Aide Sociale à l'Enfance (article L 2112-6 du Code de la Santé Publique), le psychologue doit rendre compte au médecin chef de service de toute information indiquant que *« la santé ou le développement de l'enfant sont compromis ou menacés par des mauvais traitements ».*

REVUE DE LA RÉFLEXION ÉTHIQUE MENÉE SUR LE SUJET

Le Comité Consultatif National d'Éthique pour les Sciences de la vie et de la santé a déjà été amené à rendre des avis sur plusieurs questions touchant aux agressions sexuelles. Les avis ne portent pas sur la question du signalement, mais concernent exclusivement l'obligation de soins chez les auteurs d'agressions sexuelles.

Tout d'abord, le CCNE a été amené à s'exprimer en décembre 1996 sur le projet de loi prévoyant la mise en place de l'injonction de soins dans le cadre de la « peine de suivi médico-social » (loi du 18 juin 1998). Le Comité souligne le risque d'amalgame entre la peine et le soin. Dans le texte final, le législateur a préféré intituler la mesure « suivi socio-judiciaire », mais a conservé le principe de le considérer comme une peine.

Quelques années plus tard, le CCNE a été sollicité quant à une question portant sur une thématique proche : dans l'avis n° 70 (2001), le Comité aborde le problème du consentement à une démarche diagnostique ou thérapeutique en faveur d'un tiers, notamment à partir de la question de la demande de consentement d'un sujet, mis en examen pour agression sexuelle, au dépistage du VIH dans l'intérêt de la victime. Bien que ce contexte diffère de l'obligation de soins, les réponses du CCNE sont éclairantes : si l'on doit se donner les moyens d'informer l'agresseur présumé des conséquences de sa décision pour la victime, *il ne serait pas éthique de contraindre l'agresseur* au dépistage. Le CCNE ajoute : « Faut-il que, pour 5 % d'agresseurs qui exprimeraient un choix pénalisant pour la personne violée, ne pas leur permettre après un minimum d'échanges d'informations, d'exercer un choix volontaire qui les restitue paradoxalement dans une démarche de responsabilité et les conduit à prendre conscience de la réelle gravité de leur acte », pour conclure sur l'idée que « La protection des victimes ne repose pas sur l'abaissement des agresseurs» (CCNE, 2001, p. 7). Comme nous pouvons le constater, l'avis du CCNE repose notamment sur le fait que les auteurs présumés de l'agression sont peu nombreux (5 %) à refuser le dépistage dans cette situation.

La situation d'obligation de soins diffère de la situation précédente en deux points : d'une part, l'obligation de soins vise non seulement le bien-être social (diminution de la récidive) mais aussi celui de l'agresseur ; d'autre part, les soins sont rarement entrepris spontanément par les auteurs d'agressions sexuelles : l'obligation est nécessaire afin d'amorcer les soins, dans la plupart des cas (et non pas dans une minorité seulement, comme dans l'exemple précédent).

En outre, dans l'avis nº 87 émis en avril 2005 et portant sur le refus de traitement et l'autonomie de la personne, le comité considère, au sujet de l'obligation de soins, que «Tant que le traitement n'est pas vécu comme assumé volontairement par la personne, il risque d'être ressenti comme une contrainte insupportable à laquelle le sujet tentera d'échapper» (CCNE, 2005, p. 26).

Enfin, dans l'avis nº 94 émis en 2006 et portant sur «la santé et la médecine en prison», le comité affirme (CCNE, 2006, p. 33) que «dans son principe même, le consentement libre et informé implique l'entière liberté de refuser un acte médical, et donc l'absence de contrainte ou de sanction en cas de refus». L'auteur d'agression sexuelle est-il libre (principe d'autonomie) de refuser l'obligation de soins dans la mesure où elle vient comme condition à la libération conditionnelle, à la mise à l'épreuve, ou à la place d'une peine privative de liberté ? Tout en décrivant (p. 33) le «chantage au traitement» comme «inacceptable», le comité conclut néanmoins : «pourtant, dans le même temps, malgré l'importance de ce principe éthique, on ne peut pas s'empêcher de se poser la question du bénéfice offert à la personne, par exemple auteur d'infraction à caractère sexuel, qui, acceptant de se traiter, sera libérée de prison». Le projet (1997) de la loi du 18 juin 1998 respecte ce principe éthique en prévoyant une proposition de soins durant l'incarcération, mais celle-ci est effectuée par un magistrat et non par un soignant. L'injonction de soins n'est possible qu'en dehors de l'incarcération : «il n'est évidemment pas possible, pour des raisons d'éthique médicale, d'imposer un traitement à une personne détenue» (p. 44).

Les avis émis en France par le CCNE soulignent clairement les problèmes sous-jacents à l'obligation de soins : n'est-on pas, sous le coup de l'émotion face au vécu des victimes, en train de bafouer la liberté fondamentale des auteurs ? Le soin sous obligation n'est-il pas voué à l'échec, la contrainte n'empêche-elle pas par définition la mise en place d'un soin ?

Cependant, que dire, au niveau éthique, de l'alternative : ne pas recourir à l'obligation de soins, sanctionner uniquement, et attendre que les auteurs d'agressions sexuelles consultent spontanément, alors que certains traitements peuvent les aider à diminuer leur souffrance et à réduire les risques de récidive ?

La Commission Nationale Consultative des Droits de l'Homme (1997) a également émis un avis sur l'avant-projet de la loi du 18 juin 1998 : en faveur de la mise en place du suivi médico-social, elle insiste notamment sur la nécessité de former des médecins à l'expertise et à la prise en charge des auteur d'agressions sexuelles.

En outre, l'obligation de soins entre potentiellement en contradiction avec différents articles du code de déontologie des psychologues : « Avant toute intervention, le psychologue s'assure du consentement de ceux qui le consultent ou participent à une évaluation, une recherche ou une expertise. Il les informe des modalités, des objectifs et des limites de son intervention » (article 9, titre I du code de déontologie des psychologues). Le 1er alinéa des Principes Généraux, qui garantit le respect du droit des personnes, stipule en particulier que « [...] nul n'est tenu de révéler quoi que ce soit sur lui-même ». Notons que ce dernier point s'applique également aux « investigations » bien intentionnées de psychologues cherchant à inciter à tout prix l'enfant à confirmer qu'il a été victime.

Au niveau médical, Cordier (1998) rappelle l'article 16.3 du Code Civil stipulant que le consentement de l'intéressé doit être recueilli — sauf lorsqu'il n'est pas en mesure de le faire — avant toute intervention thérapeutique portant atteinte à l'intégrité du corps humain. Cordier résume ainsi que : « le problème est donc ici de savoir si le principe du consentement aux soins peut être modifié au prétexte que le patient s'est rendu coupable d'une infraction » (1998, p. 177).

Enfin, il n'est pas inutile de rappeler à quel point les positions éthiques diffèrent en fonction des contextes culturels. Ainsi, J. Aubut (1999) compare l'éthique nord-américaine et l'éthique d'Europe latine en ces termes : « d'un côté, une approche plus pragmatique, basée sur des concepts opérationnels certainement plus vérifiables, se base sur des fondements éthiques relevant d'une éthique à la fois utilitariste et de justice sociale sans parler des impacts de l'éthique féministe qui affirme les principes d'autonomie, d'équité et d'imputabilité. De l'autre côté, l'approche se veut plus expérientielle, basée sur la rencontre duelle, sur l'authenticité et le caractère unique de celle-ci »

(1999, p. 18). En Amérique du Nord, il paraît non-éthique d'employer des méthodes thérapeutiques qui n'ont pas objectivement fait leurs preuves, notamment pour prévenir la récidive. En France, la liberté du patient semble primer, avec une place importante laissée à sa subjectivité et à son identité personnelle.

Après cette revue de la littérature, l'analyse des enjeux éthiques de certaines situations cliniques nous permettra d'approfondir notre réflexion. Nous passerons tout d'abord en revue quelques situations impliquant le signalement, pour ensuite aborder l'obligation de soins.

ENJEUX ÉTHIQUES DU SIGNALEMENT

La situation de signalement d'un enfant maltraité est d'autant plus problématique que les signes de la maltraitance sont incertains ou ambigus : lorsqu'il est clair que l'enfant est victime de maltraitances, le principe de bienfaisance amène le professionnel à lui venir en aide par l'intermédiaire de cette mesure de protection qu'est le signalement. Si les indices de maltraitances sont plus ténus, la décision du professionnel risque d'être prise entre des exigences contradictoires.

D'une part, le risque de *signaler trop tôt*, c'est-à-dire en n'ayant pas suffisamment d'éléments pour que la justice puisse se saisir de l'affaire, avec également un risque d'erreur non négligeable de signaler *à tort*. De nombreux travaux ont mis en évidence la gravité des conséquences des maltraitances sexuelles chez les enfants victimes (Fédération Française de Psychiatrie, 2003). Dans ce cas, il est difficile de situer quelle intervention respecte le mieux le principe de bienfaisance, d'autant que celui-ci entre alors en conflit avec le respect de l'intimité et de l'autonomie des personnes. Signaler trop tôt, c'est en effet risquer une ingérence inutile, puisque le signalement, tout en pouvant être pensé comme un acte soignant, est une intervention à part, survenant dans la réalité du patient et y faisant intervenir un tiers non-soignant — d'où son caractère intrusif. Soulignons également combien l'intervention de la justice peut être destructrice lorsqu'elle a lieu « à tort » : garde à vue, placement, incarcération préventive…

D'autre part, existe également le risque de *signaler trop tard* ; nous avons souvent observé ce risque auprès d'équipes cherchant à tout prix à avoir « la preuve » des faits avant de signaler. Et pourtant, le rôle du soignant n'est pas de trouver la *preuve* de la maltraitance, il n'a pas à mener l'enquête, d'autant qu'il risque, en tentant de le faire, d'influencer le témoignage de l'enfant (Ceci & Bruck, 1998 ; Dion, Cyr, Richard & McDuff, 2006).

Enfin, constatons que, dans l'après-coup, lorsque la maltraitance est avérée, le signalement arrive toujours trop tard aux yeux des soignants qui peuvent avoir tendance à se reprocher de n'avoir « rien vu avant ».

Hormis ces deux types d'écueils, la situation est d'autant plus difficile que le psychologue doit pouvoir faire abstraction, dans une certaine mesure, du poids de la loi, voire des enjeux personnels, qui pourraient biaiser sa réflexion dans un sens ou dans l'autre, l'incitant à se protéger lui-même avant de protéger l'enfant. En outre, effectuer un signalement n'est pas un acte neutre au niveau institutionnel : le signalement confronte le soignant au fait qu'il n'est pas tout-puissant et que ses interventions ont des limites. Il l'amène également à s'impliquer, à prendre ses responsabilités face à la loi et à ne pas dénier les maltraitances. Un tel positionnement suscite souvent moult remous institutionnels, si violents que le psychologue peut être tenté de recourir au déni de la maltraitance ou à l'indifférence. Au-delà des enjeux de carrière et institutionnels, J. L. Le Run (2005) a bien décrit le vécu émotionnel d'angoisse, de fascination, de peur et les fantasmes archaïques suscités par les situations de maltraitance. Ainsi, le signalement peut également être utilisé comme une manière de se débarrasser d'une situation difficile... une autre forme de maltraitance, peut-être. Le psychologue, avec sa valence d'analyse institutionnelle, peut, avec tact, jouer un rôle dans l'élaboration des affects et représentations véhiculés par les situations de maltraitance.

Dans le cadre d'une consultation en service de pédopsychiatrie, Alice, une fillette de 9 ans, dit à la psychologue du service que le garçon de 14 ans qui est placé dans la même famille d'accueil qu'elle lui a « touché » la poitrine et le sexe alors qu'elle était dans son lit.

Par ailleurs, cette petite fille est décrite par l'équipe comme « séductrice », en quête d'attention et d'affection, cherchant à se faire remarquer des adultes du service. Elle a déjà été victime d'agression sexuelle au sein de sa famille et c'est dans ce contexte qu'elle a été placée. Elle n'a parlé des faits survenus avec le garçon de sa famille d'accueil à personne d'autre dans le service et la plupart des membres de l'équipe ne croient pas que ces faits soient réels, certains allant jusqu'à considérer que la fillette « provoque » par son attitude séductrice. Une rencontre avec la famille d'accueil est organisée avec le chef de service et la psychologue qui a recueilli les dires de la fillette.

Lorsque la famille se présente, la psychologue n'est pas prévenue et l'entretien a lieu sans elle. La famille d'accueil et le garçon nient les faits. Aucun signalement n'est fait.

La psychologue découvre, après-coup, que cette famille d'accueil est une famille amie du chef de service.

La situation d'Alice illustre bien le déni de certains professionnels ou de certaines équipes face aux victimes d'agression sexuelle, ainsi que les enjeux personnels qui peuvent s'y intriquer.

Pourtant, au-delà du «signaler ou non» et des réticences institutionnelles, la question qui se pose surtout est de trouver comment continuer à rester soignant avec un enfant, une famille, tout en poursuivant l'exploration nécessaire. Au-delà de ce qu'il est *permis* d'écrire dans le signalement lui-même, cela revient à trouver la manière la moins mauvaise de réaliser cette ingérence, en intégrant, autant que possible, cette démarche dans le processus thérapeutique, de façon à préserver au mieux le respect des personnes et de leur intimité, en y mettant du sens dans la trajectoire du sujet davantage qu'en le justifiant de façon auto-centrée: «si je ne signale pas votre enfant, je vais être poursuivi». Comment, alors, travailler avec le signalement: faut-il informer les parents du signalement, notamment s'ils sont les auteurs des maltraitances? Si oui, quand, comment? Est-il acceptable qu'ils apprennent le signalement par un tiers? Faut-il signaler immédiatement?

En outre, que faut-il transmettre de la révélation de l'enfant au reste de l'équipe? Faut-il systématiquement recevoir un enfant qui ferait une telle révélation à un autre membre de l'équipe soignante? Signaler, c'est lever le secret: jusqu'où lever le secret dans le travail d'équipe et interinstitutionnel (récemment validé par la loi du 7 mars 2007)? On a vu, à travers différentes affaires, les désastres et le temps perdu occasionnés par l'absence de communication entre institutions. Que faut-il dire lors d'un témoignage en justice? Le psychologue est alors seul pour juger, en conscience, des éléments dont le dévoilement est *strictement nécessaire*.

Une psychologue reçoit une jeune fille de 13 ans consultant à l'hôpital dans le cadre d'une demande d'IVG. Selon elle, l'enfant est issu d'une relation sexuelle avec l'un des surveillants de son ancien collège, âgé d'une vingtaine d'années. La famille a maintenant déménagé et tout contact a été interrompu avec cet homme qui habite à 800 km. Les parents sont au courant des faits, et la mère accompagne sa fille à l'hôpital. Ils ne souhaitent pas porter plainte contre ce surveillant. La fille dit qu'il s'agissait d'une relation amoureuse et consentie.

Aux yeux de la loi, un consentement à une relation sexuelle n'est pas possible avant l'âge de 15 ans. Même si la jeune fille déclare ici avoir été consentante, le surveillant est passible de poursuites. La jeune fille n'est a priori plus en danger : il n'y a pas obligation de signaler, mais le signalement reste possible pour le psychologue, s'il estime que le fait d'empêcher le surveillant de recommencer avec d'autres jeunes filles l'emporte. Il risque néanmoins de mettre en péril le suivi entrepris avec la jeune fille...

Dans de tels cas, lorsque le psychologue est amené à dévoiler des faits ou des déclarations aussi sensibles, parfois contre le gré du patient, comment préserver autant que possible l'intimité de celui-ci et maintenir le lien thérapeutique ? A. Paillard (2005) évoque, à ce sujet, la notion d'*adhésion* au signalement davantage que d'*accord* de l'enfant : il n'est pas possible humainement de demander son accord à l'enfant, car ce serait le mettre en situation paradoxale : que faire alors si nous estimons qu'un signalement est nécessaire mais que l'enfant s'y oppose ? Dans le cas inverse, si l'enfant donnait son accord pour le signalement, quel sentiment de culpabilité supplémentaire ne risquerait-il pas de porter inutilement ? En revanche, il semble important qu'il comprenne la démarche du professionnel, c'est-à-dire les valeurs humaines motivant cet acte : protection de l'enfant, empathie, respect, et, ce, malgré la souffrance et les complications judiciaires qu'il peut causer.

Le signalement est un outil qui peut blesser. Le défi est de parvenir à en faire un outil thérapeutique, en le maniant au mieux, en accord avec le principe de bienfaisance, dans le respect des personnes et de leur intimité.

Si la réflexion éthique peut être troublée par les représentations suscitées par les victimes d'agression sexuelle, elle risque également de l'être en ce qui concerne la prise en charge des auteurs. C'est ce que nous allons maintenant explorer à travers le problème de l'obligation de soin.

L'OBLIGATION DE SOINS : UN DÉFI ÉTHIQUE ?

L'obligation de soins amorce par définition un contexte thérapeutique inhabituel puisque l'objectif du « soin » est l'objet d'enjeux sociaux et peut avoir des retombées sur d'éventuelles victimes. Le dispositif thérapeutique classique, habituellement limité à l'intimité psychologique entre le patient et son thérapeute, est ici confronté à une (forte) pression externe.

En outre, il est nécessaire d'expliciter l'implicite : une obligation de soins implique que le sujet qui est passé à l'acte *risque de récidiver*. Cela paraît être une évidence ! L'obligation de soins est donc stigmatisante, puisqu'elle renvoie d'emblée ce message au sujet, alors que les risques de récidive sont variables d'un individu à l'autre, notamment en fonction du type d'infraction sexuelle commise (Hanson & Bussière, 1998). Par ailleurs, l'obligation de soins implique que la santé du sujet est altérée, mais également qu'un soin est possible (et donc efficace) et que cette altération de sa santé est à l'origine de sa propension au passage à l'acte. Ces différents présupposés nous indiquent combien de pré-requis sont nécessaires à la mise en place de l'obligation de soins, pour qu'elle soit conforme à l'éthique : des recherches sont encore nécessaires pour étudier la dangerosité et les risques de récidive, préciser ce dont « souffrent » les auteurs d'agressions sexuelles et comment les « soigner » afin de les aider à ne pas récidiver. Plus précisément, J. Aubut (1999, p. 17) précise que « dans le respect de leur individualité et de leur bien-être éventuel, les patients devraient pouvoir bénéficier du bon traitement au bon moment. Les thérapeutes n'ont pas l'obligation d'administrer eux-mêmes toutes les formes de traitement ; ils ont par ailleurs le devoir de s'informer objectivement sur l'état réel de l'ensemble des traitements et de leur efficacité et de faciliter leur disponibilité aux patients ».

Dans la pratique, les auteurs d'agressions sexuelles nous frappent par la détresse qu'ils présentent, ainsi que par la solitude et la honte dans laquelle ils vivent. L'arrivée dans une consultation spécialisée est souvent marquée par un certain soulagement, notamment celui de sortir du silence dans lequel ils vivent depuis longtemps. Nous observons fréquemment, dans les premiers temps de la thérapie, d'importants changements quant à l'attitude des patients à l'égard de celle-ci (Smith, Coutanceau & Weyergans, 2005 ; Smith & Petibon, 2005) : souvent ambivalents et parfois réticents en début de suivi, la plupart témoignent progressivement d'un engagement, d'une ouverture et d'une remise en cause authentiques, notamment lorsque l'indication thérapeutique a été bien posée. Les prises en charge de groupe sont ainsi particulièrement indiquées, en ce qu'elles permettent au sujet de participer à son rythme, et respectent autant que possible sa liberté individuelle tout en le conduisant à réfléchir grâce à l'intervention des autres membres du groupe (il s'agit en général de groupes ouverts). Il est d'ailleurs intéressant de noter que l'un des éléments qui semblent empêcher les auteurs d'agressions sexuelles de consulter par eux-mêmes est leur représentation de la thérapie : les media véhiculent en effet des idées selon lesquelles la récidive serait inéluctable, que les auteurs d'agressions sexuelles seraient tous pervers et donc inaccessibles à la thérapie, tout en réclamant « qu'ils se fassent soigner ». Voilà une façon bien paradoxale d'amener l'obligation de soins !

Pascal, âgé de 43 ans, condamné pour agressions sexuelles sur 3 enfants de 10, 12 et 13 ans, sort de prison, et prend contact avec le CMP de son secteur pour réaliser son obligation de soins, dans le cadre d'une libération conditionnelle (l'obligation de soins fait partie des conditions de sa libération). Suite à son incarcération et au rejet qu'il vit de la part de sa famille en raison des faits, Pascal a encore plus honte qu'avant des faits qu'il a commis, et n'en parle à personne. Confusément, il sent qu'il est attiré sexuellement par les jeunes adolescents, mais refuse de l'admettre à ses propres yeux.

Au sein de ce CMP, il rencontre un psychologue qui refuse de le suivre, car il considère que ce patient n'a pas de demande, puisqu'il est en obligation de soins, et qu'un pervers n'est pas accessible au changement. Pascal persiste, et prend à nouveau rendez-vous auprès d'un autre psychologue du service qui, cette fois, accepte de le prendre en charge. Il lui décrit péniblement, à mots couverts, son attirance sexuelle, mais le psychologue ne le relance pas à ce sujet. Le suivi individuel dure les trois ans requis, sans que ne soient abordés les actes de Pascal, le suivi portant essentiellement sur son enfance et son adolescence. Le Conseiller d'Insertion et de Probation, chargé de surveiller l'exécution de la mesure au niveau judiciaire, téléphone au psychologue pour lui demander ce qu'il pense de ce patient, et s'il l'estime dangereux.

Les auteurs d'agressions sexuelles font souvent l'objet d'un rejet lié au contre-transfert qu'ils suscitent. Ils sont fréquemment une mauvaise indication de suivi individuel, et la collaboration avec la justice pose des problèmes inédits dans la pratique du psychologue. Sur le terrain, différents aménagements sont possibles afin de garantir au mieux le respect de l'autonomie des personnes soumises à l'obligation de soins : information au patient quant aux limites du secret professionnel et au lien à la justice (remise d'attestations de présence, secret professionnel quant au contenu de ce qui est dit au sein du suivi), possibilité, pour le sujet, de refuser l'obligation de soins (même si le refus est sanctionné, ce qui ne permet pas vraiment un choix libre), liberté de choix du thérapeute et du type de thérapie, thérapie a priori centrée sur la prévention de la récidive et n'allant au-delà qu'à la demande du patient…

L'obligation de soins semble nécessaire pour inciter ces patients à consulter ; elle permet à bon nombre d'entre eux d'entreprendre un suivi et une remise en cause authentiques qui n'auraient pas eu lieu sans obligation. Il reste cependant nécessaire d'effectuer des recherches portant sur l'efficacité respective des différents traitements possibles, en fonction des patients.

L'obligation de soins nous apparaît comme la « moins mauvaise solution » face à une situation dont les enjeux humains et sociaux sont importants. Il revient aux professionnels qui l'appliquent de veiller à garantir autant que possible le respect des personnes qui y sont soumises et de leur permettre de s'approprier le soin et d'y mettre du sens dans leur trajectoire personnelle. Cela revient, pour le psychologue, à proposer au patient la meilleure indication de prise en charge possible, ce qui implique de bien savoir évaluer ces patients et de participer à la recherche sur l'issue des traitements.

Nous pourrions aborder encore d'autres questions soulevées par l'obligation de soins : certains sujets qui ont une obligation de soins, ayant reconnu les faits auprès de la justice, nient les faits dans l'espace thérapeutique. Quelles précautions prendre pour l'obligation de soins, lorsque le sujet n'est pas encore jugé (présomption d'innocence) ? Que faire lorsqu'un patient nous semble dangereux, ou dans une période à risque de récidive ? Que faire face aux rares patients qui s'opposent au suivi tout en s'y rendant ? Comment utiliser les nécessaires éléments de dossier fournis par la justice ? La poursuite des recherches, de la formation continue, de la supervision et des échanges entre collègues semble nécessaire afin de maintenir une réflexion dynamique face à ces dilemmes éthiques.

Soulignons à quel point le recours à une réflexion commune, dans le respect du secret professionnel et de l'intimité des personnes, peut s'avérer fructueux dans ces situations particulièrement délicates. Cette réflexion peut être menée en collaboration avec l'équipe ou avec d'autres psychologues externes à la situation, par exemple, mais elle peut également être alimentée par la consultation d'experts comme le

Substitut du Procureur de la République, un avocat, une association de victimes, le service d'Allô Enfance Maltraitée (119), un syndicat, une association professionnelle... Face à des thématiques aussi violentes, pour garder une pratique éthique, il nous semble important de ne pas rester seul.

Les demandes de changement de sexe Questionnements éthiques émergeant d'une pratique clinique

Thierry Gallarda, Eirini Rari, Sandrine Coussinoux, Joanna Smith

« L'OFFRE ET LA DEMANDE » : QUELLE OFFRE ET QUELLE DEMANDE ?

Des hommes et des femmes se refusant à vivre sous l'apparence et le rôle social de leur sexe de naissance semblent avoir toujours existé dans notre culture (Breton et al., 1985). Mais l'offre médico-chirurgicale consistant à accompagner ces sujets vers une transformation irréversible de leur anatomie génitale ne date que d'une cinquantaine d'années, la possibilité d'accéder à une rectification de l'état civil après transformation est plus récente encore (Gélineau-Larrivet, 1992).

Les premières équipes médico-psychologiques qui ont assumé le choix de s'impliquer dans la prise en charge de ces sujets ont d'emblée mesuré la complexité des questions éthiques soulevées. La mise en place d'une procédure d'évaluation pluridisciplinaire et collégiale des demandes de transformation et le maintien exclusif de cette activité dans le secteur hospitalier public, garant de toute dérive mercantile, sont rapidement apparus comme deux conditions indispensables (Delay et al. 1956)

Ce protocole médico-psychologique de prise en charge consiste en une évaluation psychiatrique longitudinale d'une durée minimale de deux ans, doublée d'un examen psychologique approfondi, puis d'un bilan endocrinien (comprenant un caryotype avec l'examen des chromosomes sexuels) et chirurgical (Cordier et al., 2001).

L'évaluation prolongée de l'état mental poursuit un double objectif, diagnostique et thérapeutique : elle permet de s'assurer de la présence et de la stabilité des critères diagnostiques fondamentaux du trouble de l'identité de genre (critères A et B du DSMIV-R) (APA, 2003) ; d'éliminer des diagnostics différentiels tels que le transvestisme fétichiste isolé ou la schizophrénie avec idées délirantes d'appartenance à l'autre sexe ; d'évaluer l'existence de comorbidités antérieures et actuelles avec des troubles mentaux qui pourrait être un facteur de mauvais pronostic ; de mettre en place un accompagnement médico-psychologique adapté au mieux aux attentes et à l'état mental du patient, avant, et dans certains cas, après transformation.

En fait, l'enjeu consiste à évaluer avec le plus de précision possible le rapport entre les bénéfices attendus pour le patient et les risques encourus lors d'une telle entreprise.

Lorsque l'évaluation pluridisciplinaire a permis de conclure au caractère thérapeutique palliatif de la transformation, les soins sont alors pris en charge à 100 % par l'assurance maladie. À l'étranger, les pratiques médicales ont toujours été plus variables. Certaines équipes du secteur privé proposent des prestations chirurgicales à grands renforts de publicité, à des tarifs pouvant osciller entre 20 000 et 30 000 euros selon la renommée du plasticien. D'autres n'hésitent pas à faire la promotion de forfaits couplant la chirurgie de réassignation avec un séjour touristique à des tarifs concurrentiels, en particulier dans le Sud-est asiatique. Certaines équipes exigent une attestation de suivi psychiatrique de 2 ans, d'autres n'imposent que deux entretiens préalables avec un psychiatre, affilié de surcroît à l'équipe chirurgicale et prestataire de celle-ci, avant de procéder à l'intervention.

Dès leur origine, l'individualisation même du « transsexualisme » et son corollaire de transformations hormono-chirurgicales ont suscité de vifs débats au sein de la communauté médicale et de celle de l'ensemble des soignants en santé mentale : questionnements autour de la signification de cette réponse médicale à ce qui est longtemps apparu comme une « demande folle » ou « une aliénation extrême », justification déontologique de la mutilation d'organes sains et de l'administration de traitements hormonaux à vie, conséquences à long terme sur la santé physique et mentale du sujet, implications sociales et juridiques (état-civil, mariage, filiation…) (Gallarda, 1997, Chiland, 1997)…

Au cours des quinze dernières années, notre équipe, constituée d'un psychiatre (TG) et de psychologues psychothérapeutes (ER ; SC ; JS) a rencontré, écouté, entendu et évalué la personnalité de nombreuses personnes désireuses d'une aide médicale à « changer de sexe » (Coussinoux et al., 2005). Le nombre de ces demandes (la littérature actuelle met en évidence leur augmentation), le profil des demandeurs, à peine sortis de l'adolescence ou pour certains en pleine crise du milieu de la vie, mais aussi le climat socioculturel dans lequel elles émergent se sont considérablement modifiés (HAS, à paraître).

Ce constat nous a amenés à réinterroger la pertinence éthique de nos pratiques, médicales et psychologiques sous la forme d'un partenariat avec l'équipe du centre d'éthique médicale de l'hôpital Cochin.

LE « TRANSSEXUALISME » ÉCHAPPE-T-IL À TOUTE CONCEPTION NOSOGRAPHIQUE MÉDICALE ?

Dans l'introduction de son rapport du congrès de neurologie et de psychiatrie de langue française paru en 1985, « Le transsexualisme, étude nosographique et médico-légale », J. Breton proposait deux définitions du syndrome de transsexualisme, « une classique, un transsexuel masculin, c'est un homme qui a une âme de femme et une moderniste, un transsexuel masculin, c'est une femme qui a un corps d'homme » ajoutant à cela « qu'un transsexuel féminin, c'est évidemment le contraire... » (Breton, 1985). Vingt-ans plus tard, C. Chiland écrit : « on appelle transsexuels des hommes ou des femmes qui déclarent reconnaître qu'ils ont un sexe d'homme ou de femme, mais que ce sexe n'est pas celui auquel ils se sentent appartenir ». Reprenant la distinction entre « *sex* » et « *gender* » de Stoller, elle ajoute : « il y a une contradiction entre le sexe de leur corps et le sexe de leur âme ou, pour le dire autrement, entre leur sexe et leur genre. Ils sont une femme prisonnière dans un corps d'homme ou un homme prisonnier dans un corps de femme. » (Stoller, 1968, 1978) (Chiland, 2003).

En 1966, H. Benjamin n'hésita pas à intituler son ouvrage « *The transsexual phenomenon* ». En scellant le terme de « transsexualisme », il est aussi celui qui a affirmé que les techniques psychothérapiques demeuraient parfaitement inefficaces devant cette condition (Chiland, 2003). Pour certains professionnels médicaux, le terme « trans-sexualisme », qui évoque de facto la notion d'un franchissement d'une barrière entre les sexes, devrait être réservé aux sujets qui ont assouvi leur désir de se débarrasser de leurs organes génitaux et d'acquérir les caractéristiques du sexe opposé. La catégorie diagnostique du transsexualisme s'individualiserait de l'offre d'une technique médicale, imprimant d'emblée toute sa singularité nosographique. On rejoint précisément les interrogations de J. Delay sur le cadre nosographique auquel rattacher une condition qui était alors émergente : « Ce n'est que la connaissance par le sujet de la possibilité d'une transformation qui a fait, nous semble-t-il, ressortir leur caractère particulier » (Delay et al., 1956).

Dans les dernières versions des nomenclatures internationales des troubles mentaux (CIM 10 ou DSM-IV-R), le transsexualisme est assimilé à un « trouble de l'identité sexuelle » (« *gender identity disorder* » en anglais). Les auteurs du DSM-IV-R lui définissent deux composantes, toutes deux devant être présentes et démontrées *(« there must be evidence »)* pour le diagnostic. La première composante est « l'existence d'une identification intense et persistante à l'autre sexe, à savoir le désir d'appartenir à l'autre sexe ou l'affirmation qu'on en fait partie, cette identification ne devant pas se réduire simplement au désir d'obtenir les bénéfices culturels dévolus à l'autre sexe (critère A) ». La deuxième est l'existence d'un inconfort persistant par rapport au sexe assigné ou d'un sentiment d'inadéquation par rapport à l'identité de rôle correspondante (critère B). Outre ces deux composantes, « on ne fait pas ce diagnostic si le sujet a une affection intersexuelle physique concomitante (critère C) et on doit également démontrer l'existence d'un désarroi cliniquement significatif ou d'une altération du fonctionnement social ou professionnel, ou dans d'autres domaines importants (critère D) (APA, 2003) ».

Le transsexualisme résulte vraisemblablement de l'interaction de processus biologiques, psychologiques et sociaux avec la genèse de l'identité sexuée (H. Benjamin, 1966). La complexité du « phénomène transsexuel » rend sa définition extrêmement difficile. Bien qu'opérationnelles à certains égards, les définitions médicales demeurent schématiques. Par nature, elles revêtent un caractère évolutif (en atteste par exemple, l'évolution critériologique du trouble transsexualisme au fil des versions du DSM) et leur validité, régulièrement mise à l'épreuve des avancées médico-scientifiques et des mutations sociologiques. Dans la pratique clinique, ces définitions ne peuvent rendre compte de la diversité et de la singularité des sujets souffrant de cette condition.

LE TRANSSEXUALISME EST-IL OBJET DE DIAGNOSTIC DIFFÉRENTIEL ?

Ces diagnostics différentiels sont-ils des contre-indications aux transformations hormono-chirurgicales ?

« Certains médecins ont besoin pour accorder la transformation de recourir à l'existence de ce syndrome de transsexualisme, objet de diagnostic différentiel. Malheureusement, les choses ne nous paraissent pas aussi simples, et la décision des médecins s'appuie en théorie sur ce diagnostic différentiel, mais en fait découle souvent d'une attitude humanitaire où l'on ne voit pas ce qu'on pourrait faire d'autre pour permettre de survivre à un patient qui s'est mis dans une situation vitale intenable» (Chiland, 1997).

Différents diagnostics différentiels ont été proposés depuis l'individualisation médicale du trouble, repris pour la plupart au sein des classifications internationales des troubles mentaux.

Ainsi le transvestisme fétichiste qui fait partie des «paraphilies» est bien différent du transsexualisme même si certains auteurs ont pu parler historiquement de «transvestis extrêmes» pour désigner les personnes présentant un syndrome transsexuel (Gallarda et al., 2001). La focalisation paraphilique du transvestisme fétichiste implique un travestissement d'un sujet masculin, hétérosexuel par des vêtements féminins. Dans la plupart des cas, l'excitation sexuelle est déclenchée par le fait de penser ou d'imaginer être une femme, ces représentations pouvant aller de l'imagination d'être une femme pourvue d'organes génitaux féminins à celle d'être complètement habillé en femme sans attacher d'importance particulière aux organes génitaux. En général, tout en étant travesti, le sujet se masturbe, fantasmant être à la fois l'homme et la femme de sa fantaisie sexuelle (APA, 2003). Des demandes insistantes de féminisation hormonale voire de castration chirurgicale émanent régulièrement d'hommes souffrant de transvestisme fétichiste. Des crises existentielles ponctuées ou non d'épisodes psychopathologiques, en particulier anxio-dépressifs, sont de puissants leviers de ces demandes dont le caractère désespéré peut n'avoir d'égal que le caractère épisodique. Ces demandes disparaissent fréquemment en quelques mois, après la résolution de la crise. Les avatars du vieillissement, l'accès à la paternité, le décès d'un parent, le choc de l'annonce d'une maladie somatique chez le patient lui-même ou chez un proche etc. font vaciller des identités instables et cristallisent les fantasmes d'appartenance aux deux sexes ou de renaissance dans l'autre sexe. Mais transvestisme fétichiste et troubles de l'identité sexuelle peuvent coexister. On parle alors de «transvestisme fétichiste avec dysphorie concernant l'identité sexuelle» : la composante fétichiste autour des pièces de vêtement qui prévalait à l'éclosion du trouble voit son importance diminuer au fil de l'évolution dévoilant de sévères et chroniques difficultés d'identification. Avec les années, le travestissement s'impose dans tous les secteurs de la vie quotidienne et la souffrance liée à la dysphorie de genre devient envahissante au point de susciter des demandes de transformation.

D'autres sollicitations de transformation corporelle par des gestes médico-chirurgicaux s'inscrivent dans le cadre d'authentiques syndromes dysmorphophobiques (trouble «dysmorphie corporelle») d'évolution chronique et d'étiologies diverses. Les préoccupations les plus communes concernent notamment des parties du visage (forme du nez, du menton, ou de la mâchoire…), la pigmentation cutanée des zones de pilosité, la poitrine, le cartilage cricoïde (« Pomme d'Adam ») et surtout les organes génitaux dont l'apparence (circoncision, taille…) vont susciter des mouvements émotionnels (« haine », « colère », « dégoût »…), des rituels (bandages des seins, dissimulation de la verge…) et de façon plus globale, des préoccupations dont le caractère obsédant est proportionnel à l'investissement psychique.

Enfin, par la demande de chirurgie, d'autres patients expriment une instabilité identitaire et une angoisse majeure qui dépassent largement le cadre de l'identité sexuée et imposent une prise en charge plus globale. Cela est notamment le cas chez des adolescents et des jeunes adultes dont la demande de changement de sexe va refléter une angoisse de morcellement psychotique. Beaucoup plus rarement, une demande de transformation hormono-chirurgicale survient dans le contexte d'un processus psychotique décompensé, schizophrénique ou paranoïaque. Elle s'origine alors d'idées délirantes de changement de sexe et d'hallucinations cénesthésiques centrées sur les organes génitaux. Mais les auteurs du DSMIV-R précisent que dans de très rares cas, une schizophrénie et un trouble de l'identité sexuelle sévère peuvent coexister…

La distinction opérée jusqu'ici dans la stratégie de prise en charge proposée aux patients selon la catégorie nosographique à laquelle ils appartiennent est-elle toujours pertinente et fondée au plan éthique ? Peut-on toujours s'appuyer sur cette distinction pour décider si tel ou tel demandeur accédera (bénéficiera ?) à une intervention de changement de sexe ?

EST-IL LÉGITIME DE PARLER « D'INDICATION » À UNE TRANSFORMATION HORMONO-CHIRURGICALE ?

Dans un contexte socioculturel qui prône l'autonomie des demandeurs de soins, l'absence de contre-indications évidentes peut-elle être considérée comme une indication en soi ? Une intervention de transformation de sexe est-elle envisageable en l'absence de facteurs défavorables ou lorsqu'on estime qu'une indication se pose ? Comment pouvons-nous mieux cerner cette dernière ? L'identification des critères diagnostiques du trouble de l'identité de genre des classifications internationales est-elle suffisante ? Un pronostic (parfois incertain) d'amélioration l'est-il ? Est-on vraiment « bienfaisant » en accompagnant le désir du patient d'une telle opération et au nom de quoi ? De l'amélioration sur le plan psychique, de l'adaptation socio-professionnelle, de la qualité de vie au prix d'un tel coût somatique ?

Nous pensons en particulier à certains patients qui demandent une réassignation hormono-chirurgicale du sexe et présentent de fait une histoire assez typique de transsexualisme, mais qui semblent, d'un point de vue extérieur, s'être relativement bien adaptés à leur situation, avec une possibilité d'intégration socio-professionnelle, relationnelle et familiale notamment. Par exemple, une de nos patientes, âgée de 30 ans, qui souffre d'un trouble de l'identité sexuée apparemment stable et ancien, confirmé par ses parents comme étant apparu très tôt, malgré le fait que ceux-ci se disent réticents à l'intervention. Présentant de bonnes capacités d'introspection et une grande finesse d'analyse, cette patiente ne souhaite pas entreprendre de psychothérapie individuelle. Elle manifeste peu de souffrance au niveau clinique, et semble jouir d'une intégration professionnelle satisfaisante, source d'épanouissement et de plaisir, de même qu'une vie familiale et sociale agréable. Sa plainte porte essentiellement sur la qualité de sa vie affective et sexuelle et des difficultés qu'elle éprouve à se montrer nue et à être touchée par ses partenaires. Face à une telle situation clinique, nous nous demandons ce que l'opération peut lui offrir : la mammectomie laissera des cicatrices sur son torse qui ne l'aideront peut-être pas à se dénuder sans malaise, et la phalloplastie, qui présente des risques non négligeables de complications et n'est pas fonctionnelle au plan sexuel et urinaire ne lui offrira que des possibilités très partielles d'améliorer la qualité de sa vie sexuelle. Quels risques prend-on à réaliser l'opération, et pour quels bénéfices éventuels ? Faut-il répondre au désir du patient et le laisser lui-même évaluer les risques d'échec et de déception par le biais d'une information éclairée ? Mais comment prendre en compte la tendance de ces patients, avant l'intervention, à dénier la lourdeur des traitements et des opérations proposés ? Comment évaluer et comparer le coût somatique au long cours de ces interventions et du traitement hormonal à vie qui leur succède, avec la souffrance psychologique qui est à l'origine de la demande du patient ? Est-il possible de comparer ces deux niveaux, souffrance somatique et souffrance psychique ? (Coussinoux et al., 2004)

Il n'existe pas de réponse définitive à ces questions, mais la pratique des transformations hormono-chirugicales persiste et leur nombre croît dans la plupart des pays. La question princeps de la légitimité de la modification de l'anatomie du sujet demeure en arrière-plan, sans qu'on y ait pour autant répondu. Elle revêt une particulière complexité dans des situations où l'appréhension médico-psychologique de la demande de changement de sexe s'avère davantage problématique, en raison de son âge de survenue (demandes d'adolescents ou demandes tardives, au-delà de la cinquantaine), de l'implication du meilleur intérêt d'un tiers (enfants mineurs) ou encore de son « caractère partiel » (transgendérisme).

TRANS-GENRES, TRANSSEXUALISÉS

Des personnes souhaitent avoir la possibilité d'une transformation partielle, en s'administrant par exemple un traitement hormonal virilisant ou féminisant sans intervention chirurgicale, mais avec une rectification de l'état-civil. Un homme biologique pourrait alors vivre sous une apparence féminine et adopter en permanence un comportement et des rôles sociaux attribués aux femmes tout en gardant son sexe d'homme — et donc sa capacité à procréer en tant qu'homme — tout en ayant un état-civil féminin, le symétrique valant pour une femme biologique. Mais dans la plupart des cas, ces sujets réclament le droit de disposer de leur corps selon leur gré, en dehors de tout avis psychiatrique ou psychologique, ne font pas de démarche de consultation spécialisée.

Parmi eux, néanmoins, certains vont solliciter une aide médico-psychologique après de longues années. Lorsque nous recevons ces patients, ils rapportent aisément s'être attribués une identité de transsexuel et avoir fait le choix de débuter leur transformation physique sans avis médical en s'administrant eux-mêmes des traitements hormonaux. Ils ont souvent « convaincu » des plasticiens de procéder à des interventions chirurgicales : mammectomie, mammoplastie, féminisation du massif facial ou encore ablation de la « pomme d'Adam ». À leurs yeux, l'ancienneté de leur auto-diagnostic légitime l'urgence à compléter les modifications qu'ils ont entreprises par les interventions génitales et la rectification de l'état civil. Pour autant, tous ne nous paraissent pas relever d'une telle stratégie médicale. Jusqu'à quinze ans ont pu s'écouler entre la mise en place de ces initiatives personnelles de transformation et la sollicitation d'une transformation chirurgicale irréversible. Parmi les principaux arguments mis en avant pour expliquer — au moins partiellement — ces demandes tardives de chirurgie : la piètre qualité présumée des techniques chirurgicales disponibles au moment de l'éclosion de leur trouble, la peur des complications voire d'un décès sur la table d'opération. L'intensité de la réprobation sociale et la crainte d'une déchéance socio-professionnelle inéluctable menant à la prostitution reviennent également dans le discours de ces générations nées dans les toutes premières décennies de l'offre médicale de transformation. Ces rationalisations autour des dispositifs médicaux et du regard social renferment sans conteste une certaine vérité. D'autres raisons, plus individuelles peuvent être aussi convoquées, par exemple, chez un patient transvesti, le constat d'échec d'une vie conjugale que le sujet circonscrit rétrospectivement à une tentative vaine de réfréner le trouble identitaire. Nous nous trouvons alors devant une situation paradoxale, souvent bien difficile : le patient est déjà partiellement transformé, vit parfois depuis plusieurs années sous l'apparence du sexe opposé, demande une réassignation complète du sexe, mais ne correspond pas au diagnostic de transsexualisme : il s'agit en général d'une homosexualité mal assumée couplée à un trouble de l'identité sexuée, ou plus souvent d'un transvestisme qui s'est transsexualisé secondairement avec le temps. Doit-on entériner de telles demandes ? Avec quels risques de regrets ? Quelles alternatives et quel accompagnement thérapeutiques proposer à ces patients ?

DEMANDES D'ADOLESCENTS, DEMANDES ADOLESCENTES

Comment recevoir les demandes de patients très jeunes, souvent encore adolescents, voire mineurs qui deviennent de plus en plus fréquentes ? Peut-on poser un diagnostic de transsexualisme à l'adolescence, alors que tout autre diagnostic psychiatrique n'est posé que comme une hypothèse nécessairement transitoire chez un individu soumis à des remaniements psychiques considérables ? Faut-il commencer, avant l'âge adulte, la réassignation hormonale et chirurgicale d'adolescents souffrant d'un trouble de l'identité de genre ? Quels critères d'évaluation médico-psychologiques utiliser pour rassembler des arguments en faveur de l'indication d'une transformation irréversible ?

Des questions éthiques fondamentales se posent quant à la prise en charge des adolescents souffrant d'un trouble de l'identité de genre. Une vive controverse existe entre les partisans et les adversaires d'une intervention précoce chez l'adolescent. Des articles de la littérature scientifique internationale ont rapporté le traitement hormonal et parfois chirurgical d'adolescents souffrant de troubles de l'identité de genre (Cohen-Kettenis et Van Goozen, 1997, 1998 ; Cohen-Kettenis et al., 2000). Pour ces équipes, le pronostic post-opératoire serait d'autant plus favorable que la crédibilité au niveau physique est bonne dans le sexe d'arrivée. La crédibilité serait, à son tour, dépendante de l'apparence physique dans le sexe de départ, meilleure si l'on bloque la survenue de la puberté physiologique par un traitement hormonal spécifique avant d'engendrer une pseudo-puberté inverse au sexe biologique. Plus généralement, ces équipes estiment qu'une prise en compte médico-chirurgicale précoce pourrait contribuer à prévenir les problèmes émotionnels, affectifs et sociaux rencontrés à l'âge adulte. Pour les adversaires de ces interventions précoces, des procédures aussi invasives devraient être contre-indiquées d'autant plus que l'adolescent risque de regretter ultérieurement ce type d'intervention. En 1974 et 1987, R. Green a publié des travaux portant sur le devenir d'une cohorte de 66 garçons très féminins durant leur enfance (« *sissy boys* ») : la plupart étaient homosexuels à l'âge adulte, seul l'un d'entre eux s'est avéré transsexuel (Green, 87). Certaines recherches (Davenport et Harrison, 1977 ; Meyenburg, 1999) rapportent également des cas de psychothérapie ayant considérablement réduit voire enrayé les troubles de l'identité de genre et le désir de réassignation hormono-chirurgicale chez des adolescents.

ACCÈS À LA PARENTALITÉ

Une autre question émerge fréquemment dans notre pratique qui concerne l'accès à la parentalité des couples dont un partenaire est transsexuel. Certains couples ont accès à la parentalité à travers une adoption. D'autres couples souhaitent avoir recours à la procréation médicalement assisté (PMA) dont la pratique est encadrée par un texte législatif qui en pointe sa double finalité, aider à la procréation d'une part et éviter la naissance d'un enfant anormal d'autre part : *« La procréation médicalement assistée est destinée à répondre au projet parental d'un couple. Elle a pour objet exclusif de pallier la stérilité dont le caractère pathologique a été médicalement constaté ou d'éviter la transmission d'une maladie particulièrement grave et incurable. »* (Art. L 671-2) (Testart, 1993).

Différentes questions autour des modalités de procréation du futur sont régulièrement évoquées dans les forums de patients mais également certains congrès médicaux ou de psychologie. Il est fort à parier qu'elles se posent pratiquement aux équipes dans les années à venir (Baetens, 2003) (Brothers, 2000). Un transsexuel, biologiquement mâle et devant être opéré, peut-il faire congeler son sperme ? Peut-il ensuite faire inséminer une mère porteuse dans la perspective d'élever cet enfant en tant que mère ? Dans le cas d'un couple lesbien — après l'opération de réassignation hormono-chirurgicale vers le sexe féminin — un transsexuel ayant fait congeler son sperme au préalable peut-il faire inséminer sa partenaire féminine ?

Des questions similaires se posent dans le cas des femmes biologiques : une femme transsexuelle, souhaitant être réassignée vers une apparence masculine, peut-elle, avant l'opération, faire cryogéniser ses ovules afin de les faire implanter chez sa partenaire après fécondation in vitro ?

Que signifie pour cet homme biologique qui déclare exécrer sa condition masculine « injustement attribuée par la nature » l'acte de conserver son sperme ? Quelle sorte de compromis ce même sujet, campé dans une masculinité intolérable, est-il prêt à envisager ? Que signifie, pour une femme biologique, le désir de prélever ses ovules alors qu'elle a le sentiment profond d'être un homme ?

En outre, de quelle manière la société peut-elle accueillir de tels projets ? De telles situations impliqueraient des configurations sociales, familiales et psychologiques complexes. Par exemple, que le père biologique de l'enfant vivrait sous une apparence féminine lors de la naissance de celui-ci, au sein d'un couple homosexuel dont la femme biologique aurait été inséminée par le sperme congelé de son partenaire vivant désormais sous une apparence féminine. Lorsque tous les repères sont brouillés, comment le parent transsexuel opéré se situe-t-il par rapport à l'enfant : en tant que père ? En tant que mère ? Mère symbolique ? Père génétique ? Mère sociale, mais biologiquement père ? Et comment l'enfant va-t-il, de son côté, percevoir son parent ? Quant au devenir d'un tel enfant, là encore, des questions se posent, notamment au niveau du développement harmonieux de sa personnalité et de sa sexualité. Comment cet enfant va-t-il construire son identité, à partir de quels repères ? De quel secret familial risque-t-il de porter le poids ? Quelles conséquences une telle configuration parentale peut-elle entraîner sur sa socialisation, son identification sexuée, mais aussi son choix d'objet ?

Dans certains cas, des couples — dont le partenaire masculin est un transsexuel F-M opéré — ont pu obtenir une insémination artificielle de la femme et accéder à la parentalité. Un suivi médico-psychologique a été mis en place pour ces enfants, impliquant le dévoilement du secret quant à l'origine de la stérilité de leur père. Si un tel suivi semble pertinent sur le plan psychologique, il soulève cependant des questions éthiques et sociales. En outre, les couples non transsexuels ayant recours à l'insémination artificielle par sperme de donneur ne sont pas tenus d'informer leur enfant sur ses origines. La société ayant validé la réassignation hormono-chirurgicale et surtout le changement d'état civil, au nom de quoi les couples dont l'un des membres est transsexuel souffriraient-ils d'une telle discrimination en comparaison avec d'autres couples ? (Coussinoux, 2004)

ENTRE LE MÉDICALEMENT POSSIBLE ET L'ÉTHIQUEMENT ENVISAGEABLE...

Dans un champ clinique où l'on peut trouver toutes les configurations fantasmatiques possibles, et où les possibilités médicales offertes rejoignent et « réalisent » le fantasme, le clinicien de la psyché, psychiatre ou psychologue, se sent fréquemment dans une position malaisée, a l'impression d'être instrumentalisé, de ne pas être sûr du plan sur lequel se situer. Le franchissement des frontières auquel conduit la clinique du transsexualisme interroge de manière fondamentale le psychologue ou le psychiatre, ainsi que l'efficacité de ses outils de travail. Comment pouvons-nous, en tant que psychiatre ou psychologue, utiliser nos compétences et nos qualités professionnelles pour trouver un équilibre entre « l'éthiquement envisageable » et « le médicalement possible », ne pas suivre aveuglément les avancées médicales, parfois au prix d'un lourd tribut pour la santé psychique des personnes, et ne pas priver les patients des possibilités mises en place pour améliorer leur vie ?

De plus, qui apparaît légitime pour apporter les réponses aux questions précédentes? Le patient lui-même, les soignants, la société ? Ce questionnement nous semble se poser avec une toute particulière acuité chez les soignants en santé mentale. La « psy » doit-elle s'interroger elle-même sur ses pratiques et utiliser les enseignements qu'elle en tire à visée décisionnelle ? Quel devrait être alors le poids à accorder à ces enseignements dans les décisions à prendre ? Comment les intégrer au sein d'un processus de décision concernant ce qui est défendable au plan éthique ?

Comment utiliser l'avis psychiatrique et psychologique au service des patients ? En posant cet avis, en tant que professionnel et en tant qu'humain directement sollicité par les demandes des patients transsexuels, ne risque-t-on pas d'entraver la liberté des individus au nom de notre « expertise », au nom de nos résistances ou de nos fascinations personnelles ? Comment situer notre apport au service du respect de l'autonomie des personnes et de la bienfaisance lorsque, dans certains cas, nos réponses et ce que souhaitent ou revendiquent les personnes paraissent adopter des directions opposées ? Sommes-nous prêts à accepter ou à refuser ces configurations nouvelles ?

Plus qu'une réponse à ces questions complexes soulevées par le transsexualisme et l'évolution des pratiques médicales et psychologiques, nous souhaitons ici souligner la prudence nécessaire dans ce domaine, et l'urgence d'un débat éthique quant à ces situations nouvelles. Actuellement, la recherche médicale internationale semble s'orienter dans ce domaine vers l'exploration de ce qui est possible, parfois sans se questionner sur ce qui est humainement et éthiquement souhaitable, acceptable ou discutable.

Orientation, intervention, collaboration professionnelle

Conseil en orientation et autonomie des personnes

Thierry Boy

Témoin de la naissance de la société industrielle, Durkheim se posait, d'un point de vue de sociologue, la question de savoir « comment s'unissent les hommes dans une société qui s'individualise de plus en plus ? ». En effet, les sociétés traditionnelles passées se basaient sur une solidarité impliquant, certes, des comportement individuels, mais également des activités de production qui reposaient sur la proximité, la ressemblance et le partage d'une histoire et de valeurs communes. Cette solidarité a laissé la place à une interdépendance qu'impose la société moderne à ses membres, et qui est inhérente à la mise en place de la division sociale du travail.

Cette nouvelle sorte de solidarité a-t-elle des incidences sur la manière d'envisager, pour les psychologues, l'éthique de leurs pratiques ?

Poursuivant cette évolution, nos sociétés industrialisées de la fin du 20e siècle ont été définies par Norbert Elias (1991), comme des « sociétés des individus ». L'idéologie libérale qui les soutient conduit à penser que le bien commun a pour fondement la liberté laissée à chacun de mettre en œuvre les projets qui sont les siens, que chaque individu est un sujet autonome, responsable et indépendant des configurations dans lesquelles il se trouve pris.

Dans ce contexte idéologique comment concevoir des pratiques relevant du conseil psychologique qui ne s'étayent pas sur cette conception utilitariste libérale ?

Si l'on considère que le bonheur de tous peut être la somme des bonheurs individuels, alors la conception du soi et de l'éthique des interventions sera nécessairement différente de ce qu'elle serait dans un autre contexte idéologique. C'est ce que dénoncent G. Tiberghien et J.-L. Beauvois (2007) : « [...] la finalité "saine" du développement individuel est l'autonomie et l'aptitude à la réalisation du soi [...].

Allez défendre les formulations théoriques (et les pratiques) issues de ce postulat auprès de gens qui ont appris en se développant qu'ils devaient surtout savoir satisfaire les attentes légitimes d'autrui à leur égard (concepts chinois d'*amae* et coréen de *chong*) et à trouver leur valeur dans l'interdépendance et l'harmonie ! Plus généralement, toutes les « théories du soi » (en fait de notre soi, un soi posé comme un organe autonome) sont tributaires de ces postulats individualistes et soïistes ».

Face à ces mutations, l'éthique du psychologue, qu'il soit accompagnateur d'un sujet ou acteur dans des interventions sociales, peut-elle être réévaluée à l'aune de la distinction que proposait Paul Ricœur entre visée de la vie bonne, perspective aristotélicienne, et rapport aux normes, position kantienne qui renvoie à la déontologie.

Comme nous emploierons le terme « éthique » pour aborder des réflexions théoriques portant sur la valeur des pratiques et sur les conditions de mise en œuvre de ces pratiques, nous nous efforcerons d'aborder cette question du point de vue des rapports entre interventions dans le champ du social (dans cette définition plutôt large nous incluons les métiers sociaux et les professionnels de la psychologie, car l'utilisation commune des concepts et outils de cette discipline pose certaines questions éthiques dans les même termes) et idéologie, puis en examinant la fonction de conseil dans ces mêmes pratiques sociales.

Enfin, nous tenterons de resserrer notre analyse autour d'une pratique exemplaire, celle du conseil en orientation, qui a été la nôtre pendant de nombreuses années.

INTERVENTIONS PSYCHOSOCIALES ET IDÉOLOGIE

Nous devons, dans un premier temps, définir ce que nous entendons par interventions dans le champ social. Il s'agit, ici, de considérer l'évolution de pratiques qui constituent une variété d'approches au confluent des champs psychologiques et sociaux et ont pour objectif d'aider les individus. Il peut être question du travail social ou de l'aide individualisée dans tous les domaines qui touchent à l'organisation de la vie quotidienne.

De plus, nous souhaitons axer notre propos sur les pratiques professionnelles, car elles nous semblent se situer entre les théories des champs disciplinaires auxquels elles se réfèrent et l'instrumentalisation d'approches naïves des problèmes qu'elles entendent résoudre. À ce titre, il est probable qu'elles rendent compte d'une part de l'état de développement de la pensée scientifique, d'autre part du courant idéologique dans lequel elles adviennent. On pourrait dire, reprenant les concepts d'E. Rosch (1976), qu'elles sont le « niveau de base » des catégories naturelles utilisées par les professionnels de ces secteurs.

En ce qui concerne le travail social, nous partirons de la définition des Nations Unies de 1959 : « Le travail social est une activité visant à aider à l'adaptation réciproque des individus et de leur milieu social. Cet objectif est atteint par l'utilisation de techniques et de méthodes destinées à permettre aux individus, aux groupes, aux collectivités de faire face à leurs besoins, de résoudre les problèmes que pose leur adaptation à une société en évolution, grâce à une action coopérative, d'améliorer les conditions économiques et sociales ».

F. Guelamine (2001) propose une définition légèrement différente : « le travail social renvoie à l'ensemble des interventions visant à assister, aider, accompagner et éduquer les populations considérées comme les plus vulnérables ».

Dans le premier cas on aura à s'interroger sur les notions « d'adaptation » et sur le choix des « méthodes et techniques » permettant de parvenir à cette « amélioration » des « conditions économiques et sociales », dans le second on notera qu'il y est question « d'accompagnement ». Nous souhaitons examiner l'évolution de ces conceptions.

Le travail social sur le modèle d'un idéal pédagogique et éducatif

Au début du XIXe siècle, le travail social s'identifie, dans les pays anglo-saxons, au secours apporté aux pauvres, dont on croit généralement que la situation résulte d'une faiblesse de caractère ou d'une incapacité à s'organiser de manière rationnelle pour survivre dans une société en plein progrès scientifique et technique. C'est une des apories de l'idéologie libérale que de promouvoir l'absence d'intervention de l'État et de laisser s'organiser, voire de promouvoir, des interventions visant à corriger certains effets des inégalités sociales. On peut voir une illustration de cette position dans l'œuvre de R. Owen par exemple.

Pour autant, il paraît très difficile d'informer, d'éduquer les ouvriers plongés dans la misère. Comment empêcher l'usage immodéré de la boisson chez des travailleurs dont les conditions de vie sont si difficiles ? Que faire pour éviter que les enfants, oisifs et livrés à eux-mêmes, ne soient confrontés au vice et à la corruption dans les rues qui sont leurs lieux privilégiés de socialisation ?

C'est, à ses débuts, dans le modèle de l'hygiène publique que l'interventionnisme va chercher des armes pour promouvoir le progrès social et diminuer la misère. L'ensemble des comportements des familles, que l'on nommerait maintenant défavorisées, méritent d'être corrigés. Qu'il s'agisse des soins aux enfants, des façons de tenir son ménage, de choisir un conjoint ou un avenir professionnel, un ensemble d'associations caritatives, en concurrence avec des praticiens tenants d'une approche scientifique, vont développer des méthodes d'intervention visant à promouvoir « de bonnes pratiques ». On peut voir dans cette approche une volonté de rationaliser la charité, de la professionnaliser dans un souci éducatif et de rechercher l'efficacité. Les tentatives françaises vont s'inspirer des modèles existants, comme la mise en œuvre des résidences sociales, version française des *settlements* mis en place à Chicago (dont on verra que c'est le lieu de création de plusieurs institutions de recherche dans le domaine du conseil social) par Jane Addams en 1889. La première Conférence de service social est organisée à Paris en 1928, année de l'ouverture du premier institut d'orientation professionnelle, deux ans avant la création du premier organisme de conseil conjugal aux USA, l'Institut Américain des Relations Familiales.

Dans ces évolutions, on peut voir la volonté d'organiser l'ensemble des problèmes sociaux de manière rationnelle, comme l'est le travail à cette époque fondatrice du taylorisme. La pensée positiviste, qui voit dans la science l'opportunité de se passer définitivement de l'influence de la religion, inclut ce projet de réforme sociale, mais sur le concept d'une société qui a une unité organique, une existence propre, qui dépasse la somme des individus qui la compose.

L'éthique des interventions, dans ce modèle, est consubstantiel de l'éthique de la science. On peut d'ailleurs se référer à Lahy (1912, cité par M. Huteau et J. Lautrey, 1979, p. 18) : « On peut donc affirmer la valeur pratique d'une morale fondée sur les représentations de la science. L'idéal d'action qui vient d'elle n'est pas vain et il dépasse singulièrement celui des âges antérieurs, il se réalise déjà et s'imposera bientôt à toutes les consciences ».

Ces pratiques dont les outils prégnants sont, pour la psychologie les tests, pour les services sociaux l'enquête sociale, se verront remplacées, dans les années 50 par des méthodes moins prescriptives.

Le livre de Mary Richmond, qui est un des piliers théoriques de ces dernières, est traduit en France en 1926 sous le titre « *Les méthodes nouvelles d'assistance. Le service social des cas individuels* ». Comme l'écrivent O. Martin et P. Vannier (2002), il dote les services sociaux d'un nouvel outil élaboré à partir des sciences psychologiques et psychanalytiques. Il s'agit, grâce à une certaine qualité d'écoute, d'amener l'usager à comprendre ce que cachent des demandes bien concrètes, de l'amener à mieux cerner ses véritables besoins. Le but démocratique poursuivi dans tous les cas est de favoriser la vie sociale de la collectivité en donnant à l'individu, comme membre d'une famille, l'occasion de développer sa personnalité par des adaptations consciemment effectuées entre lui-même, ses semblables et leur milieu social commun. Le «*case-work*», bien qu'il se soit heurté à de vives résistances, permet aux praticiens du social de se démarquer du médical en empruntant aux sciences humaines les fondements théoriques de leur action. Le fait que cette pratique ait pu être regardée comme une véritable révolution progressiste, qui allait de pair avec le refus de juger, en dit long, *a contrario*, sur les pratiques et comportements antérieurs, note F. Blum (2002). Le regard du travailleur social sur l'usager change, il ne faut plus l'éduquer, mais l'aider à prendre conscience de ses capacités d'éducation, et ce pour une meilleure adaptation.

Parallèlement, comme le note T. Le Bianic (2005), si l'on observe l'évolution des pratiques psychologiques en France, la tendance depuis les années 1950 est celle d'un éloignement progressif du modèle des sciences expérimentales, contrebalancé par une adhésion sans limites au modèle de la «psychologie clinique», y compris dans les deux domaines d'application qui avaient été historiquement le plus étroitement associés au paradigme expérimentaliste : la psychologie du travail et l'orientation scolaire. Les tests, et plus généralement toute forme d'expertise technique susceptible de placer le psychologue en position de «décideur» (évaluations individuelles, mesure des aptitudes...), ont été rejetés par les praticiens au profit d'un nouveau discours qui valorise l'écoute, l'expression libre, l'acceptation de l'autre, etc.

Le travail social comme intervention émancipatrice à visée politique

Pourtant, cette nouvelle forme d'intervention, qui se veut plus émancipatrice, moins contraignante, éloignée de la matrice originelle de la compassion catholique sociale, va affronter, dans les années 70, une critique très virulente de la part d'un grand nombre d'intellectuels, que l'on peut situer dans la mouvance de Foucault. À cet égard, le numéro spécial de la revue *Esprit* de 1972, intitulé «Pourquoi le travail social», va synthétiser les attaques qui ont pour cible tous les intervenants sociaux soupçonnés d'être les agents du système capitaliste. La reproduction des inégalités sociales, ou, à tout le moins, son acceptation par les classes dominées deviendrait possible grâce à l'écoute compréhensive qui vise à compenser les effets de celles-ci. L'apport de la psychologie à la panoplie des pratiques permet la mise à distance des besoins (logement, éducation, conditions de travail), qui pourraient apparaître comme des revendication légitimes de classe, et leur transformation en une demande. Cette dernière peut alors être dissociée et évaluée par l'intervenant spécialiste comme demande latente par-delà la demande manifeste. Cette place particulière de la psychologie dans les pratiques sociales d'intervention est décrite par J. Donzelot (1972) de la manière suivante : «L'insertion de la psychologie dans les structures de l'assistance s'éclaire si on veut bien comprendre que la psychologie naît très exactement au point de rencontre entre le besoin et le pouvoir» (p. 669). M. Boutanquoi (2004) en tire la conclusion suivante : «Dès lors, tout problème de quelque nature que ce soit, même économique, peut aisément se rapporter à une faiblesse du moi conduisant à la mise en œuvre d'une action de renforcement. Les réalités sociales disparaissent ainsi au profit d'une responsabilité individuelle» (p. 76). Il y a, nous semble-t-il, deux éléments dans cette conclusion : une subjectivation des rapports sociaux qui met à distance, ou nie, tout rapport antagoniste de classe, et la réaffirmation du dogme du libéralisme qui considère que les individus sont libres d'agir comme ils l'entendent, sans contraintes.

Le travail social comme accompagnement vers la réinsertion

Dans un dernier temps, depuis les années 1980, les injonctions politiques de lutte contre l'exclusion vont recentrer les pratiques sur l'accompagnement des demandeurs, avec, par moments, la tentation de repérer les «populations à risques» afin de prévenir des comportements asociaux. Adaptation des adages précédemment cités, augmenter l'ajustement social de l'individu, lui permettre d'accroître son développement personnel, sont des investissements qui auront des effets positifs sur l'ensemble de la société. Dès lors, on assiste à une fusion des exigences de productivité de nos économies et des processus de construction identitaire des sujets. Ces derniers, considérés comme des équipiers dans nos projets sociétaux, vont pouvoir être managés, « coachés », comme l'écrivent R. Gori et P. Le Coz (2006, p. 29) : « si un individu n'est pas adapté, c'est qu'il est défaillant. Et de sa défaillance, c'est en lui qu'il doit chercher les causes ». Comme le disait A. Ehrenberg (2000) « Dans un style d'existence organisé par la discipline et l'interdiction, la question qui se posait à chacun était du type : que m'est-il permis de faire ? Quand la référence à l'autonomie et à l'action domine les esprits, quand elle s'est précisément instituée, la question est désormais : suis-je capable de le faire ? » (p. 603). L'idéologie actuelle nous enseigne, par ailleurs, que le monde est si merveilleux que si nous ne parvenons pas à nous y épanouir, c'est que nous sommes inadaptés et qu'il faut vite aller chercher un coach pour nous ressaisir. En effet il suffit de lire les publicité pour savoir que « Le coaching renforce l'autonomie, l'estime de soi et la responsabilisation ».

Cette opportunité d'amender nos tentatives de désinsertion peut prendre la forme d'une reconstruction du réel à travers la modification du sens des mots qui nous permettent de construire notre réel. Les approches constructivistes de K. G. Gergen (2001, p. 301) montrent la voie : « Qu'est-ce qui se passerait s'il n'y avait pas de problème ; qu'est-ce qui se passerait si toute la douleur et le désespoir qui amènent les gens en consultation étaient sans fondement ? Dans un sens, la pensée constructionniste suggère ce genre de question. Il est indéniable que nous sommes confrontés à des problèmes difficiles dans notre vie, les problèmes ne sont pas là à l'extérieur comme des réalités indépendantes de nous, ils le deviennent par notre manière de négocier la réalité ». Ces thèses sont relayées par certains thérapeutes familiaux dans leur champ et dans le domaine du conseil de carrière par des psychologues comme K. Campbell ; tous prônent « la thérapie centrée sur la solution ».

PRATIQUES SOCIALES, INTERVENTIONNISME ET CONSEIL : QUEL RAPPORT ?

On voit que l'évolution des conceptions sur les métiers du social, et celle des pratiques dans les modes d'intervention, conduisent d'un pôle autoritaire et dogmatique à une sorte de persuasion douce, sur fond de responsabilisation et de mise à distance des contextes politiques et sociétaux. Le choix des termes employés pour dénommer les intervenants sociaux est symptomatique de ces modifications. Ainsi, la surintendante d'usine devient une conseillère sociale du travail, l'orienteur un conseiller d'orientation, les visiteuses familiales des conseillères en économie sociale et familiale, comme les surveillants qui, dans le secteur éducatif, deviennent des conseillers pédagogiques. Pour autant, cette inflation des usages du terme de conseiller s'accompagne-t-elle d'une définition plus précise du mot conseil ?

Pour le sujet qui nous intéresse ici, la psychologie du conseil bénéficie-t-elle d'un statut particulier qui viendrait d'une théorisation sur l'activité de conseil ? La création en 2002 d'une 16e section au sein de l'IAAP (*International Association of Applied Psychology*) tendrait à confirmer cette seconde proposition, mais en France les rares formations de 3e cycle semblent avoir disparu avec leurs créateurs, comme le note A. Lhotellier (2003).

L'autre théoricienne du conseil en France, J. Zarka (1977), proposait de réfléchir à la complémentarité entre « conseil psychologique et psychologie du conseil ». Débutant son exposé par les définitions usuelles du mot : « Avis qui engage à faire ou ne pas faire quelque chose » (Larousse) ou « Paroles que l'on adresse à quelqu'un pour diriger sa conduite sans intention de le contraindre » (Grande Encyclopédie du XIXe siècle), elle poursuit en notant que l'évolution des pratiques des psychologues du conseil montrent assez clairement que les « *counselors* « quelle que soit leur spécialisation, (...) [ne se reconnaissent pas aujourd'hui comme des] « *advice givers* « (donneurs de conseils) (...) [mais] insistent sur l'autre aspect de leur intervention : « *to counsel* « (délibérer avec), ce qui renvoie automatiquement à certaines conceptions de l'autorité » (id). Elle propose, ensuite, cette définition du « *counseling* » : « Une relation dans laquelle une personne s'efforce d'aider une autre à comprendre et à résoudre ses problèmes d'adaptation. Les secteurs d'adaptation étant le plus souvent « éducatif » (ou scolaire), le conseil « professionnel », le conseil « social », etc. « Ce terme recouvre une large série de procédures : apport de conseils (*advice giving*), psychanalyse, apport d'informations, incitation auprès du conseillé à dépasser ses difficultés et à composer avec ses émotions... Ce qui tend à diriger, à inspirer la conduite, les actions. » (p. 3).

En réalité, la pratique du conseil y compris dans la formation des praticiens n'a pas eu le même développement en France que dans les pays anglophones. Il semble que dans la tradition universitaire française cette pratique soit essentiellement abordée en psychologie clinique ou pathologique. Il s'agit souvent de l'approche non directive, mais des techniques d'entretien à visée thérapeutique (psychothérapie d'inspiration psychanalytique, entretien de type systémique ou familial) sont également abordées.

On peut percevoir actuellement les effets sur les pratiques du terme utilisé initialement par Rogers, de courant « non directif » (avant son remplacement par « centré sur le client »). Dans le sillage des années 70, et à cause de la méfiance inspirée par les techniques de manipulation susceptibles d'être mises en œuvre pour contraindre les individus, la non directivité est apparue comme une posture qui permettait au conseiller psychologue de satisfaire à une question éthique concernant la soumission à l'idéologie capitaliste, aliénante.

Les effets de cette prise de position peuvent se lire sur des sites Internet comme celui qui traite du « *counselling* » dans le cadre des patients séropositifs : (http ://www.counselingvih.org/)

« Une précision qui a son importance quant à l'appellation "conseil conjugal et familial" liée à ses origines anglo-saxonnes "*counselling*" : le conseil conjugal et familial se refuse à donner des conseils et les problèmes qui sont soumis dépassent souvent les limites des conflits entre époux, pour s'étendre à tous les aspects affectifs et sexuels. Donc, "*counselling*" veut dire en français, "tenir conseil". »

Ou celui qui traite du conseil conjugal : (http ://www.conseilconjugal.net/)

« En "*counseling*", le conseiller est souvent amené à accompagner une personne dans sa prise de décision. Il ne s'agit pas de prendre des décisions pour son client, il s'agit de l'aider à prendre la meilleure décision pour lui-même au regard de sa situation présente. »

Dans un cas comme dans l'autre la neutralité du praticien oblige le conseillé à prendre des décisions par lui-même.

LES PRATIQUES DE CONSEIL EN ORIENTATION

Évolution des pratiques en orientation

Lorsqu'il s'agit de définir les conceptions et finalités actuelles de l'orientation, il est courant de rappeler les pratiques de testing des débuts de l'orientation professionnelle, comme pour faire contrepoids aux approches éducatives actuelles, présentées comme essentiellement modernes. Pourtant, cette opposition, en présentant le courant de l'expertise comme coercitif et la position actuelle comme émancipatrice, risque de passer sous silence une évolution beaucoup plus nuancée, marquée par des contextes idéologiques, une modification des rapports socio-économiques, une complexité croissante du système de formation et des conceptions changeantes de l'individu.

On verra que si la prise de décision en matière de choix scolaires ou professionnels est dévolue actuellement à l'intéressé lui-même, elle n'est pas pour autant exempte de déterminismes sociaux.

Le modèle de l'expertise

Née en dehors de l'école, à Boston en 1908, la notion de «*vocational guidance*» de F. Parsons (1909), va servir de modèle aux autres pays qui ont à intégrer les modifications sociales liées à l'industrialisation. Ce processus économique, qui entraîne une augmentation de la division du travail, prônée pour elle-même par les tenants de l'organisation scientifique de la production comme Taylor, nécessite une sélection rigoureuse des ouvriers selon leurs aptitudes (Huteau & Lautrey, 1979). Il s'agissait, dès lors, d'axer l'examen psychologique d'orientation vers la mesure de ces aptitudes, qu'elles soient générales ou spécifiques, cognitives, techniques, psychomotrices ou encore de dextérité digitale : «Dans notre esprit, nous pouvons nous représenter les métiers par des trous de formes ou de dimensions différentes, les enfants, suivant leurs aptitudes, par des chevilles également de formes et de dimensions différentes, Orienter professionnellement un enfant, c'est chercher dans quel trou sa cheville s'ajuste exactement», écrivait F. Mauvezin en 1921.

Par ailleurs, la division sociale du travail qu'implique cette organisation doit pouvoir se justifier au plan idéologique. Ainsi, pour Binet (1908, p. 83), l'orientation professionnelle devait contribuer à la construction d'une société «(...) où le milieu social serait mieux organisé que le nôtre, où chacun travaillerait selon ses aptitudes reconnues, de manière à ce qu'aucune parcelle de force physique ne fût perdue pour la société. Ce serait la cité idéale. Elle est encore loin de nous». D'une manière plus générale, la justification de l'organisation de ce nouveau monde industriel se trouve chez les «socialistes utopiques» comme Fourier, pour qui la société nécessite une organisation qui dépasse les individus. Ainsi les pratiques de l'orientation professionnelle participent d'une éthique qui fonde le bien-être personnel comme participant du bonheur de la société, en effet :

Au plan économique, c'est l'organisation moderne du travail qui permet les gains de productivité indispensables aux sociétés modernes et aux besoins des citoyens.

Au plan scientifique, les différences individuelles héréditaires, que l'on peut mesurer avec des instruments, ont un rôle fonctionnel dans l'évolution de l'espèce (cf. Spencer, cité par Huteau & Lautrey, 1979, p. 18).

Au plan idéologique, l'orientation répond aux aspirations des travailleurs qui trouveront plus de satisfaction dans un travail qui correspond à leurs capacités, et pour les employeurs qui obtiendront de meilleurs rendements, dans un climat social en outre pacifié par une répartition équitable des rôles.

Bien sûr, cette conception va rencontrer certains adversaires, notamment chez ceux qui reprochent à la théorie des aptitudes son côté fixiste, mais le projet de réforme de la société est tellement ambitieux qu'il l'emporte sur les critiques.

Un tel projet était, par contre, à bien des égards effrayant, dans la mesure où les orientations individuelles étaient totalement subordonnées à des impératifs de production fixés au niveau national à travers l'action de l'État planificateur. Mais il soulignait néanmoins le souci de penser le destin individuel dans un cadre collectif. Ce n'est pas par la seule force de sa motivation ou de son projet que l'individu parvenait à concilier ses aspirations personnelles avec les impératifs de la collectivité, mais par la médiation des institutions, au premier rang desquelles l'école, ou la formation professionnelle des adultes.

Le modèle de l'information

Dans les années 1970, la complexité grandissante des formations à l'école et des qualifications professionnelles dans le monde du travail va accroître considérablement la place réservée à l'information dans le travail auprès des élèves et des familles. Si cette préoccupation n'est pas nouvelle, elle prend une dimension différente à cette période où l'on commence à parler de société de l'information : « Si nous souhaitons rendre libre le choix scolaire et professionnel de l'enfant, nous devons donc l'informer de façon objective et complète sur l'ensemble des débouchés scolaires et professionnels qui s'ouvrent à lui. », écrit M. Reuchlin (1971, p. 73). « Mais cette tâche lui semble irréaliste, à cause de la masse d'informations que cela suppose, et du risque de déformations par l'enfant lui-même, qui ne saurait spontanément accorder à chaque élément la valeur nécessaire. En fait, celui qui assure l'information de l'enfant ne peut pas ne pas assumer la responsabilité d'effectuer des choix quant aux domaines sur lesquels cette information portera et quant aux aspects de ces domaines qui seront mis en évidence. » (id. p. 74). En d'autres termes, si le sujet est invité à exprimer des choix, un processus éducatif pertinent conduit le conseiller à sélectionner l'information, en fonction de ce qu'il sait du jeune.

Une des question est donc : en dehors de procédures coercitives, comment procéder pour amener les jeunes à ajuster leur niveau d'aspiration à leur niveau d'expectation, ou, plus simplement, comment rapprocher les demandes des familles des propositions d'orientation, les cursus scolaires des exigences du marché de l'emploi ?

Le modèle de l'éducation à l'orientation

Capacités d'adaptation, développement de compétences nouvelles : à en croire les thuriféraires du néo-libéralisme les travailleurs doivent aujourd'hui cultiver ces qualités s'ils veulent conserver l'employabilité qui ferait défaut aux exclus du marché de l'emploi. L'orientation se doit d'apporter sa contribution à ce chantier ; on peut le voir à travers des slogans comme « l'orientation tout au long de la vie », et les méthodes qui visent à « éduquer aux choix » peuvent apparaître à certains comme la panacée pour « préparer les jeunes à la flexibilité ». Pour ce faire, un représentant des « maîtres de forges » (comme il se plaisait à se présenter) a pu préconiser : « de rendre à l'individu la responsabilité de son parcours, (...) responsable de sa propre compétence. Le rôle de la collectivité n'est plus de faire et de normaliser mais de rendre possible le maintien de la compétence individuelle, de laisser à l'individu la capacité de la développer. Ainsi, la logique de précarité ne fait plus peur puisque, bien que l'individu connaisse une période de non emploi, comme il reste compétent, il peut se réorienter et retrouver un emploi. » (De Calan, 1997, p. 214).

Il y a dans le modèle de l'éducation à l'orientation une réponse implicite des professionnels aux reproches qui ont été souvent adressés au travail social au début des années 1970 de contribuer à normaliser les conduites et à discipliner les individus, dans le sillage des travaux de Foucault évoqués plus haut. Mais cette discipline prend aujourd'hui une forme plus subtile puisque le psychologue cherche désormais à aider le sujet dans sa conquête d'autonomie, c'est-à-dire qu'il lui apprend à gérer lui-même sa propre trajectoire et son propre devenir sans avoir besoin ultérieurement de nouvelles interventions ou d'une quelconque tutelle extérieure. On passe donc d'une régulation externe des conduites, telle qu'elle prévalait dans le cadre de la psychotechnique par l'évaluation des aptitudes ou par un contrôle de l'information, à une régulation interne, qui se fait néanmoins avec l'appui de ces professionnels spécialisés que sont les psychologues du conseil en orientation. Il ne s'agit plus simplement de contrôler, d'ordonner, de mettre chacun à sa place, mais d'éduquer les sujets et d'améliorer leur capacité à exercer un contrôle et une discipline sur eux-mêmes. À ce niveau, le psychologue se décharge de toute prise de décision sur le consultant lui-même, supposé pleinement libre de ses choix. On est donc dans un système d'autonomie généralisé, où chaque niveau se déresponsabilise sur le suivant en faisant appel à l'« autonomie » de l'acteur situé en aval. Ce système conduit à la traduction d'un problème au départ pensé comme social (l'insertion, le chômage, la formation...) en problème strictement individuel, l'individu situé en bout de chaîne étant finalement le seul à porter le poids de sa décision.

Cette conception du conseil en orientation peut, enfin, se rattacher à ce que les psychosociologues appellent la norme d'internalité, et le modèle de l'acteur : « Cette centration de l'orientation sur l'individu s'explique certainement par la force de l'idéologie actuelle considérant chacun comme un sujet autonome, responsable et capable d'indépendance par rapport aux configurations concrètes dans lesquelles il se trouve pris. (...) Cette représentation nous conduit à considérer le développement personnel de chacun comme une sorte de règle morale fondamentale qui peut s'énoncer ainsi : "Construis-toi toi-même." » (Guichard & Huteau, 2001, p. 6).

LA REPRODUCTION DES INÉGALITÉS SOCIALES PAR L'ÉCOLE

Les théories de la reproduction des inégalités sociales par le système scolaire ont été, entre autres, élaborées par P. Bourdieu et J.-C. Passeron (1970). Selon ces auteurs, le poids des facteurs socioculturels va être déterminant dans la carrière scolaire, puisque le fonctionnement du système scolaire reproduit la structure sociale globale inégalitaire, à travers, entre autres, l'influence des instances d'évaluation et de sélection. « Même quand il apparaît comme imposé par la force de la « vocation » ou par le constat de l'inaptitude, tout acte de choix singulier par lequel un enfant s'exclut de l'accès à un cycle d'enseignement ou se résigne à la relégation dans un type d'études dévalorisé prend en compte l'ensemble des relations objectives (qui préexistaient à ce choix et qui lui survivront) entre sa classe sociale et le système d'enseignement, puisqu'un avenir scolaire n'est plus ou moins probable pour un individu donné que dans la mesure où il constitue l'avenir objectif et collectif de sa classe ou de sa catégorie » (id., p. 189).

Tous les travaux récents, aussi bien en sciences de l'éducation, qu'en sociologie et en psychologie montrent que les individus ne sont pas égaux face aux processus d'orientation répartition. Ce qu'il faut noter également, c'est qu'il ne s'agit pas uniquement d'inégalités dans l'accès à l'information, mais d'inégalités de traitement liées à l'appartenance de classe sociale. Des recherches menées par l'IREDU (Institut de Recherche sur l'Éducation), mais également par la DEP (Division de l'évaluation et de la prospective) (Bourny, Dupé, Robin & Rocher, 2001) montrent qu'à compétences égales, les voies d'orientation proposées après la classe de troisième diffèrent suivant la profession et catégorie sociale des parents, et que l'impact du projet professionnel varie pour les mêmes raisons.

Les modèles proposés récemment aux États-Unis en matière de psychologie de l'orientation, tels ceux de L. Gottfredson (1981, 1996), sont prototypiques de ces conceptions libérales. Selon elle, l'information est accessible à tous, donc l'évaluation de l'aspect prestigieux des professions est consensuel. Par ailleurs, les élèves sont capables d'évaluer leurs compétences, à travers le jugement des enseignants et le niveau minimum de prestige tolérable accepté par leur milieu familial pour leurs projets. Avec ces éléments, ils peuvent, en tenant compte de la convenance de leurs aspirations par rapport à leur genre, circonscrire une zone de professions acceptables. D'éventuels obstacles seront contournés par un processus de compromis. C'est d'ailleurs des termes semblables que l'on trouve dans les instructions ministérielles concernant l'éducation à l'orientation au collège (Solaux, 1999).

D'autres psychologues de l'orientation (Dumora, 1990 ; Guichard, 1990), soutiennent, à l'inverse, que le constructionisme social de Bourdieu peut rendre compte des inégales ambitions des adolescents dans leurs projets. Plus précisément, en réponse à Gottfredson, Dumora et Lannegrand-Willems (1999) montrent que c'est plutôt à un processus de rationalisation qu'il est fait appel en cas d'impossibilité de choisir ce qui est présenté comme relevant du mérite de chacun. Ce concept, différent de celui utilisé en psychanalyse, renvoie aux travaux de Beauvois et Joule (1981, Joule et Beauvois 2001) en psychologie sociale et à leurs mises en cause des illusions démocratiques dans les sociétés libérales.

L'évolution de la position d'expert vers un rôle de maïeuticien se voulait être une prise de position éthique, voire politique. Est-elle encore tenable aujourd'hui lorsque les préceptes de l'idéologie libérale sont précisément les mêmes ?

S'il importe que le psychologue clinicien soit attentif à traquer les déterminants psychiques qui obèrent la liberté de choix d'un individu, qu'en est-il de la position du conseiller psychologue ?

Peut-il, au nom de l'éthique, laisser le sujet croire en une utopique liberté d'action, un pouvoir personnel, une souhaitable responsabilisation qui le rendrait acteur (et non auteur) de son destin, ce dernier dut-il le conduire à enchaîner des situation précaires, des orientations, non souhaitées, des périodes de chômage, une pauvreté stigmatisante ?

En ce qui concerne plus particulièrement le conseil en orientation, son rôle peut être en amont de la décision, ou en aval si l'on considère que des décisions imposées exigent de porter une attention particulière à la victime d'inégalités, et que le processus de résilience mérite d'être pensé. Cette éthique professionnelle, n'étant bien sûr pas exclusive d'un engagement politique personnel.

Ces quelques réflexions étant une mise en forme d'un atelier proposé depuis quelques années aux étudiants en psychologie de l'Université Paris Descartes, elles ne peuvent se terminer que par cette scansion, destinée au départ à soutenir la réflexion de futurs collègues, mais qui peut se justifier ici. N'est-il pas question après tout de l'autonomie des personnes ?

L'évaluation en ressources humaines

Jocelyne Ientile-Yalenios

Ce témoignage est tiré d'une expérience de psychologue dans le champ du travail et de consultante dans le domaine de l'évaluation des ressources humaines (R.H.). Ces réflexions concernent plus particulièrement l'activité de consultation en entreprise avec, pour fil conducteur, la tentative de repérer le questionnement éthique de la pratique du psychologue du travail exerçant comme consultant salarié.

Nous aborderons d'abord la question de l'exercice professionnel, en insistant sur la spécificité du psychologue du travail par rapport aux autres spécialistes R.H. et les lieux de son exercice, puis nous traiterons de ses modalités d'intervention en particulier dans le cas de l'évaluation, en abordant notamment la relation du psychologue évaluateur à la personne évaluée.

L'EXERCICE PROFESSIONNEL

La spécificité du psychologue du travail face à la diversité des intervenants en évaluation

Hormis certains lieux institutionnels tels les centres de bilan de compétences, les structures publiques de l'emploi et de la formation (ANPE, AFPA...) ou certains centres de psychologie appliquée de grandes entreprises, rares sont les entreprises privées qui possèdent un intitulé de poste de psychologue du travail au profit de celui de « consultant », « conseiller », « responsable formation »... Il est donc difficile de repérer ces psychologues parmi les multiples professionnels intervenant dans le domaine de l'évaluation des ressources humaines (responsables formation, chargés de recrutement, chef de projet RH, consultant formateur...).

L'emploi et la mention de « psychologue diplômé » sont un gage de sérieux caractérisé par la maîtrise des méthodes d'évaluation (outils, tests, mais également le déroulement d'un processus d'évaluation) et par la garantie du respect des droits fondamentaux de la personne. Cette mention, rendue parfois obligatoire par certains prescripteurs publics (exemple des centres d'examens psychotechniques bénéficiant d'un agrément préfectoral), apparaît particulièrement valorisée par les entreprises soucieuses de leur image, dotées de chartes internes, désireuses d'éviter des conflits (litiges prud'homaux, procès...) dont l'origine pourrait être la mise en cause des moyens utilisés dans la sélection des personnels.

Dans des activités soumises à agrément, le degré d'exigence formelle des prescripteurs peut être fort mais les moyens de contrôle inexistants. Ainsi certaines structures vont-elles mesurer le rapport entre le risque encouru, la responsabilité engagée et l'effort à fournir pour être au bon niveau d'exigence et déterminer leurs modalités d'intervention « au cas par cas ». Dans une logique de contrat de service, « le code [de déontologie des psychologues] devient (...) une exigence contractuelle, une garantie du service contracté et, incidemment pour le psychologue, une marque de professionnalisme et de compétence qui le différencie des autres prestataires de services » (Lemoine, 2000, p. 108).

Les lieux d'exercice et le principe de subordination

Le psychologue, salarié ou indépendant, n'est pas toujours libre du choix de ses méthodes parce ce qu'il dépend de sa structure ou de la demande du client. Lorsque le psychologue est salarié, il est soumis au respect du contrat de travail. Un principe particulièrement parlant est celui de la soumission à la contrainte de l'employeur. Nous pouvons retenir la définition que donne A. Supiot (1997), citée par L. Boltanski et E. Chiapello selon laquelle « est travail, (...), toute activité soumise à obligation, que l'origine en soit contractuelle ou statutaire, que le travail soit accompli à titre onéreux ou à titre gratuit. Le critère est celui de l'inscription du travail dans un lien de droit impliquant la sanction en cas de manquement ». Autrement dit, le psychologue en sa qualité de salarié commun, est tenu de se conformer aux directives qui lui sont données par ceux qui l'encadrent, aux modes de fonctionnement, aux règles formelles et informelles de fonctionnement en vigueur dans l'entreprise (principes de droit général, droit du travail, conventions collectives, règlement intérieur). C. Balicco (2002) identifie deux types de statut professionnel et établit leur marge d'autonomie dans le choix et la mise en œuvre des méthodes d'évaluation. Le consultant salarié de même que le psychologue libéral ou le consultant indépendant sont soumis à leur structure (exigence de rentabilité), à leur client (par exemple, répondre à une demande de graphologie) et peuvent être tentés de mettre de côté leurs principes scientifiques voire éthiques. Les professionnels des ressources humaines exerçant dans de grandes entreprises privées et publiques jouissent dans une certaine mesure d'une position « à la source » de prescripteurs et bénéficient de ce fait d'une autonomie plus importante dans le choix de leurs méthodes et de leurs outils. Dans le cas où le statut de cadre lui est reconnu, le psychologue bénéficie d'une certaine autonomie mais d'une « autonomie limitée » à la fois assujetti comme tout salarié et associé (complice ?), voire garant vis-à-vis des autres salariés, aux directives transmises (Cousin, 2004, p. 31). Ces subordinations multiples contraignent l'autonomie et peuvent mettre en péril un « agir éthique » pour le psychologue.

Ainsi lorsque le code de déontologie des psychologues dans son article 8 préconise au psychologue de faire état du code « (...) dans l'établissement de ses contrats et [de]s'y [référer] dans ses liens professionnels. », il s'agit bien d'informer, de proposer, de confronter certains principes aux valeurs et pratiques de l'employeur. Cette posture, pas toujours simple pour le psychologue, nouvel entrant, en phase de socialisation organisationnelle, souligne l'importance d'une prise d'information en amont de sa candidature auprès d'une structure (cabinet conseil ou entreprise).

Reprenant l'idée que « l'éthique ne peut exister que dans les institutions justes » (Ballet, De Bry, 2001, p. 35), l'explicitation par le psychologue de ses attentes éthiques vis-à-vis des environnements de travail dans lesquels il envisage d'évoluer ouvre un espace de négociation sur les garanties d'indépendance (cf. encadré 1). Dans sa pratique de consultation en entreprise, le psychologue est confronté au dilemme du devoir d'obéissance, de loyauté à l'égard de son entreprise ou de son client, face à la préoccupation éthique du respect des personnes et de la protection de leurs libertés. L'acceptation des intitulés de travail autres que « psychologue » évoqués plus haut suggère déjà une allégeance dont il est difficile de cerner les limites.

Dans une démarche plus active, le psychologue peut également mettre en avant l'intérêt pour un cabinet d'opter pour des pratiques jugées satisfaisantes du point de vue éthique, pointant par ricochet la professionnalité du psychologue. S. Moscoso (2006) a procédé à une revue de la littérature concernant le concept de « réactions des candi-

Encadré 1 — Quelques questions à (se) poser au moment d'une candidature auprès d'une structure conseil

Ces questionnements sont particulièrement importants lors des rencontres avec les interlocuteurs de la structure et/ou par enquête préalable (enquête par le biais du réseau, recueil de documents formalisés telles les chartes ou codes éthiques, enquête d'opinion sur la culture d'entreprise, les valeurs et sur le « crédit éthique » de l'organisation...)

Quelles sont les demandes habituelles d'évaluation : objets des demandes d'évaluation (bilan professionnel, évaluation pré-formative d'aptitudes spécifiques ou générales...) ?

Quelles sont les pratiques habituelles : quelles méthodes d'évaluation ? Quels outils sont utilisés ? À qui les résultats sont-ils transmis ? Sous quelle forme ? Selon quelles modalités ? Qu'en est-il de l'accès des candidats aux informations et aux processus de décision les concernant ?

Comment serez-vous associé à l'analyse du besoin client et à l'élaboration des offres ?

Qu'est-ce qui conduit cette structure à faire appel à un psychologue ou à en recruter un ?

dats » défini par Ryan et Ployart (2000, cité par Moscoso) comme « l'ensemble des attitudes, des émotions et de la compréhension qu'a un individu de la procédure d'embauche ». Moscoso fait notamment référence à N. Anderson (2004) décrivant les enjeux de ce concept pour l'entreprise qui recrute : moindre attractivité des entreprises, influence sur sa réputation, risque de moindre consommation de ses produits. Ces préoccupations, marquées dans le monde anglo-saxon, se développent progressivement en Europe et en France par le jeu de la mondialisation et des entreprises qui s'internationalisent. Cette argumentation « tactique » du psychologue reste délicate car dépendante des variations complexes du marché économique ; elle peut se « retourner » et justifier le retour de pratiques contestables sur le plan éthique.

Soulignons que l'activité de conseil en ressources humaines ou en recrutement n'est pas une activité réglementée. Soucieux de se différencier sur un marché pléthorique, certains cabinets conseil se sont regroupés afin de se doter de chartes et code de déontologie et montrent qu'ils se préoccupent de promouvoir des interventions respectueuses. La conformité aux exigences d'organismes certificateurs suppose une mobilisation interne continue coûteuse, tant dans sa mise en œuvre que dans son animation, que toutes les structures ne sont pas prêtes ou en mesure de soutenir. Il serait donc faux d'estimer qu'un cabinet conseil absent de ces groupements aurait des pratiques professionnelles dérogeant aux exigences éthiques et déontologiques. Réciproquement, la formalisation de codes éthiques ne présume ni de la réalité de leur mise en œuvre ni de leur caractère véritablement éthique si on pense à certaines formulations fortement prescriptives et normatives en matière de comportement humain ou bien à la perpétuation de pratiques contestables sur le plan scientifiques comme nous le verrons plus loin en ce qui concerne l'utilisation actuelle de la graphologie.

LES MODALITÉS D'INTERVENTION

La reformulation de la demande et la contractualisation de l'intervention

Si l'analyse de la demande (à distinguer de la « commande », besoin explicitement formulé) constitue une compétence reconnue des psychologues du travail, les étudiants en psychologie sont peu formés à cette forme particulière que peut prendre l'analyse de la demande dans le contexte d'une relation commerciale. Dans de nombreux cas, le psychologue intervient comme expert technique (passation de tests, entretien...) sans avoir de « prise » sur les conditions de l'intervention (objectifs, modalités de restitution...). Il est pourtant souhaitable que le psychologue parvienne à jouer un rôle actif dans les engagements pris sous peine d'être « mis devant le fait accompli ». La situation n'est pas résolue s'il occupe la position typique du consultant psychologue à la fois expert technique dans le domaine de l'évaluation et compétent dans la conduite et le pilotage d'une relation commerciale. Cette posture risque de mettre en tension l'exigence éthique et la préoccupation du client, le désir de lui « faire plaisir » : comment réagir à une demande du responsable recrutement d'être destinataire des résultats « bruts » des tests ? Il serait judicieux de développer des mises en situation formatives pour les futurs psychologues souhaitant s'orienter vers une mission de conseil afin de débattre et d'échanger sur ce type de situation, d'envisager les options possibles pour le psychologue pris dans ce type de demande. Dans ce cas, le professionnel est pris dans une double contrainte, celle de « s'accorder suffisamment » à son interlocuteur pour susciter son intérêt et celle propre à « sa boussole éthique ». C. Lemoine (2000) décrit une « triple exigence » : le psychologue doit « (...) par contrat donner satisfaction à son client-employeur; (...) assurer la protection psychologique des personnes objets de son intervention ; (...) préserver son emploi et son autonomie ». Il s'avère alors nécessaire de créer le plus en amont possible de toute intervention les conditions d'une écoute ouverte des enjeux du client, d'échanger avec lui sur ses attendus et ses représentations (cf. encadré 2). Le psychologue peut alors se situer, faire la démonstration de son professionnalisme afin d'éclairer de ses compétences la problématique présentée. La formalisation de l'intervention dans un document écrit et commenté auprès du client ouvre un espace d'ajustement réciproque client-prestataire visant à clarifier l'intervention. Les enjeux du projet, les objectifs de l'évaluation, les méthodes d'évaluation, les modalités de restitution décrits dans ce document doivent pouvoir faire l'objet d'une validation avec le client. Les organisations qui font appel à un conseil externe attendent en effet un regard critique sur ce qu'elles présentent à condition toutefois d'avoir pris le temps de bien écouter leur demande.

Encadré 2 — Synthèse sur les points de vigilance dans la préparation d'une prestation d'évaluation

En amont de toute action, lors de l'analyse de la demande, le psychologue assure les fondements de l'action à venir en relation avec le client.

Identifier la problématique d'entreprise : contexte d'ensemble, nature du besoin exprimé...

Situer les enjeux et les objectifs de l'évaluation.

Vérifier la pertinence de cette solution par rapport à la problématique présentée : passage de la « commande » à la « demande ».

Repérer la contribution attendue de l'appel à un prestataire extérieur : par exemple, une petite structure n'ayant pas de service RH suffisant pour organiser un recrutement ou une demande d'évaluation d'aptitudes spécifiques à l'aide d'outils d'évaluation adaptés et maîtrisés...

Valider son interlocuteur comme interlocuteur de référence au sein de l'entreprise : pour bien « s'accorder » sur les termes du contrat, la restitution.

Clarifier ses attentes vis-à-vis de l'évaluation.

Donner sens aux exigences éthique et déontologique de l'évaluation.

Proposer une reformulation de l'objectif, du contenu et du déroulement de l'évaluation (accueil et présentation auprès des candidats et phase de restitution), des modalités de restitution (quoi, par qui, sous quelle forme...)

S'il est d'usage que l'ensemble de ces éléments soient formalisés au travers d'un document de nature contractuelle, il est souhaitable d'en présenter oralement le contenu afin de lever des questionnements latents et tenter de tisser une relation de confiance fondée sur l'échange de représentations et de valeurs à propos de l'évaluation à venir.

Le choix des méthodes

Maintenir son professionnalisme

La soumission des situations professionnelles rencontrées au « cadre conversationnel » (Weil-Barais, Cupa, 2000), notamment avec les pairs, la formation continue, la lecture d'articles scientifiques, la participation à des colloques... doivent régulièrement irriguer la réflexion et la pratique du psychologue. Le maintien de son professionnalisme est un principe affirmé dans son code de déontologie : « Le psychologue tient ses compétences de connaissances théoriques régulièrement mises à jour, d'une formation continue et d'une formation à discerner son implication personnelle dans la compréhension d'autrui. Chaque psychologue est garant de ses qualifications particulières et définit ses limites propres, compte tenu de sa formation et de son expérience. Il refuse toute intervention lorsqu'il sait ne pas avoir les compétences requises. » (Titre I/2).

Vérifier la pertinence de la méthode envisagée

Nous souhaiterions tout d'abord aborder cette notion de pertinence en l'envisageant comme « solution la plus adaptée au contexte » élaborée par le psychologue. Pour illustrer ce propos, nous présentons un exemple de demande d'entreprise (cf. encadré 3).

Encadré 3 — Cas : demande d'évaluation pré-formative des aptitudes managériales

Une entreprise souhaite mettre en place un cycle de professionnalisation de son encadrement de proximité. Afin de cibler au mieux le contenu du programme de formation à mettre en œuvre, elle exprime auprès d'un prestataire extérieur le besoin d'une évaluation du profil managérial de ses personnels encadrants afin de mettre en évidence les lacunes à partir desquelles établir le programme de formation.

Tout professionnel des méthodes et outils d'évaluation peut être tenté d'élaborer une réponse « outils » le conduisant à rechercher dans sa panoplie de tests la batterie qui permettra de déceler les aptitudes au management sans s'interroger sur la perception que pourraient avoir les « bénéficiaires » (sic) de cette évaluation. Il est important de rappeler que le psychologue ne doit pas se cantonner à une position d'expert technique mais se positionner comme professionnel de l'évaluation capable d'analyser la demande qui lui est faite, de pointer les incidences d'une solution proposée par son client, d'anticiper les réactions des personnes concernées, enfin de proposer des solutions alternatives.

Le psychologue engage sa responsabilité dans le choix de techniques validées scientifiquement, sous l'incitation d'une double exigence légale et déontologique : *« les méthodes et techniques d'aide au recrutement ou d'évaluation des salariés et des candidats à un emploi doivent être pertinentes au regard de la finalité poursuivie »* (article L. 121.7 du Code du travail) ; « Les techniques utilisées par le psychologue pour l'évaluation, à des fins directes de diagnostic, d'orientation ou de sélection, doivent avoir été scientifiquement validées » (article 18 du code de déontologie des psychologues). Ces obligations semblent toujours buter contre des pratiques relevant de croyances qui résistent pour l'instant à toute argumentation fondée (Bruchon-Schweitzer, 2006). Ainsi dans une enquête datant de 2006, Syntec Conseil en Recrutement annonçait que « Plus des 2/3 des cabinets ont une approche multiple et systématique, utilisant à la fois des tests d'intelligence, de personnalité, de mises en situation ainsi que la graphologie ». (Communiqué du 22 février 2007 de Syntec Conseil en Recrutement sur les pratiques et attentes des cabinets de recrutement en matière de tests, enquête réalisée auprès de ses 140 cabinets membres adhérents au 4e trimestre 2006). La graphologie, « exception française », bénéficie d'un accueil favorable auprès des entreprises et d'une acceptabilité assez bonne chez les candidats fondés sur une « validité apparente » d'un lien entre l'écriture, la personnalité profonde et la prédiction de réussite au poste de travail. Cet exemple illustre bien les limites des chartes éthiques et le manque d'accord au sein de la communauté des consultants sur ce qui peut définir la « validité des méthodes » ainsi que les « garanties de sérieux, d'efficacité et d'objectivité » (Article 8 de la Charte de déontologie de Syntec Conseil en recrutement). Si la critique « interne » de ces méthodes peut se faire par le psychologue dans l'exercice de son droit d'expression, la réprobation « publique » auprès des clients, des candidats devient plus périlleuse. Cette mise en tension des valeurs aboutit à une impasse et peut conduire le psychologue du travail à s'interroger sur la cohérence de ses convictions éthiques avec la poursuite de son engagement professionnel dans certains environnements.

L'INTERVENTION D'ÉVALUATION

Le droit à l'information préalable et le recueil du consentement

La loi (art. L. 121-7) prévoit un droit d'information préalable à toute action d'évaluation : *« Le candidat à un emploi est expressément informé, préalablement à leur mise en œuvre, des méthodes et techniques d'aide au recrutement utilisées à son égard. Le salarié est informé de la même manière des méthodes et techniques d'évaluation professionnelles mises en œuvre à son égard. »* La loi ne dit pas qui doit le faire. Rarement assurée par le commanditaire de l'évaluation, il est donc nécessaire et même préférable que ce soit le psychologue qui réalise cette information préalable sur le processus d'évaluation (déroulement, étapes, méthodes).

En prenant à « sa charge » ce temps de communication, le psychologue permet en effet que se pose explicitement la question du consentement, requis dans toute situation d'évaluation : « Avant toute intervention, le psychologue s'assure du consentement de ceux qui le consultent ou participent à une évaluation, une recherche ou une expertise » (article 9 de son code de déontologie). Cette ouverture peut sembler bien formelle et factice dans un tel contexte. Nous le reconnaissons. Dans une situation d'évaluation, le psychologue intervient auprès de personnes qui n'ont pas à proprement parler une demande et pourtant le recueil du consentement relève bien de la déontologie de la profession qui énonce « (...) que nul n'est tenu de révéler quoi que ce soit sur lui-même. » (Titre I/1 du code de déontologie).

En outre, au nom même d'une certaine efficacité de l'action (argument qui en facilite l'acceptation auprès des commanditaires !), il est important de considérer la personne évaluée comme un acteur de l'évaluation et de lui restituer sa capacité à prendre cette place plutôt que d'être spectateur. Ceci a un impact sur le déroulement de l'évaluation. Prenons par exemple l'explicitation des objectifs, des critères et des méthodes de l'évaluation. Une croyance consiste à penser qu'il est préférable de ne pas donner trop d'éléments sur le contenu de l'évaluation de manière à accéder au « véritable » potentiel des candidats préparés. Cette représentation nie la valeur d'une capacité d'analyse circonspecte de la situation et d'un ajustement réfléchi en vue de sa résolution, capacités essentielles dans les comportements d'adaptation requis quotidiennement : « la méconnaissance chez les évalués des critères pris en compte et chez les évaluateurs des finalités de telles appréciations limite les possibilités pour les uns et les autres de se situer en tant qu'acteurs clairvoyants par rapport aux attentes des décideurs organisationnels quant aux aspects si stratégiques pour tous du devenir professionnel dans l'entreprise. » (Vonthron, p. 270). L'évaluateur a ainsi tout intérêt à permettre aux candidats de se préparer au mieux, de se donner les meilleures chances de réussite. Il ne viendrait à l'idée de personne de critiquer l'entraînement des sportifs en vue de l'épreuve qu'ils auraient à affronter.

La présentation de soi

Doit-on se présenter comme « psychologue » auprès des candidats à l'évaluation ? Bien entendu, au nom de la transparence requise sur le plan légal et de l'assurance d'une qualification professionnelle. Cette présentation peut en effet conduire le candidat à penser qu'il sera traité dans le respect des exigences déontologiques propres à la profession… Il convient cependant de ne pas feindre d'ignorer les représentations concernant le psychologue : toute-puissance dans le discernement, professionnel animé de compassion… La conscience de ces représentations permet d'être explicite quant à la mission qui est assignée, à savoir contribuer à une décision de gestion.

L'interprétation des résultats

Considérer la personne évaluée comme un acteur de l'évaluation consiste par exemple à confronter les résultats de tests à l'appréciation propre de la personne évaluée (cf. encadré 4). Il ne s'agit pas là de rechercher l'assentiment et l'acceptation (ce qui serait une forme de manipulation) mais de reconnaître le caractère relatif des outils et des résultats d'évaluation conformément aux directives du code de déontologie : « Le psychologue est averti du caractère relatif de ses évaluations et interprétations. Il ne tire pas de conclusions réductrices ou définitives sur les aptitudes ou la personnalité des individus, notamment lorsque ces conclusions peuvent avoir une influence directe sur leur existence. » (article 19). Reconnaissant sa propre limite dans l'interprétation des résultats aux tests, le psychologue est invité à mettre en réflexion sa propre capacité d'interprétation et de gagner en finesse d'analyse des informations rassemblées mais par nature incomplètes. L'évaluation psychologique reste en effet « (…)

une décision « sous le risque »... que prend le psychologue, en s'appuyant sur les indices, toujours limités qui peuvent le guider » (Lavallard, 2000, p. 101).

Encadré 4 — Repères pour la pratique

Le psychologue dans l'organisation de sa séance d'évaluation doit prévoir ce temps de correction et de mise en lien des informations recueillies de façon à pouvoir les confronter lors de la rencontre individuelle prévue avec le candidat. Cet aspect ne s'avère pas toujours facile à organiser puisqu'il a une incidence sur la disponibilité des candidats qui doivent donc « attendre », sur la disponibilité des acteurs du processus (consultants, acteurs de l'entreprise participant au recrutement...). Les tests informatisés peuvent être, par le gain de temps opéré, d'une grande utilité à cet égard.

Évoquer les tests dans l'entretien offre au candidat la possibilité de poser des questions, de faire part d'éléments non perçus par le psychologue. Pour le psychologue, les éléments ainsi recueillis vont enrichir et affiner l'interprétation qui sera faite des résultats aux tests.

La communication des résultats et la transparence

Le code de déontologie est très clair sur ce point : « Les intéressés ont le droit d'obtenir un compte rendu compréhensible des évaluations les concernant, quels qu'en soient les destinataires. » (article 12).

Récemment, la CNIL (Commission Nationale Informatique et Libertés) a déclaré que *« les valeurs de "classement annuel" ("ranking") et de "potentiel" sont des données communicables au salarié concerné dès lors qu'elles ont été prises en compte pour décider de son augmentation de salaire, de sa promotion, de son affectation, etc. Par conséquent, le salarié peut également demander une copie du document comportant ces données d'évaluation, ainsi que la signification des codes ou des valeurs qui lui sont appliqués en application de l'article 39 de la loi Informatique et libertés »* (Séance plénière du 8 mars 2007).

Le psychologue prévoit les modalités de restitution de leurs résultats aux personnes évaluées. Il est souvent préconisé d'associer à la restitution écrite un temps d'échange individuel afin d'en accompagner la compréhension et d'en « contenir » les effets. Le psychologue ne pourra pas, là non plus, faire l'économie d'une analyse de la demande et vérifier les contours de l'attente de la personne. *L'injonc-*

tion de transparence ne doit pas conduire à asséner des informations au candidat. C'est là sans doute que réside la délicatesse de l'exercice à savoir la prise en compte et le respect de la subjectivité de chaque individu. Cet échange peut, sous certaines conditions et sous réserve d'un consentement, conduire à une forme d'accompagnement individuel, temps privilégié de dialogue où le psychologue peut faire part de sa perception du candidat pour l'amener à développer sa propre connaissance de soi. Les commentaires centrés sur les incidences d'un résultat ou d'un comportement sur l'appréciation que l'on peut faire d'un candidat lui offrent l'opportunité de le réajuster et faciliter ainsi l'accès à ses qualités professionnelles. Il est toutefois important de réfléchir à la nature de la demande, aux conséquences prévisibles de cet acte et à la place qui peut alors être assignée au psychologue. Ce type de restitution qui glisse vers de l'accompagnement soulève du même coup une ambiguïté : reste-t-on centré sur des aspects professionnels autour de l'objectif bien défini en amont ou bien un travail d'une autre nature est-il en train de s'amorcer avec pour corollaire le psychologue qui évolue sans dire mot vers une nouvelle mission ? Ces agissements peuvent même constituer une forme de détournement de l'accord passé avec le financeur (commanditaire de l'action). Cette façon de « mettre le pied dans la porte » (Joule & Beauvois 2002) est une pratique commerciale tout à fait courante, susceptible dans le cas cité de heurter sur le plan éthique puisqu'elle s'appuie là sur une « faiblesse » de l'interlocuteur. On peut s'interroger dans quelle mesure le consentement dans cette forme d'accompagnement est pleinement libre et éclairé.

Les écrits

Le consultant psychologue peut être amené à établir plusieurs types de documents dont le statut diffère : un compte rendu d'évaluation, des notes recueillies lors des entretiens, des offres commerciales, des réponses à appels d'offre....

La CNCDP, dans son rapport-bilan sur ses huit ans de fonctionnement, identifie un certain nombre de besoins de formation initiale et continue et en particulier la formation aux écrits professionnels. Elle recommande : « dès la formation initiale, tout futur psychologue devrait être sensibilisé et formé aux exigences de prudence qu'il doit respecter dans tous ses écrits » (p. 82) en précisant un peu plus loin des recommandations sur le plan du contenu (p. 83) :

« articuler ses observations et ses conclusions dans une argumentation rigoureuse

choisir les informations à transmettre à un tiers (...)

définir clairement le message à énoncer en s'adaptant à l'interlocuteur (...)

s'interroger sur les effets de son écrit »

Ces recommandations doivent être présentes à l'esprit du psychologue consultant en charge de rédiger le compte rendu qu'il transmettra à l'entreprise cliente. Un compte rendu d'évaluation a un effet immédiat prévisible et porteur d'enjeux à savoir donner des éléments en vue d'une décision de gestion (recrutement, mise en place de formation en vue de l'accroissement de compétence...). Il a également un effet « double détente » puisque au-delà de la décision prise à court terme, le compte rendu rejoint le dossier personnel du salarié et il est susceptible d'être relu ultérieurement dans un autre contexte. Afin de ne pas « statufier » les observations et commentaires du psychologue, la caractérisation du document en rappelant le contexte et les objectifs de l'évaluation, les spécificités de son contenu, permet de le situer dans un « espace temps » singulier dont on ne saurait sérieusement tirer des assertions définitives.

Les dimensions éthique et déontologique font partie de la formation et de la pratique du psychologue, conscient de sa responsabilité professionnelle et humaine. Elles relèvent de la tradition humaniste en psychologie du travail. Cette préoccupation éthique rencontre aujourd'hui un écho convergent dans des politiques de gestion des ressources humaines pour des motifs principalement économiques liés à la prise en compte du « risque » pour l'entreprise : risque d'atteinte à son image, impact sur son attractivité, voire sur la consommation de ses produits, développement de procès, nouvelles contraintes réglementaires... (Mercier, 2004). Ce développement éthique « calculé » offre une opportunité et des perspectives d'emploi pour les psychologues du travail, qu'ils devront sans doute saisir sous peine d'être supplantés par d'autres, moins scrupuleux ou bien tentés par des démarches fortement opératoires.

Pour le psychologue du travail, l'intention et l'agir éthiques peuvent toutefois s'opposer à des cultures organisationnelles dont les valeurs (ou parfois même l'absence de valeurs) conduisent à une forme d'incompatibilité avec l'exercice professionnel du psychologue. Les nouvelles formes de management qui placent l'adhésion et l'implication des salariés au cœur de leur dispositif de mobilisation des ressources humaines sont considérées par certains auteurs comme la résurgence du paternalisme ou bien une nouvelle forme d'asservissement néo-taylorien (Le Goff, 2000). L'enjeu pour le psychologue du travail consiste à discerner la « juste finalité » des demandes qui lui sont adressées et la nature de sa contribution dans les interventions qu'il met en place : sont-elles l'expression d'une « intériorisation éthique » (Ballet, De Bry, 2001, p. 35) ou bien des instruments de la « soumission librement consentie » (Joule & Beauvois, 2002) destinés à faciliter l'acceptation et l'obéissance d'autrui ?

Les dires du psychologue

Odile Bourguignon

La pratique psychologique est principalement discursive. Les paroles prononcées et entendues forment la trame de ce travail et révèlent la capacité du psychologue à percevoir les personnes ou les situations et à s'adresser à ses interlocuteurs, quel que soit l'objectif poursuivi : évaluation, soin, accompagnement, orientation, aide à la décision, collaboration professionnelle. Les mots permettent la communication, servent le développement de la pensée et l'expression du plaisir lorsqu'ils soulagent une tension intérieure, marquent une conquête ou affirment une liberté. Comme le langage « n'est pas une forme d'expression mais l'expression même », il importe de « faire attention à ce que nous disons », selon la recommandation de I. Murdoch (S. Laugier, 2005). Seule la chose dite est susceptible d'être interrogée. Or, il n'existe pas de règles pour décider du sens effectif : l'intonation, le rythme de la phrase, les suspensions calculées, la situation ou le contexte peuvent changer le sens des paroles. Au final, seul celui auquel elles s'adressent est habilité à se prononcer sur leur effectivité. Les mots que nous utilisons étant simultanément descriptifs, évaluatifs et interprétatifs, connotés, entourés d'un halo d'affects et de représentations, la subtilité du langage est au cœur de la vie morale ou, pour l'exprimer autrement, l'éthique est intégrée à l'expression même. C'est la position de S. Laugier lorsqu'elle définit l'éthique comme attention au réel et aux autres impliquant l'apprentissage de modes d'expression, la capacité affective, conceptuelle et langagière à faire bon usage des mots, à savoir lire les expressions pour pouvoir y répondre.

Si l'usage et le mésusage des mots relèvent de l'éthique, l'expression, l'attention, la sensibilité occupent une place centrale. Cependant, la morale peut-elle relever de la seule subjectivité ?

LE DIT ET L'ENTENDU

Le psychologue est au contact de la subjectivité d'autrui, « ce qu'il se sent être », et qui est proprement impénétrable. L'attitude phénoménologique a consisté à faire un effort aussi poussé que possible et sans préjugés pour comprendre la vie psychique en la décrivant telle qu'elle est vécue. Se mettre au contact du monde interne de quelqu'un, comprendre la façon dont il vit les événements, ce à quoi il accorde de l'importance, ce qui fait sens pour lui, la façon dont il intègre ce qui lui arrive dans son système explicatif de lui-même ou de sa vie, saisir son désarroi lorsqu'il échoue à se comprendre. La subjectivité se constitue par la mise en signification d'événements rencontrés, redoutés, espérés, au cours du temps et suppose une capacité de remémoration. S'y ajoutent une sensibilité au présent et une capacité d'expression : les faits ne signifient rien tant qu'ils n'ont pas été énoncés par le sujet et constitués par la signification qu'il leur attribue, c'est-à-dire tant qu'ils ne sont pas devenus des événements mentaux qui impliquent le narrateur. Aussi vouloir comprendre un sujet commence par être attentif à ses dires.

La pensée ne se déploie pas simultanément en langage, en mots distincts, mais se développe progressivement et, comme L. S. Vygotsky (1962) l'a analysé, en passant d'abord par la signification qui se tient derrière les mots, ce « sous-texte » que Stanislawski exigeait que les acteurs découvrissent dans leurs rôles lorsqu'il leur enseignait son système d'art dramatique. L'auteur écrit : « Dans la comédie de Griboedov, *Du malheur d'avoir de l'esprit*, le héros, Chatsky, dit à l'héroïne qui soutient qu'elle n'a jamais cessé de penser à lui » : « Trois fois béni est celui qui croit. Croire réchauffe le cœur. » Stanislawski a interprété ces phrases dans le sens : « Cessons cette discussion » ; mais on aurait tout aussi bien pu l'interpréter comme « je ne vous crois pas. Vous dites cela pour me réconforter » ; ou comme « ne voyez-vous pas comme vous me tourmentez ? J'aurais aimé pouvoir vous croire : voilà qui ferait mon bonheur » (p. 89).

Chaque phrase a ainsi un sous-texte, une intention, une pensée cachée, constituant le « langage intérieur », tourné vers le sujet et non vers l'interlocuteur, un acte de pensée qui s'exerce sur et au moyen des seules significations. La pensée qui se présente immédiatement à l'esprit, née d'intentions, besoins, intérêts, se développe ensuite progressivement en se formulant en langage intérieur, puis en significations de mots, enfin en mots, avec des allers et retours entre ces différents moments. Aussi, « pour comprendre ce que dit quelqu'un d'autre, comprendre les mots qu'il prononce n'est pas suffisant — il nous faut comprendre sa pensée. Mais, même cela ne suffit pas — il nous faut également connaître ses motivations » (p. 92).

M. M. Christe-Luterbacher et R. Christe (1995) ont observé la genèse de la parole au moment où elle n'est pas encore achevée en utilisant une situation très simplifiée qui est celle de la passation du test de Rorschach. Ils ont comparé les notes prises par le psychologue durant la passation à la transcription écrite du document audio-visuel qui enregistrait la séance et qui, outre les mots, rendait compte des mimiques, gestes, silences, et respectait les incertitudes langagières. Ils ont constaté qu'il est plus difficile de repérer les réponses du sujet en se basant sur la transcription que sur les notes prises en séance, comme si le vu de la planche n'était défini que lorsque le psychologue avait lui-même saisi ce que désignait le sujet. La parole de ce dernier émerge d'un « fouillis » où ni les formes verbales ni les formes visuelles ne sont fixées et l'interprétation n'est possible qu'en isolant des réponses pour les faire émerger du reste. Écouter-entendre-comprendre-sentir est une expérience totale, écrivent ces auteurs, surgie dans la rencontre — car en écoutant le psychologue participe, demande parfois des éclaircissements pour sortir de l'indistinction. Il ne comprend que lorsqu'il se dégage de la parole en émergence, de l'opacité qui est l'existence même de l'autre, qu'il saisit ce que l'autre veut dire et qu'il peut en rendre compte.

Entendre quelqu'un n'est pas évident. Une première perception fait émerger une multitude d'associations au niveau préconscient qui convergent sur la nécessité de comprendre. Même s'il souhaite le faire, le psychologue n'a pas toujours envie d'écouter ou de comprendre autrui surtout si ses dires l'indisposent, attaquent ou franchissent ses défenses. Au niveau le plus superficiel, l'écoute est préformée par l'intérêt, l'image qu'on se fait de l'autre, l'expérience personnelle, qui opèrent une transformation de son récit en isolant des contenus thématiques. Cet entremêlement de la pensée et du langage, cette incertitude sur les significations engagent à s'en tenir au moins et au plus près de ce qu'il dit.

Pour J. Szpirglas (2005), le respect de la chose dite, ou faite, la conformité à l'énoncé des faits est une exigence éthique : respecter le réel, rétablir la résistance au réel, ne pas lire entre les lignes mais s'en tenir à elles. S'agirait-il de négliger le sens latent du discours ou le désir qui est le fil des associations ? Les interprétations du psychologue, fondées sur les marges du discours du sujet, sont une pratique à risque, pouvant mutiler une pensée complexe ou gauchir son expression. Il y a toujours plusieurs sens possibles, plusieurs langages qui s'entrecroisent, se superposent. Le psychologue n'est ni un interprète chargé de déchiffrer le sens supposé des paroles qui lui sont adressées, ni un traducteur transformant sans vergogne les propos vivants d'autrui en schémas psychologiques entendus.

Les présupposés psychologiques disponibles peuvent parfois remplacer la réalité d'autrui. Ces énoncés constituent un fonds disparate. Certains sont issus du corps des connaissances psychologiques lentement mises au jour, d'autres participent de pratiques sociales qui peuvent refléter l'idéologie du moment, nombreux sont les lieux communs de la psychologie populaire et savante, les croyances partagées et parfois transmises, ce qui leur donne une apparence de légitimité : conclusions à partir d'un cas valant comme savoir généralisable, moyenne statistique devenue normalité psychologique, comportements assimilés à des caractéristiques de personnalité, omnipotence explicative de la psychologie des profondeurs ou de la psychologie cognitive, affirmée avec autorité, sans que soit déterminées les conditions d'élaboration du savoir, les contraintes qui s'exercent sur lui, les éléments contextuels qui modifient la perception et le traitement des situations.

Prenons un exemple banal, celui d'un enfant de huit ans adressé dans un centre de consultation en vue d'effectuer un bilan psychologique. Le professeur a signalé une chute du rendement scolaire et des problèmes comportementaux, coïncidant avec un divorce en cours des parents. À l'issue du bilan, la psychologue reçoit l'enfant : « La dernière fois nous avons fait des activités et des jeux ensemble. On pourrait maintenant un peu se parler. » L'enfant se tait. « On pourrait peut-être parler de ce qui se passe à la maison ? » L'enfant se tait et se tortille sur sa chaise. « Ton papa ou ta maman s'occupe de ton travail ? » Silence. « Tu ne veux pas me le dire ? » L'enfant regarde vers la fenêtre. « Tu as peur de me dire du mal d'eux ? » Silence. « Tu leur en veux peut-être ? » Les présupposés transparents de la psychologue l'envahissent au point d'éluder le réel : cet enfant ne veut pas lui parler.

À quelles conditions la parole du psychologue peut-elle convenir, être « un acte accompli avec bonheur », selon l'heureuse expression de L. Pattaroni (2006) ? L'affirmation de G. Devereux (1967) à propos du chercheur en sciences humaines et de son objet s'impose d'emblée : reconnaître qu'ils sont tous les deux des êtres humains, subjectifs, engagés émotionnellement l'un vis-à-vis de l'autre, dotés dans la plupart des cas d'une capacité d'empathie, vulnérables, facilement affectés dans leur corps ou leur esprit. Une relation vivante existe entre eux même dans les situations les plus codifiées : passation de tests, psychothérapie.

Dans la relation de soin par exemple, parfaitement asymétrique, N. Zaccaï-Reyners (2006) rappelle combien l'incapacité objective de s'occuper de soi et de son corps peut engendrer humiliation et mépris. Ceci peut être aggravé par la surdité de l'environnement, tout occupé par les soins, mais contrebalancé par le pouvoir donné à la personne dépendante dans cette situation : « La mise à nu qui accompagne la dépendance, l'accès à l'intimité sans réciprocité, l'intrusion dans la sphère propre, autant d'incursions qui peuvent être objectivement nécessaires mais dont le caractère violent peut être largement atténué si des capacités sont attribuées de part et d'autre » (p. 105). En l'occurrence : pouvoir maîtriser les conditions du dévoilement de la dépendance et ou de l'impuissance. Au plan psychologique, laisser à autrui le soin de fixer les bornes du territoire dont il autorise l'entrée et la possibilité de les déplacer s'il le souhaite.

Convoqué au titre de son expertise, le psychologue est engagé dans une relation asymétrique où il traite autrui « de façon appropriée ». Il respecte la bulle protectrice d'autrui et fait respecter la sienne, instaure une distance, entendue comme possibilité d'accomplir son travail dans la non-confusion des rôles, la préservation de l'intégrité psychique de chacun, l'évitement d'identifications aliénantes, l'attention aux projections et aux dénis qui détruisent la relation. C'est un espace de liberté que l'autre occupe à sa convenance, lui permet de s'observer lui-même et contient d'emblée la possibilité de son détachement.

Le respect commande la réciprocité sous la forme d'un partenariat, de recherche ou de soin, d'une alliance de travail en vue d'un but, de la construction commune d'une « co-pensée » depuis la place occupée par chacun. Ce qui suppose un accord dans le langage, l'usage des mots, un ton juste au plan affectif et conceptuel, une tolérance aux infinies variations de l'expression.

MÉSUSAGES DE LA PAROLE

Certains usages sont paradoxalement considérés comme une preuve de compétence alors qu'ils engendrent chez autrui désarroi, confusion, humiliation, frustration, du mal somme toute.

Le silence, suspension de la parole, n'est pas toujours l'expression d'une sollicitude et peut être violent même s'il est techniquement justifié. Parfois le psychologue se tait, prisonnier d'une double contrainte imaginaire : évaluer une personne sans la juger, lorsqu'il confond le commentaire dépréciatif ou le jugement moral avec ce qu'impose de dire au sujet l'évaluation qu'il a faite de sa personnalité ou de ses capacités, avec son accord. Une meilleure formation à la restitution orale permettrait de lever ce faux dilemme, souvent dû à une inhibition de l'hostilité ou au désir de dominer autrui. Le psychologue peut esquiver cette situation en faisant parler le sujet (de son vécu, ses problèmes, de l'examen psychologique, ses attentes) au lieu de prendre la parole, s'exposer dans sa fonction, faire profiter l'autre de ses compétences. Cette façon de procéder, qui prend le masque de la bienveillance, évoque ces conduites maternelles perverses qui frustrent l'enfant de la satisfaction qu'il attend au moment où il est en état de besoin profond.

Parfois il est parlé du sujet sans qu'on lui parle. Tels parents accompagnés de leur enfant consultent un psychologue assisté d'un stagiaire dans un service spécialisé. Ils décrivent le caractère et le comportement de l'enfant en parlant de lui à la troisième personne. Ce dernier se tait. Le stagiaire, sensible à la réification de l'enfant qui s'opère devant lui et à laquelle il refuse de participer, lui propose de venir jouer avec lui dans un autre coin de la pièce. L'enfant accepte.

La parole protectrice ou défensive se rencontre sous de multiples variantes. Les novices sont souvent priés de se taire pour laisser parler autrui. Se servir de questions comme d'un bouclier psychique, souvent protecteur de son inexpérience, aboutit à passiver le sujet — il attend les questions — et à le mettre en quelque sorte sous tutelle en préjugeant de sa docilité. S'il se rebelle, questionne à son tour, l'entretien s'amincit à un échange d'informations. L'utilisation de mots techniques, supposant connu le corpus théorique dont ils sont issus (dé- ou re-narcissiser, investissement objectal...), certains jargons institutionnels du moment (faire du lien, mon ressenti, être pris dans la fusion...) qui ont de parfaits équivalents dans la langue française commune sont une façon d'écarter l'interlocuteur, voire de le faire taire. Instruit de cette façon floue, ce dernier n'a rien à dire et d'ailleurs ne s'y risque généralement pas, le terrain lui étant étranger. Mais que fera-t-il d'un tel discours ? La réponse donnée est à côté de sa question.

J. Szpirglas (2005) a analysé diverses façons dont la parole du psychologue peut devenir autoritaire : il peut répudier un discours en le psychologisant, les propos étant anéantis par une remarque se rapportant à leurs conditions subjectives d'énonciation, par exemple l'état émotionnel du sujet « Comme si, écrit-elle, l'origine affective du discours l'empêchait d'être valide » (p. 483). Elle l'analyse comme un changement subreptice de plan du discours, du logique au psychologique. Donnons un exemple : lors d'une réunion visant à rédiger une lettre de protestation au sujet d'un dysfonctionnement qui a des conséquences sur les membres du service, un psychologue vient avec un projet de lettre qu'il veut soumettre à ses collègues où il analyse la situation de façon aiguë. Après cette lecture, l'un d'eux se tourne vers lui plein d'agressivité souriante visant à annuler l'auteur et son projet : « Cela te fait du bien de te décharger ! »

Dans la même contribution, J. Szpirglas montre combien l'invocation de raisons psychologiques non réfutables aboutit à transformer la relation du psychologue en relation de pouvoir : une parole qui ne peut être réfutée, mais seulement affirmée unilatéralement y aboutit inévitablement. Les hypothèses sont renforcées en trouvant *a posteriori* les signes qui les corroborent « signes précurseurs d'un événement une fois qu'il s'est produit ». Si l'autre les réfute, c'est interprété comme une résistance au vrai. Aussi, conclut-elle, « il y a un enjeu éthique dans la nécessité d'inventer une possibilité d'avoir tort » (p. 484). L'analyse classique de J.-C. Chamboredon (1971) sur la délinquance et le délinquant comme objets construits par la société, ses représentants, les professionnels dont des psychologues, en est une éclatante démonstration.

L'interprétation sauvage, consistant à dévoiler inopportunément une intimité psychique, relationnelle ou comportementale, à attaquer brutalement le système défensif d'un sujet lors d'un traitement psychologique, est une intervention abusive, souvent culpabilisatrice et traumatisante. Parfois erreur technique due à l'inexpérience, elle peut également exprimer un besoin de se faire valoir ou une hostilité, comme le sont aussi les remarques sous forme de mises en garde ou de compliments relatifs à la personnalité de l'interlocuteur.

L'interprétation disqualifiante peut jouer le même rôle : attaquer en se protégeant. Supposons une réunion de travail autour de la mise en place d'une nouvelle activité au sein d'un service. Des propositions affluent, plutôt constructives, puis le débat s'égare vers une critique des absents. Un membre rappelle alors l'objectif de la réunion, les étapes franchies, ce qu'il reste à faire : « Quel obsessionnel ! », murmure le psychologue à son voisin. Autre exemple : deux équipes se rencontrent pour finaliser un projet commun. La première expose son point de vue, la seconde se tait jusqu'à ce que l'un de ses membres commence à faire des reproches à la première équipe au sujet d'un événement mineur. Sans répondre à cette provocation et après un délai raisonnable, la première équipe rappelle la nécessité de parvenir à une décision. Voyant échouer sa stratégie culpabilisatrice, la seconde équipe l'apostrophe : « Vous êtes clivés ! ». Dans les deux cas, le plan du discours passe de l'organisationnel au psychopathologique, la dérision s'opérant en substituant à une position professionnelle partagée une catégorisation imposée unilatéralement où les uns diagnostiquent les autres en utilisant des termes savants dégradés en injures c'est-à-dire subvertis. Ceci questionne la façon dont ces professionnels considèrent les comportements qui relèvent effectivement de ces catégories et se positionnent comme psychologues. Exprimer sa haine en utilisant des termes renvoyant à une compétence professionnelle supprimerait-elle la culpabilité ?

La parole interprétative a souvent du succès. Les étudiants qui choisissent la psychologie, majoritairement des femmes, sont attirés par la compréhension d'eux-mêmes et d'autrui, l'aide et le soin psychologiques. Ils s'identifient plutôt aux souffrants, aux victimes, aux vulnérables : autant d'identifications pathiques qui peuvent troubler le travail professionnel ultérieur. En fin de cursus, une partie de ceux qui s'oriente vers le champ « clinique » positionne le psychologue comme un prestataire de sens : donner du sens, renvoyer du sens, chercher le sens latent, caché (irréfutable) derrière les mots, orienter les dires du sujet pour y trouver une cohérence, sans toujours s'occuper des effets de sens que ses propres paroles auront sur l'auditeur. Forme-t-on des interprètes ? Les dispositions sensibles qui sont souvent à l'origine de leur orientation sont suspectées contrevenir à un professionnalisme de bon aloi ou sont reconnues à condition d'être aussitôt déplacées sur une autre scène, celle du transfert et du contre-transfert c'est-à-dire celle de la répétition, disqualifiant d'une certaine façon les sentiments réels des partenaires actuels. L'étudiant est davantage conforté dans ses identifications imaginaires au psychanalyste qu'encouragé à développer ses propres ressources et à mettre sa sensibilité au service de la relation actuelle. « Les sentiments sont ce qu'ils sont avant d'être et de signifier autre chose » disait D. Lagache.

Cette évolution évoque celle des 125 étudiants en médecine auprès de qui Mohammadriza Hojat et al. (2004) ont effectué une enquête fondée sur des tests d'empathie en début d'études et en fin de troisième année : ces étudiants deviennent de plus en plus cyniques à mesure qu'ils avancent dans leurs études. Les auteurs imputent ce changement au caractère fragmentaire et pressé des relations patients-soignants et à « l'évitement de toute intimité comme composante même d'une formation scientifique qui ne saurait atteindre l'objectivité qu'au prix du détachement » (enquête citée par G. Jorland, 2006,

p. 65). Les auteurs recommandent d'enseigner ce qu'est un comportement empathique : savoir quand agir, parler, écouter, intervenir, accepter la détresse du patient.

Privilégier la parole interprétative auprès des étudiants en psychologie peut les conduire à adopter une attitude empruntée qui évite la relation, position décalée dans une pratique essentiellement relationnelle et fortement contrainte par la situation et le contexte. Qualifier leur sensibilité, en travailler les expressions visant le respect d'autrui et la non-malfaisance, pourrait être l'objectif cardinal de leur formation.

UN PSYCHOLOGUE SENSIBLE ET ATTENTIF

Lancée par les féministes américaines dans les années soixante, l'éthique du *care* a donné lieu depuis vingt ans à une abondante littérature principalement anglo-saxonne dont l'ouvrage édité sous la direction de P. Paterman et S. Laugier (2005) s'est fait l'écho. Le *care* (faire attention à, s'occuper de) peut être diversement traduit par soin, sollicitude, souci, une indétermination sémantique qui permettrait « de saisir un ensemble de dispositions d'ordre sensible et une activité pratique. Le *care* comme activité consistant à prendre *soin* des besoins d'un autre suppose une attitude spécifique pour être *bien* accompli » (L. Pattaroni, 2005, p. 178-179). L'éthique de cette relation de soin et d'aide est dans la façon dont on se porte vers des personnes souffrantes ou en difficulté : bienveillance, sollicitude, solidarité, responsabilité, en situation concrète, socialement et politiquement différenciée.

Dans la présentation de leur ouvrage, les auteurs insistent sur l'aspect perceptif et pratique du *care* : « affaire concrète, collant aux particularités des situations et des personnes (...) relation proche, singulière, engagée, qui permet l'attention aux autres, sensitivité perceptive et active qui conduit à repenser l'éthique à partir du sensible ». S. Laugier développe ensuite et entre autres la perception morale comme souci (*care*) du particulier, attention au particulier. Ainsi, le sens d'un mot est défini par l'usage et le contexte, mais n'est perceptible que sur l'arrière-plan de la pratique du langage qui se modifie par l'usage que nous faisons des mots, l'apprentissage de ce qui compte pour nous. Elle rend compte d'approches visant à recentrer « la question éthique sur une forme de psychologie morale, fondée sur une perception fine et intelligemment éduquée. (...) La compétence morale n'est pas seulement, en effet, affaire de connaissance et de raisonnement, elle est affaire d'apprentissage de l'expression adéquate et d'éducation de la sensibilité» (p. 323).

Cette référence à l'éthique du *care* n'implique pas de notre part une prise de position dans la discussion opposant théorie de la justice et théorie du *care* ou sur la transformation de la nature même du questionnement moral. Mais il faut reconnaître que l'éthique du *care* sert singulièrement une éthique de la pratique psychologique : l'attention aux autres, la perception aiguë d'autrui et de la relation interhumaine, l'intérêt pour le singulier, la sensibilité aux détails, la capacité de modifier son point de vue, la prise en compte du contexte sont aussi les caractéristiques d'une activité psychologique qui convienne, la seule justifiée à s'occuper d'autrui. J. Favez-Boutonier recommandait déjà aux psychologues la «présence d'esprit», un esprit pleinement présent, percevant l'importance des choses, sensible à la souffrance psychique, mais s'occupant aussi de ses propres émotions et projections qui pourraient être source de mépris ou d'humiliation pour autrui. La sensibilité morale, affective, intellectuelle implique de percevoir et d'être affecté par cette perception : le réel pénètre à l'intérieur et le psychologue se projette vers l'extérieur. Il est impossible d'être attentif à la vulnérabilité d'autrui sans mobiliser sa propre sensibilité. Et, plutôt que de s'en défendre, l'élaborer psychiquement.

Lorsque P. Molinier (2005) décrit le travail soignant effectué par le personnel paramédical comme *care*, elle le définit comme un savoir faire où prime le souci du confort psychologique de l'autre : lui épargner le malaise, la honte, l'humiliation, respecter sa pudeur, son désir d'autonomie, son besoin de se sentir en sécurité, de s'accomplir. Pour être efficace, le travail du *care* doit être invisible, s'effacer comme travail. Si bien qu'il se voit avant tout quand il échoue. Convenons qu'il pourrait tout aussi bien s'agir du travail psychologique, d'autant que P. Molinier décrit ces savoir faire comme «discrets» au sens où «pour parvenir à leur but, les moyens mis en œuvre ne doivent pas attirer l'attention de celui qui en bénéficie et doivent pouvoir être mobilisés sans en attendre forcément de la gratitude» (p. 303). Cette invisibilité [...] « a pour conséquence un déficit chronique de reconnaissance» et contribue «à ce qu'il soit sous-évalué dans le registre du *faire* et surévalué dans le registre le l'*être* [...] confondu avec la féminité [...] perçu comme un don de soi qui serait une émanation de l'âme et non comme un savoir faire acquis avec l'expérience.» (p. 304)

La sensibilité à autrui suppose l'empathie, cette disposition psychique à se mettre à la place d'autrui tout en s'en distinguant, à se représenter ses émotions et sentiments sans forcément les éprouver.

Conçue depuis des temps très anciens comme fondement des sentiments moraux, l'empathie fonde aussi la réflexion éthique. J. Decenty (2004) la définit comme une relation cognitive non affective, qui permet d'intégrer le point de vue des autres, de comprendre qu'ils puissent avoir des émotions, ouvre à la compassion, sans qu'il y ait identification qui supposerait un lien affectif. L'empathie fonde l'intersubjectivité, permet de proposer une aide à autrui sans le blesser, sans atteindre son estime ou sa représentation de lui-même, en lui laissant la maîtrise de ce qu'il souhaite exprimer. Elle ouvre à l'expérience du sujet et à la reconnaissance de ses critères propres. Si le psychologue estime que le sujet agit contrairement à ses intérêts, il peut l'en informer, trouver avec lui une solution meilleure ou accepter ses choix : c'est son affaire.

Le psychologue est également sensible aux limites de sa propre action, en tout premier lieu aux limites de son enquête immatérielle sur le psychisme : c'est le sujet qui les fixe en formulant sa demande, lui-même indique en retour ses méthodes. La mise au contact de l'intimité de la conscience, ce que l'on se dit à soi-même sans l'avoir partagé avec quiconque ou pensé le faire, implique de respecter l'espace privé, personnel, caché aux autres et écarte toute intrusion importune. Le respect de la confidentialité est une évidence. Notre sensibilité personnelle à l'intime influence la façon dont nous traitons celle des autres. Le psychologue est attentif aux limites conscientes et inconscientes que pose le sujet lorsqu'il parle. Ce que peut supporter une personne en termes de paroles ou d'émotions sans être atteinte dans sa dignité, son amour-propre, sans être vulnérabilisée inutilement c'est-à-dire sans profit pour elle, varie pour chacun. Le psychologue répond à la demande explicite, ou explicitée, après réflexion. Sinon, il y a violence psychique, résistance forcée, sujet nié. Le sujet n'a aucune obligation de transparence et le psychologue « respecte le principe fondamental que nul n'est tenu de révéler quoi que ce soit sur lui-même » (premier principe du code de déontologie des psychologues, 1996). Ceci implique que le psychologue sache se taire : le sujet peut énoncer des idées auxquelles il n'avait jamais pensé auparavant, entraînant des prises de conscience troublantes puisqu'elles avaient été jusqu'ici évitées ; ou exprimer des désirs bien réels mais travestis, non reconnus comme tels par la conscience, parce qu'il n'aurait pas supporté leur existence ou leur exposition. Perdure une idée fausse et néfaste que l'objectif du psychologue serait de faire prendre conscience au sujet de ce qui est enfoui en lui selon l'image fallacieuse que le plus juste est au plus « profond », non conscient, non connu. Le débusquer reviendrait alors à provoquer une expérience traumatique, qui cherchera nécessairement réparation.

Il est de bonne technique de ne pas tout dire, et, comme L. Bessis (2005) l'a développé, de « parler par économie » : « Dire non ce que l'on pense mais ce qui est nécessaire au but que l'on s'est fixé » (p. 474), « énoncer le *mot adéquat* — et non pas forcément le *mot vrai* qui lui ne serait pas entendu — pour permettre au sujet de chercher puis de dire le *mot vrai* » (p. 478). Ce qui peut apparaître comme une stratégie discursive est en réalité une invite faite au sujet à se mettre au travail, à mobiliser ses forces psychiques pour penser, s'exprimer, éventuellement se découvrir comme souvent il le souhaite, à son propre rythme. La compétence technique rejoint ici l'éthique du soin.

Mais il y a aussi un enjeu éthique à parler, intervenir, mettre ses compétences à la disposition d'autrui, sans les utiliser comme un pouvoir sur lui. La parole maintient en présence les uns des autres, permet l'explicitation, la correction. Parler à autrui de façon non autoritaire donne corps à une confiance parce que le psychologue prend le risque de l'erreur, de la contestation, du refus. Ce qu'il avance est soumis au jugement d'autrui, déclenche des représentations, sentiments, interprétations, réactions. La subtilité du langage, l'ambiguïté des mots sont au cœur de l'humour, de la politesse, des connivences implicites. La puissance de l'énoncé repose sur des habiletés langagières, jouant de la polysémie des mots, de choix syntaxiques, d'intonations, du rythme verbal, des silences, qui peuvent ouvrir des mondes différents ou être sans signification pour le sujet, signe qu'il n'entend pas. Il y a donc un enjeu éthique à l'apprentissage de la pratique langagière pour que l'expression serre l'intention du locuteur, au moment intersubjectif favorable.

Tous les orateurs expérimentés savent qu'il faut attendre le moment opportun pour attirer l'attention de l'auditeur en vue d'accomplir un retournement : le *kairos*, l'instant propice, celui où la parole induira un changement parce qu'elle s'appuie sur une logique propre au sujet concerné et qu'elle arrive à point nommé dans la relation. Sinon, attendre une autre opportunité pour effectuer une ouverture car un sujet qui n'est pas prêt à entendre n'en fera rien, jugera l'intervention erronée voire contraignante. Il est recommandé de se préoccuper des effets de sa parole sur autrui, du sens effectivement perçu par l'auditeur, puisque cette réception est constitutive du message. Une fois encore, la compétence rejoint l'exigence éthique.

Savoir se taire, savoir parler peut-il s'enseigner ? V. Pirard (2006) définit le soin — médical, parental ou autre — comme structuré par une situation de dépendance et de vulnérabilité d'au moins un des deux protagonistes et qui a pour enjeu l'adaptation à ses besoins. Mettant des êtres humains en présence et en contact, le soin engendre des états affectifs et des éprouvés. C'est un travail qui doit être pensé sur la base de ressources autres que la vie psychique naturelle des soignants si l'on veut leur éviter le risque d'épuisement psychique et la constitution de défenses mentales pour s'en protéger. Prenant appui sur l'expérience de Loczy, un Institut créé à Budapest en 1946 pour accueillir les orphelins et les enfants en bas-âge séparés de leurs parents, elle rappelle la méthode élaborée par E. Pikler, sa fondatrice, pour instaurer une relation entre nurse et enfant qui soit propice à son développement, sans toutefois se calquer sur la relation mère-enfant. Il s'agit de fournir à l'enfant une relation authentique, stable et continue où l'enfant est actif et la nurse attentive, témoignant d'un intérêt vivace et confiant envers lui. Une telle professionnalisation du contact empêche qu'il soit d'emblée saturé par les ressources et projections affectives. Grâce aux soins prodigués de cette façon l'enfant apprend à tisser des liens significatifs «selon une logique du respect plutôt que de l'amour… (qui semble) se caractériser principiellement *par la sauvegarde des conditions d'existence et d'interaction des subjectivités au sein même d'une relation par essence asymétrique.*» (p. 93-94)

Peut-on réduire l'éthique à une compétence pratique qui s'acquiert, une logique du respect d'autrui en action, dont les règles resteraient à expliciter? Peut-on la fonder sur la seule sensibilité? L'empathie ne garantit pas le respect d'autrui, la subjectivité peut être trompée par la perception, les représentations, la théorie, l'idéologie. L'érotisation de l'intersubjectivité peut déboucher sur des huis clos destructeurs, dans la pratique professionnelle et dans la vie privée. Si la sensibilité et l'attention sont des conditions nécessaires à la connaissance ou la reconnaissance d'autrui, si le langage et la pensée permettent de pénétrer la conscience humaine, elles n'assurent pas l'évitement du mal en paroles ou en actes, avec ou sans intention préalable. L'impératif médical — *primum non nocere* — est une injonction éthique qui intègre la référence tierce. La question n'est plus seulement psychologique, mais morale, et indique le chemin de l'obligation. La règle d'or, ancienne et universelle, qui sous différentes versions édicte: «ne fais pas à autrui ce que tu ne voudrais pas qu'il te fasse», n'est qu'en apparence fondée sur la seule intersubjectivité. Elle tire en réalité sa force de sa qualité de règle, création humaine partagée indépendante des sensibilités personnelles.

Psychologue dans le travail en équipe Vers une éthique collective ?

Vincent Rogard

Définie avec Paul Ricœur (1990) comme « le souhait d'une vie accomplie, avec et pour les autres, dans des institutions justes », l'éthique porte en elle, outre le souci de soi, celui de l'autre et de l'institution. Pour le philosophe, l'éthique tournée vers le bien commun est plus fondamentale que la morale qui s'incarne au niveau des normes, des obligations, des interdictions. Cette visée exprimée selon Ricœur (1995, p. 15) sur le mode optatif invite l'individu à conjuguer mouvement réflexif, souci d'altérité et élément institutionnel. En ce sens, pour toutes les professions touchant à l'humain et confrontées à l'autre en tant qu'être singulier, pour tous les collectifs de travail participant de décisions ou actions engageant l'autre, on ne saurait sous-estimer la dimension collective de l'éthique. Certes, pour le public peu averti, le cœur de l'exercice professionnel du psychologue réside souvent dans la relation singulière et directe qu'il établit avec un patient, un client, un candidat… dans une activité de diagnostic ou le développement d'une relation thérapeutique. Mais les praticiens savent l'importance dans leur travail quotidien de l'échange et de la qualité des interactions avec des confrères et des collègues. Il nous faut dès lors aborder la question de l'éthique du psychologue travaillant en équipe en allant au-delà des simples repères déontologiques que la profession a pu poser. Nous interroger sur la notion même d'équipe de travail en tant que cadre où se développe le souci de l'autre aussi bien que sur l'influence des contextes institutionnels où elle se déploie.

L'ÉQUIPE COMME RÉALITÉ PLURIELLE

Pour le psychologue, le travail collectif peut se présenter sous des formes très diverses qui contribueront ou non à favoriser le partage d'une éthique entre ses membres. Groupe plus ou moins structuré ayant une finalité commune, l'équipe s'inscrit ainsi dans une temporalité très variable : elle peut être temporaire, à l'exemple d'une équipe d'intervention constituée pour une opération exceptionnelle ou permanente (par exemple, un groupe de psychologues consultants d'un cabinet conseil intervenant collectivement dans une entreprise). Nous n'entendrons donc ici le terme d'équipe de travail que pour des groupements de professionnels présentant suffisamment de stabilité pour favoriser le développement d'une connaissance mutuelle, la mutualisation et dans le meilleur des cas le transfert des compétences.

De même, l'existence de l'équipe peut-elle être plus ou moins reconnue formellement dans l'organisation et bénéficier ou non de dispositifs permettant à ses membres de prendre du recul par rapport à son fonctionnement. La supervision pratiquée de longue date dans de nombreuses institutions employant des psychologues aidera ainsi des professionnels non seulement à diagnostiquer et résoudre les problèmes du quotidien mais aussi à accéder à un niveau de réflexion sur les valeurs sous-tendant l'action. Si aucun dispositif de supervision n'est mis en œuvre, l'explicitation des difficultés, le repérage des dysfonctionnements mais aussi l'expression des questionnements individuels resteront aléatoires. Ainsi, en serait-il, par exemple, d'une équipe pluridisciplinaire travaillant dans une unité de soins palliatifs où le temps de retour collectif vers le vécu et l'expérience ne serait pas organisé.

Une série de critères peuvent nous aider à distinguer l'équipe de travail du simple groupement conjoncturel et en même temps nous interroger sur ce qui en constitue le fondement :

— La mission de l'équipe de travail, ses objectifs sont formulés de façon compréhensible pour tous ses membres. Leur acceptation n'est pas uniquement formelle et toutes les actions individuelles y contribuant sont valorisées. Ce but commun est certes réinterprété, intégré par chacun des membres de l'équipe mais il existe. Il est moins le fruit d'une prescription que d'une construction collective fondée certes sur les objectifs de l'organisation mais aussi sur l'expérience des individus.

— L'équipe se reconnaît comme un groupement de personnes ayant un statut et des rôles différenciés. Pour R. Linton (1945) « la façon dont un individu donné participe à la culture de sa société n'est pas (…) fortuite : ce sont la place qu'il occupe dans sa société et la façon dont il a été préparé à l'occuper qui la détermine principalement, et on peut même dire à peu près exclusivement» (1967, p. 53). Dans cette approche structurale de la société, le statut est, pour Linton, «la place dans un système particulier qu'un certain individu occupe à un moment particulier» (1967, p. 50). Ce statut implique l'individu dans un circuit de droits et devoirs car chaque société possède selon Linton des *patterns* idéaux de relation entre ses membres dont l'essence est la réciprocité des comportements, la totalité de ces *patterns* formant un système social. Les statuts (familiaux, professionnels,...) que peut occuper un individu sont donc présentés par Linton comme statiques car ils réfèrent à la position *polaire* qu'occupe un individu dans un pattern de relations. C'est donc bien la structure formelle de la société qui conditionne les statuts. Elle permet de repérer les positions respectives et souvent liées entre elles (l'élève et le professeur, le chef de service et le subordonné,...) des uns et des autres à l'intérieur de systèmes (l'école, l'entreprise) relativement autonomes. L'aspect dynamique du statut, des obligations et attentes en termes de droits et devoirs prennent chez Linton le nom de rôle. Le statut est donc bien premier par rapport au rôle. Cette conception du statut et de son articulation avec les rôles, qui fut reprise par T. Parsons (1951), reconnaît la multiplicité intra et interindividuelle des statuts et des rôles. Le langage courant dit assez («il n'assume pas son statut», «il est sorti de son rôle») le poids des positions initiales. Mais l'équipe de travail n'est pas qu'une collection d'individus ayant un statut et un rôle. Car, une fois ceux-ci clarifiés au sein d'une équipe, la question pratique qui se pose est celle de la mise en œuvre du souci de l'autre quand les compétences et les responsabilités sont inégalement partagées. L'assignation claire des statuts n'est donc pas suffisante pour garantir que le construit social que forme l'équipe fonctionne à coup sûr. C'est bien souvent une éthique de l'autre sur laquelle nous reviendrons ultérieurement qui permettra de dépasser les positions initiales.

— Le fait d'être membre de l'équipe génère un sentiment d'appartenance qui dépasse les clivages socioprofessionnels. Ce sentiment n'empêche pas l'ouverture aux autres équipes fonctionnelles, mais il favorise la mise en œuvre, au sein de l'équipe, de procédures d'analyse fondées sur une communication ouverte et franche sur les sujets sensibles. Les désaccords peuvent s'exprimer et les sources de conflits ne sont pas enterrées. La dimension mobilisatrice d'une identité collective cultivée dans le *faire ensemble* n'est pas aliénation des différences individuelles. Les rationalités de ses membres, même limitées au sens d'H. Simon (Simon 1991, p. 1), sont constituantes de l'équipe de travail et le psychologue doit en avoir conscience.

Un objectif commun, la définition des statuts et des rôles, un sentiment d'appartenance se construisent au fil du temps. L'équipe de travail est un corps vivant qui se développe, se renouvelle par les départs ou par l'adjonction de nouveaux éléments. On peut analyser son histoire, retracer la construction de repères éthiques communs à ses membres. Elle se distingue d'unités organisationnelles plus larges tels le service, le département. L'équipe de travail évolue dans un environnement qui n'est pas figé, où les objectifs (de performance, de qualité,...) peuvent être révisés, ce qui a des effets sur le travail quotidien et peut conduire à des choix d'action impliquant une réflexion éthique. Celle-ci prend place pour le psychologue dans des contextes institutionnels variés où la dimension collective de l'activité est plus ou moins reconnue, où la réflexion collective fait plus ou moins partie des habitudes. Si dans certaines organisations l'éthique est reconnue comme un sujet qui doit être délibéré collectivement, ce n'est pas toujours le cas. Construire une éthique interprofessionnelle au sein d'une équipe de travail nécessite souvent une démarche volontariste et réfléchie. Car pour aller au-delà de la simple juxtaposition des positions des uns et des autres, il faut fixer des principes gouvernant l'échange, s'octroyer un temps d'analyse, anticiper le niveau de synthèse que l'on cherche à atteindre. Il n'y a pas de génération spontanée de l'éthique collective, elle ne se déduit pas uniquement des comportements mais nécessite un véritable effort. En ce sens, l'éthique est un enjeu fondamental, bien entendu, mais qui sert aussi de révélateur aux ambitions collectives à l'échelle d'une équipe de travail comme d'une société.

L'ÉTHIQUE DU PSYCHOLOGUE DANS L'ÉQUIPE DE TRAVAIL

Dans le champ particulier d'intervention psychologique que forme l'entreprise, champ dans lequel nous puiserons nos exemples, la notion d'entreprise citoyenne a conduit à une profusion d'écrits soucieux, entre autres préoccupations, de la qualité des relations entre les salariés et faisant parfois explicitement référence à la notion d'équipe de travail (cf. encadré). L'entreprise n'a pas échappé à l'engouement pour les chartes, les codes, les déclarations de principe de toute nature. Ces documents suffisamment généraux réaffirment le plus souvent des valeurs universalistes, donnent foi à un nouvel humanisme et placent le salarié au centre de démarches de développement personnel et professionnel. S'il faut froidement faire la part de l'opportunisme et de la conviction dans la soudaine valorisation du capital humain, on doit néanmoins enregistrer les inflexions du discours managérial. En gardant un recul critique mais ouvert sur les nouveaux credos baptisés parfois pompeusement « recherche de l'excellence », « optimisation des ressources humaines », il nous faut surtout reconnaître que les nouveaux systèmes de production, les modèles les plus actuels de conception industrielle reposent sur des équipes restreintes s'y consacrant. C'est bien souvent dans le cadre de projets parfois segmentés en sous-projets et équipes de travail que sont réunis des compétences diverses. Ainsi pour concevoir et mettre en œuvre le recrutement massif de chargés de clientèle pour un réseau bancaire, des psychologues du travail devront former équipe avec des exploitants commerciaux, des ingénieurs des ressources humaines et d'autres opérateurs.

Charte éthique d'un grand groupe pétrolier (extrait)

XXXX attend que tous les collaborateurs du Groupe contribuent positivement à la démarche éthique du Groupe, dont ils sont les vecteurs au quotidien. Il leur demande donc de respecter les valeurs et principes du Code de conduite et en particulier :

- de se conformer strictement aux lois et règlements applicables ;
- d'appliquer avec rigueur les règles édictées en matière de protection de la santé, de sécurité et de préservation de l'environnement ;
- d'établir des rapports clairs et honnêtes avec clients, fournisseurs et associés ;
- de respecter la confidentialité des informations professionnelles ;
- d'être loyaux et intègres à l'égard de *XXXX* en évitant les situations de conflits d'intérêts ou de délit d'initié ;
- de ne pas intervenir dans la vie politique des pays où ils n'ont pas de droits civiques ;
- *d'être attentifs à la qualité des relations humaines au sein des équipes de travail.*

Dans les systèmes d'organisation qui s'efforcent le plus de rompre avec l'organisation taylorienne, l'équipe de travail est considérée comme une entité dynamique. L'organisation qualifiante joue sur les ressorts du collectif en favorisant notamment le retour d'expériences au sein des équipes. Introduite dans certaines conventions collectives, la notion de compétence collective prend parfois en compte le fruit des interactions au sein des équipes. Elle peut se définir comme une « compétence qu'aucun n'aurait pu détenir, ni inventer ou construire seul, résultant de l'agencement de savoirs différents ou de l'agencement de savoirs mis différemment en œuvre. La compétence collective n'est pas le résultat de l'addition linéaire des compétences individuelles mais bien de la conjugaison de ces compétences, permettant de produire à plusieurs un savoir collectif nouveau » (Beillerot, 1991, p. 41). Reconnaître l'apport d'autrui, accepter que sa contribution s'inscrive dans un cadre collectif qui dépasse les compétences individuelles, assumer le fait que l'évaluation de la performance prend en compte une production dont chacun ne se sent que partiellement responsable,...montrent combien les nouvelles formes d'organisation sous-entendent le partage de valeurs tournées vers l'accomplissement collectif.

Dans ce contexte où l'éthique s'affiche et devient prescription, le psychologue engagé dans un travail d'équipe et tenu par ailleurs par le code de déontologie propre à sa profession, a-t-il une position particulière ? Non, selon nous, au sens où tout individu en responsabilité professionnelle doit fonder ses actions sur une éthique. Mais la réflexion éthique qui a, espérons-nous, innervé sa formation initiale, peut l'avoir rendu particulièrement attentif. Au sein de l'équipe, le psychologue assume aussi sa responsabilité et marque son souci de l'autre en prenant des initiatives pour que les décisions, comportements et actions soient rapportés à une éthique. Il lève ainsi l'ambiguïté que porte le mot « responsabilité » et que soulignait Ricœur lors d'un entretien (1990, p. 24-25). La responsabilité n'est pas uniquement l'imputabilité d'un acte à une personne, elle est celle que l'on exerce à l'endroit de quelque chose ou de quelqu'un qui nous est confié. Au sein de l'équipe de travail, le psychologue n'est pas le gardien de l'éthique mais il ne peut l'occulter. Pour autant, la définition d'une éthique interprofessionnelle (au moins au niveau ponctuel d'une équipe) suppose aussi que le psychologue rejette une position trop prescriptive. Il lui faut reconnaître et respecter, y compris sur la question éthique, la diversité des antécédents, la pluralité des expériences des membres de l'équipe. Ce point est particulièrement sensible notamment dans des équipes de travail à composition pluriculturelle lorsqu'au-delà de l'objet commun de travail des hiérarchies différentes de valeurs imprègnent le sens même de l'activité professionnelle.

Reconnaissance de l'autre et respect de la pluralité

Le psychologue sait que « l'agir ensemble dans la durée » évoqué par Ricœur (1990) « doit respecter la pluralité de la condition humaine, la concertation et le respect de la justice » (Bourguignon, 2003, p. 160). Cette pluralité, il peut s'efforcer d'abord de la reconnaître et de la comprendre chez ses coéquipiers. Car « l'éthique n'est pas un don : elle s'inscrit dans une histoire, elle a une corporéité individuelle, sociale et historique » (Ricœur, 1990). Le psychologue doit donc d'abord s'informer. En premier lieu, il peut s'attacher à connaître les sources de l'éthique professionnelle de ses collègues. Il ne peut ignorer que certaines professions liées à l'entreprise sont ainsi dotées de codes éthiques de portée plus ou moins grande. Ainsi, par exemple, les membres de la Chambre de l'Ingénierie et du Conseil de France s'engagent à respecter dans l'exercice de leur profession les obligations morales du code d'éthique de la Fédération Internationale des Ingénieurs-Conseils qui promeut notamment le principe de « la sélection par la compétence » (http ://www.cicf.fr/Federation/Code ethique.html). Mais au-delà des textes, le psychologue qui serait chargé du recrutement et qui travaillerait avec des professionnels de formation juridique, commerciale voire sociologique, peut se donner les moyens de comprendre comment des domaines de formation aussi différents participent de la construction d'intérêts et de valeurs, imprègnent des comportements qui ne sont pas sans lien avec l'éthique des personnes.

Pour autant le psychologue n'est pas en dehors de l'équipe de travail. Il n'outrepasse pas sa mission en prenant appui sur sa formation pour évaluer autrui. S'il met au jour des éléments de compréhension des comportements de tel ou tel membre de son équipe d'appartenance, il n'a pas pour autant à les expliciter publiquement. L'éthique peut ainsi le conduire à renoncer à communiquer des évaluations même lorsqu'elles sont fondées. Dans le cadre d'une analyse collective du fonctionnement d'une équipe, temps dédié à un retour sur le vécu, la ligne est étroite entre ce que le psychologue peut et ne peut pas livrer de ce qu'il sait concernant les individus qui la composent.

S'il veut aider à construire une référence éthique commune, le psychologue doit aussi communiquer aux autres ses propres conceptions et cadres éthiques d'intervention, comme par exemple le code de déontologie des psychologues. L'expérience éthique telle qu'il l'a vécue dans des situations concrètes mobilisant sa réflexion, sera ici sans doute plus utile que l'énoncé de grands principes relativement abstraits. Le partage de l'expérience vécue fera efficacement comprendre la part inaliénable d'interprétation existant entre des principes et leur application dans un contexte donné. Le souci de l'autre implique donc d'expliciter les fondements de ses propres attitudes et positions.

Une contribution éclairée à l'analyse des processus de groupe au sein de l'équipe

S'il doit rester sur la réserve dans ses évaluations des autres membres de l'équipe, il en va différemment, selon nous, de la contribution du psychologue à l'analyse des processus de groupe inhérents au fonctionnement de toute équipe. Sa formation lui fournit nombre de modèles théoriques relatifs à la construction de l'identité collective et la dynamique des groupes. Phénomènes de conformité au groupe comme ceux d'innovation et de créativité collective, pensées et jugements en groupe (tournées vers l'*in* et l'*out* groupe), modèles de la prise de décision collective, processus d'émergence et d'affirmation des différents types de leadership, il n'est guère de phénomènes et processus qui ait échappé à l'analyse des psychologues notamment sociaux. C'est dire si le psychologue au sein de son équipe de travail est *a priori* armé pour en comprendre le fonctionnement. L'éthique lui commande de mettre cette compétence d'analyse au service de l'équipe mais dans des formes qui respectent l'autre. Le « souci de l'institution » doit aussi le conduire à s'efforcer d'anticiper l'effet des analyses qu'il livrera, par exemple, lors de réunions d'équipe. Son apport doit viser à améliorer le fonctionnement de l'équipe de travail et donc à prévoir les conséquences de toute contribution susceptible de provoquer un blocage institutionnel, comme peut l'être par exemple un conflit entre la hiérarchie et l'équipe.

De fait, les choses sont plus compliquées qu'elles n'apparaissent à première vue, car le psychologue, en dépit de toute la rigueur dont il peut faire preuve, est aussi sujet et acteur du groupe. Sa position n'est pas neutre. Ses paroles, ses actes, son engagement peuvent toujours être interprétés non en raison de sa compétence particulière mais de ses intérêts tels qu'ils sont perçus par les autres membres de l'équipe. Ainsi, à titre d'exemple, s'il considère que les méthodes d'évaluation utilisées au sein d'une équipe en charge du recrutement ne respectent pas les principes déontologiques auxquels il est professionnellement soumis et que ces méthodes ne sont pas suffisamment analysées collectivement, il sera tenté de provoquer une remise en question. Ce pourra être l'occasion de mettre à mal une utilisation routinière des techniques d'évaluation dont se satisfait l'équipe. Mais ce faisant, en brisant un consensus tacite sur leur non remise en cause, le psychologue pourra être soupçonné d'asseoir sa position en contrôlant la «zone d'incertitude» (Crozier & Friedberg, 1977) liée à une expertise technique (par exemple, la maîtrise des tests psychologiques), d'agir en fait selon son intérêt.

L'équipe, la pratique sociale et le possible

Nul psychologue ne saurait aujourd'hui intervenir dans une institution ou une entreprise en ignorant qu'il est partie d'un système social. L'évolution des techniques psychologiques, la modification des demandes adressées aux psychologues, des chantiers aussi lourds que celui de la prise en compte de la maladie mentale, de la souffrance ou du chômage concourent à mettre fin au temps des innocents. Comme l'indiquait Bourguignon (2003) «l'activité du psychologue est de suite prise dans un projet social (...). La pratique psychologique est une pratique parmi d'autres et il faut repérer la façon dont elle participe au fonctionnement de la société. L'éthique contraint d'interroger les finalités sociales et politiques de l'activité professionnelle des psychologues» (p. 177-178).

Celui qui travaille en équipe, comme c'est majoritairement le cas du psychologue du travail intervenant dans le domaine de l'insertion professionnelle, doit donc s'interroger au-delà de sa pratique. Nous entendons par là qu'il assume certes sa part de responsabilité dans les objectifs et les méthodes de l'équipe, mais plus encore qu'il est acteur d'un système plus large, celui de l'insertion conditionnée par le système éducatif, par l'environnement socio-économique. Simple rouage certes, mais rouage tout de même, il doit replacer le fonctionnement de l'équipe dans un contexte élargi. C'est particulièrement vrai aujourd'hui dans certains champs d'exercice. Par exemple dans celui de l'insertion professionnelle lorsque la quantification des résultats collectifs d'une structure d'insertion (une Mission locale pour l'emploi, un Centre de bilan de compétences, une agence ANPE...) ou d'une équipe devient un critère d'évaluation qui conditionne l'allocation des moyens. Dans de nombreuses situations, l'activité professionnelle du psychologue est soumise à des objectifs quantitatifs qui n'influencent pas seulement l'autonomie de sa démarche et la qualité de ses évaluations. Il ne s'agit pas là uniquement d'une question d'ordre déontologique (son code de déontologie est très clair sur la question de l'autonomie technique), mais bien d'une question éthique. L'éthique du psychologue le conduit à résister aux diverses pressions pouvant venir de l'extérieur ou au sein de l'équipe tout en s'interrogeant sur sa propre activité et son rôle au sein du système social. Le psychologue qui intervient en tant que conseiller d'insertion doit se demander s'il n'est pas incidemment au service d'une idéologie qui privilégie la performance et le réalisme des projets. N'est-il pas celui à qui on a attribué le rôle de briseur de rêves ? Comment peut-il intégrer souci d'efficacité et épanouissement des personnes bénéficiaires de dispositifs d'insertion ? Il ne peut, pour autant, s'affranchir totalement des contraintes économiques ou autres. Il est acteur dans le système et son éthique doit le conduire à inventer des formes de réponses qui préservent tout à la fois sa liberté et la prise en compte des normes et des objectifs sociétaux. Ici se situe l'ambition même de l'éthique pointée par Ricœur : « L'éthique a une ambition celle de reconstruire tous les intermédiaires entre la liberté, qui est le point de départ, et la loi, qui est le point d'arrivée » (1985).

L'échange des informations au sein de l'équipe

Le cadre légal (Article 226-13 du Code pénal), le code de déontologie des psychologues (Titre I.1) fixent les limites à l'échange d'informations au sein d'une équipe de travail ou entre simples collègues. Pour autant, si l'on en juge par la fréquence des mot-clés dans les registres des avis de la Commission Nationale de Déontologie des Psychologues (C.N.C.D.P), le secret professionnel est l'un des axes majeurs de réflexion des psychologues praticiens : quelle information relève du secret professionnel ou n'en relève pas ? Sous quelles conditions peut-on lever le secret professionnel ? Tel dispositif de conservation des informations ne porte-t-il pas atteinte au secret ? Les questions multiples rencontrées par les praticiens dans des contextes d'exercice très variés donnent la mesure de leur préoccupation. La notion de secret partagé est apparue trop floue au législateur pour figurer en 1992 dans le nouveau code pénal. Le projet de circulaire Santé-Justice du 21 juin 1996 a toutefois tenté de donner un mode d'emploi du partage du secret : « Il convient, ... de ne transmettre que les éléments nécessaires, de s'assurer que l'usager concerné est d'accord pour cette transmission ou tout au moins qu'il en a été informé ainsi que des éventuelles conséquences que pourra avoir cette transmission d'informations et de s'assurer que les personnes à qui cette transmission est faite sont soumises au secret professionnel et ont vraiment besoin, dans l'intérêt de l'usager, de ces informations ». Le secret partagé pourrait certes permettre de concilier les exigences d'un travail en équipe et la nécessaire garantie du secret (Quéheillard, 2001). Une déclinaison de ce concept ouvrirait une porte, mais son application confrontera toujours le psychologue à un choix (le dire ou le taire) qui l'engage et ne peut se réduire à l'application mécanique de principes. Le souci du psychologue de travailler en équipe tout en respectant la loi et le code de déontologie de sa profession a donc des résonances éthiques quand il doit arbitrer entre des alternatives qui présentent chacune des avantages et des risques. Bien souvent, c'est la hiérarchie de ses valeurs qui est interrogée, valeurs qu'il traduira en priorités guidant ses choix. La recherche de l'équilibre entre la préservation du secret et le fonctionnement optimum de l'équipe ne peut donc se trancher qu'au cas par cas. Elle ne peut être l'application automatique d'un choix en référence à une classe de situations. Chaque contexte étant par nature changeant, il importe que le respect du travail en équipe s'inscrive dans un cadre borné par la loi et la réglementation d'une part, la réflexion déontologique et éthique d'autre part. Le cadre de l'équipe aurait beau être habituel, les « équipiers » connus et de confiance, le choix de communiquer ou non des informations renvoie donc le psychologue à sa propre conscience. L'habitude n'a pas ici à engendrer la routine. L'élément réflexif est incontournable en ce qu'il construit le psychologue dans son expérience.

L'équipe et la décision

L'équipe de travail est bien souvent l'espace où se préparent et parfois se prennent des décisions collectives concernant des individus. La contribution du psychologue peut s'opérer à différents niveaux et son poids dans la décision commune être plus ou moins important, mais il ne peut en aucun cas perdre de vue la spécificité du sujet. La légitimité de la décision collective ne réduit pas l'engagement du psychologue dans cette décision ; celle-ci n'est pas seulement le plus petit dénominateur commun du groupe ou le consensus le plus fort. Chaque membre de l'équipe est totalement engagé par une décision. Les modes de prise de décision ne sont que des procédures et nul ne peut se dédouaner *a posteriori* dès lors qu'il a accepté de participer au processus décisionnel. Le psychologue respecte la décision collective en ce qu'elle préserve l'équipe et il ne rend pas publiques ses éventuelles divergences. Ce *supra* du collectif l'invite à analyser précisément les processus de décision collective dans lesquels il s'engage. L'éthique du psychologue le conduit à accepter de participer aux décisions d'équipe et les soutenir, sous certaines conditions. Celles d'ailleurs que mettaient en avant M. Crozier et E. Friedberg (1977) en distinguant la « participation par assimilation », qui n'est que consultative et enrôle derrière une idéologie, de la « participation critique ». Cette dernière suppose, selon ces auteurs, la définition précise du cadre de la participation, la clarté des procédures, la prise en compte des avis et ressources de chaque participant, l'acceptation de la discussion et au moins au début l'accroissement d'éventuelles tensions. Elle reconnaît que les individus disposent d'une marge de manœuvre leur permettant de doser leur participation et de moyens suffisants pour peser sur la décision. Sous ces conditions qui préservent sa marge de liberté, le psychologue nous semble fondé à participer à une décision collective. Nous ne doutons pas qu'il lui faudra expliquer et convaincre pour faire valoir cette position et notamment dans des contextes où prédominent une vision trop mécanique de l'organisation et le poids des hiérarchies. Pour le psychologue d'entreprise, qui bien souvent n'est pas identifié en tant que psychologue, le chemin sera parfois ardu pour faire prévaloir la reconnaissance de cette liberté de participation. Cela peut l'aider à retrouver ses racines et son identité de psychologue dans un environnement où les fonctions masquent parfois les identités professionnelles. De fait, un des enjeux de l'éthique pour le psychologue au sein de l'équipe de travail est donc aussi l'affirmation d'une singularité qui ne nie pas la mutualisation, la coopération, mais l'encadre, l'organise.

L'équipe comme ressource

La diversification des recherches en psychologie qui caractérise le développement de la discipline, le développement de la spécialisation dans l'offre de formation, la complexité croissante des demandes sociales rendent nécessaire aujourd'hui encore plus qu'hier l'ouverture à des coopérations toujours plus ouvertes du psychologue avec des confrères et des non psychologues. Dans le champ qui est le nôtre d'une psychologie orientée vers la vie sociale et le travail comme dans bien d'autres, on ne peut donc que souscrire à l'avertissement implicite que nous donnait Marc Bloch : « La science ne décompose le réel qu'afin de mieux l'observer, grâce à un jeu de feux croisés dont les rayons constamment se combinent et s'interpénètrent. Le danger commence quand chaque projecteur prétend à lui seul tout voir ; quand chaque canton du savoir se prend pour une patrie » (1993, p. 163). L'équipe de travail pluridisciplinaire est donc pour le psychologue aussi une protection et une ressource. La multi-évaluation d'un candidat au recrutement au moyen d'outils et d'exercice variés mais aussi d'entretiens avec des personnes différentes trouve son efficacité dans la diversité des approches du candidat et des compétences à évaluer. L'analyste du fonctionnement d'une organisation trouve intérêt à croiser les niveaux d'analyse sociologique et psychologique. Lieu de confrontation et d'échange, l'équipe peut voir se créer des rapports d'enrichissement mutuel si chacun y entre avec une éthique du respect. Elle est l'espace où l'individu peut trouver stimulation et appui dans sa réflexion s'il sait se mettre à l'écoute.

Un contrat éthique ?

Les représentants respectifs de certaines professions, travaillant en équipe, ont cherché à définir les règles déontologiques de leur activité commune. C'est le cas, par exemple, dans le champ de la sauvegarde de l'enfance et de l'adolescence où la protection de l'enfant en danger moral exige la collaboration harmonieuse de plusieurs professions. Éducateurs, psychologues, médecins pédiatres et psychiatres, assistantes sociales nouent ainsi des rapports d'équipe autour de l'enfant sur la base d'un accord sur des principes déontologiques. Peut-on envisager un tel objectif pour ce qui relève de l'éthique ? Un « contrat éthique » peut-il se négocier au sein des équipes de travail ? Quels peuvent en être les termes ? Doit-il être explicité, formalisé ou rester implicite ? Il n'y a évidemment pas de réponse unique à ces questions. La variabilité des missions assignées aux équipes de travail et des contextes organisationnels interdit toute généralité. Néanmoins, la réflexion commune sur la dimension éthique qui sous-tend l'action apparaît dans bien cas comme un moteur pour les équipes de travail qui veulent dépasser le stade du groupement circonstanciel de professionnels.

Méthode et style d'intervention en entreprise

Olivier du Roy

Un exemple d'exercices d'atelier d'éthique (3 h) proposé aux étudiants :

Après avoir exposé devant l'ensemble du groupe les valeurs et principes qui guident ses interventions en entreprise, l'enseignant propose aux étudiants de se répartir en quatre sous-groupes travaillant séparément. Chaque sous-groupe a pour mission d'expliciter ses positions puis de les éprouver en situation concrète. Une information réciproque concernant les positions et décisions prises clôture l'atelier.

Nous voulons d'abord caractériser notre conception du « conseil », car nous estimons que le style d'intervention est aussi important que la compétence technique ou organisationnelle.

ÉCOUTER

Il s'agit d'abord de recueillir l'information sans idées *a priori* ni modèle d'organisation préconçu. Les consultants apportent une expérience et des références d'interventions antérieures qui témoignent d'une capacité à capter les information importantes.

COMPRENDRE

Nous partons de la conviction que tout s'explique et que les gens et les organisations sont intelligents. Avant de vouloir changer, il faut comprendre le pourquoi des fonctionnements organisationnels ; ils ont leur fonctionnalité ou l'ont eue à un moment donné, dans un environnement donné. Il faut repartir de là pour pouvoir intervenir utilement.

ANALYSER

C'est décrypter ce qu'on a recueilli (interviews, observations, lecture des documents) pour avoir une compréhension des systèmes socio-organisationnels et techniques et de leur logique ; puis les mettre en rapport et en questionnement avec les données de l'environnement et de ses évolutions. Cela doit permettre de mesurer leur pertinence et leur adéquation à cet environnement. Ici, on doit risquer un jugement, faire et présenter ce qu'on appelle un diagnostic.

PROPOSER

Il faut alors proposer à l'entreprise ou à l'organisation des solutions qui soient assimilables, ce qui suppose une certaine pédagogie. Les solutions à proposer doivent comporter les démarches qui vont permettre à l'organisation d'introduire et de gérer les changements proposés. Ces démarches visent à permettre une appropriation des analyses et des propositions par les membres de l'organisation, de façon à les rendre acteurs de leur propre changement.

TENIR COMPTE DES RÉSISTANCES ET DES INERTIES DES ORGANISATIONS ET DES SYSTÈMES SOCIAUX

Par cette dernière recommandation de méthode, nous nous démarquons des consultants qui ne tiennent compte ni de ce qui est valable dans l'existant, ni de l'inertie au changement de toute organisation et de tout système social, ni du coût du changement.

En résumé, **nos valeurs et notre style d'intervention** peuvent se résumer par les quelques « convictions » suivantes :

Nous croyons

Que l'on ne change pas par décret, mais par apprentissage.

Qu'il faut associer toutes les parties concernées à la définition du changement et des démarches pour y parvenir.

Que les évolutions réelles des organisations sont lentes et progressives, même quand les politiques sont fermes et décidées.

Que le rendement à moyen et long terme des interventions de conseils extérieurs dépend du caractère progressif, pédagogique et participatif de leur démarche.

Que l'on ne change les gens qu'en les rendant acteurs de leur propre changement.

EXERCICES

1° question pour tous les groupes de travail :

Si vous étiez une équipe de consultants intervenant dans une entreprise, quelles seraient vos options pour vous positionner du point de vue « style d'intervention » ?

Réagissez à l'exemple proposé.
Suggérez d'autres positionnements ou d'autres recommandations si vous le souhaitez.

2° question pour le sous-groupe 1

En fonction du positionnement que vous aurez arrêté ensemble (question 1), comment feriez-vous dans la situation suivante :

Le DRH d'une entreprise de 800 personnes vous sollicite parce qu'il y a un conflit au sein de l'équipe de direction. Il vous demande de faire une proposition d'intervention pour aider à résoudre ce problème. Il le fait avec l'accord et mandaté par le DG et l'ensemble de l'équipe.

2° question pour le sous-groupe 2

En fonction du positionnement que vous aurez arrêté ensemble (question 1), comment feriez-vous dans la situation suivante :

Une démarche vous a été confiée par la direction d'une entreprise de 800 personnes. La direction estime que le climat social est dégradé et que l'organisation doit être révisée.

Vous avez été amené à faire 80 interviews de diverses personnes de la hiérarchie et du personnel ouvrier et employé (un échantillon représentatif). Vous avez recueilli beaucoup d'informations par ces interviews. Vous aviez par ailleurs garanti la confidentialité des propos individuels.

Comment allez-vous pouvoir vous en servir pour analyser des éléments recueillis ?

Comment vous assurer qu'ils correspondent à ce que pensent les 800 personnes de l'institution ?

Comment vous en servir pour faire bouger les choses ?

2° question pour le sous-groupe 3

En fonction du positionnement que vous aurez arrêté ensemble (question 1), comment feriez-vous dans la situation suivante :

L'entreprise (800 pers.) dans laquelle vous intervenez, à la demande de la direction, vient de mettre en place un nouveau système de gestion des compétences et des carrières. Le nouveau système proposé décloisonne les métiers antérieurs, les transforme pour créer, grâce à de plus fortes coopérations, un meilleur service aux clients ainsi que des évolutions professionnelles plus favorables (avec possibilités d'évolutions salariales).

Mais cela bouscule les représentations courantes, les habitudes et cela fait peur au personnel. Les trois syndicats bloquent la démarche.

Que proposeriez-vous pour avancer quand même ?

2° question pour le sous-groupe 4

En fonction du positionnement que vous aurez arrêté ensemble (question 1), comment feriez-vous dans la situation suivante :

Dans une entreprise où vous êtes un conseil écouté, vous êtes amené à devoir aider au recrutement d'un nouveau directeur des services techniques. Vous savez par ailleurs qu'on attend de ce nouveau directeur qu'il introduise un changement de culture professionnelle. Les techniciens de maintenance qu'il dirige devraient évoluer vers une meilleure qualité de service et d'écoute vis-à-vis des clients internes.

En finale vous avez, avec l'aide d'un cabinet de recrutement, sélectionné deux candidats.

L'un est plus fiable techniquement et par ses compétences de méthode et de gestion. Il est de nature à rassurer la direction.

L'autre a un profil plus charismatique, est un très bon relationnel : c'est un entraîneur d'équipe. Il est plus un homme de changement que le précédent. Mais il peut inquiéter par sa franchise et son originalité.

Vous avez une nette préférence pour le second.

Comment allez-vous présenter les choses pour laisser le choix à la direction de l'entreprise ?

Conclusion : Le désir de bien faire

Jeanne Szpirglas

Éthique, morale, déontologie

Si l'idéologie peut être définie comme une forme de pensée adhérente ne ménageant aucune place à l'incertitude qu'engendre naturellement la pensée, son affaiblissement, par extinction ou par multiplication, signifie le retour des perplexités. L'interrogation morale connaît aujourd'hui une vigueur nouvelle ainsi que l'interrogation sur la morale. Prenant le relais d'une politique désillusionnée, la morale, dénoncée comme prescriptive est contradictoirement recherchée et rejetée, demandée et déniée.

Sur le sens même de la moralité, la dissociation historique qui assimile la morale aux règles et l'éthique à la recherche de la vie bonne, tend à s'estomper. Éthique et morale retrouvent leur indistinction étymologique. Auparavant, Erikson (1974) proposait une distinction dynamique entre les deux notions, la morale renvoyant aux règles dont la transgression implique une sanction tandis que l'éthique désigne un idéal. À la rigidité et l'impersonnalité des lois morales, on préférait l'éthique, fondée sur la nature de l'homme, invitant à une vie bonne plutôt qu'à une vie de bonté. Ricœur (1990) reprit à son compte cette distinction : « C'est donc par convention que je réserverai le terme d'éthique pour la visée d'une vie accomplie et celui de morale pour l'articulation de cette visée dans des normes caractérisées à la fois par la prétention à l'universalité et par son effet de contrainte. »

De l'éthique et de la morale ou des deux finalement confondues, se distingue la déontologie ou ensemble de règles qui codifient certaines pratiques sociales dont la psychologie. O. Bourguignon l'oppose au questionnement ouvert de l'éthique. Quelle est cependant l'origine des règles déontologiques ? À supposer que la déontologie se déduise de l'éthique, quelle validité accorder à des principes issus d'une réflexion inachevée ? Un principe, en effet, traduit l'assentiment à des valeurs. Historiquement, la déontologie médicale qui existait en Allemagne depuis le XIXe siècle et qui fut néanmoins dramatiquement bafouée par la médecine nazie pendant la seconde guerre mondiale, fut révisée lors du procès de Nuremberg. Nous aurons à revenir sur l'idée que l'éthique puisse voir son contenu déterminé négativement à partir de son défaut.

La morale, objet de savoir et symptôme

La psychologie présente ce caractère spécifique d'être à la fois soumise à des exigences morales et d'avoir fait de ces exigences un objet d'analyse. Les notions morales sont un objet dont les théories psychologiques tentent de rendre compte. Freud nomme Surmoi l'instance morale dont il établit la genèse ; Piaget expose ses stades du développement moral de la personne. Par ailleurs, la psychologie accorde une caution scientifique à la lecture nietzschéenne de la morale comme symptôme, « cette lassitude qui regarde en arrière, la volonté qui se retourne contre la vie, la dernière maladie s'annonçant par des symptômes de tendresse et de mélancolie » (1887). Erikson attribue à la psychanalyse le mérite d'avoir élucidé la nature pathologique de « la division radicale du bien et du mal ». Pour la psychologie, la morale, lorsqu'elle devient pathologique, est le fait de l'individu et non de la société. Si ce n'est la moralité comme telle, il existerait des formes pathologiques de la moralité dont la radicalisation serait le symptôme.

Mais la morale ne se réduit pas à l'objet qu'elle figure pour l'investigation psychologique, elle constitue aussi l'implicite de la discipline sous la forme de concepts descriptifs/normatifs, de normes *a priori* aussi indécelables que le sont les valeurs véhiculées par le langage. Une enquête sur l'éthique de la psychologie peut découvrir ce qu'elle doit être mais aussi ce qu'elle est à son propre insu. De ce point de vue, le statut que la psychologie accorde à la question du mal est particulièrement instructif. Le psychologue ne saurait concevoir le mal autrement qu'existant dans la réalité indépendamment de la pensée puisqu'elle enseigne que l'agressivité est normale, nécessaire et universelle. On n'est donc pas coupable de ce que l'on désire pour la double raison que l'« on n'est pas maître dans sa propre maison » et que le désir n'a pas d'efficience immédiate. Une mauvaise volonté n'est pas mauvaise autrement que par ce qu'elle engendre. Le mal échappe dès lors à la psychologie parce qu'en tant qu'acte il excède le désir dont il est peut-être issu. La mauvaise volonté n'est plus à nos yeux qu'une hypothèse inconsistante requise par la logique de l'imputation. Or si la psychologie se préoccupe des affects, et si le désir n'est pas criminel, ce qui est effectivement tel finit par échapper à la psychologie. Elle manque ainsi le mal qui n'est pas situé dans l'intériorité mais dans l'extériorité d'une action. En outre, il est bien difficile de lire le mal à l'intérieur du sujet tant la conscience déploie de ruse pour l'occulter, quitte à s'accuser de torts inexistants. Si le mal n'est pas en nous, il est à la fois extérieur comme l'est notre action par rapport à notre intention, et imputable.

LES RISQUES DU MÉTIER

S'il n'existe pas une éthique spécifique de la psychologie qui aurait donc à emprunter ses règles à des principes généraux, elle se distingue moralement des autres pratiques par des fautes spécifiques. Quoique par la multiplicité de ses méthodes et de ses objets, la psychologie comme telle représente une unité abstraite, on peut mettre en évidence certains risques de nuisance essentiellement sur son versant thérapeutique.

L'interprétation

La psychologie dès ses débuts est démystificatrice. Sa recherche du motif caché parfois impur qui grève toute prétention à la moralité, la fait apparaître a-morale. Mais la limite de cette pensée du soupçon est la réalité du mal lui-même ainsi que le fait résistant de l'obligation. La morale est donc ce fait irréductible auquel achoppent les pensées du soupçon. Le fait moral, c'est-à-dire à la fois l'obligation et l'action morale, s'impose par-delà toute interprétation. Du reste, l'interprétation est frappée de régression; elle demeure indéfiniment interprétable. On ne peut interrompre la recherche du sens, et pas davantage on ne peut la soumettre à des épreuves de vérité. Le caractère incertain de l'interprétation est une question épistémologique qui ne nous occupe pas ici. Mais l'incertitude est aussi engendrée par l'interprétation dans la mesure où la démarche démystificatrice ne s'en tient pas au donné. Le dépassement de ce qui est vers son sens possible contient la possibilité d'oublier le donné initial. L'interprétation pose donc deux problèmes. Premièrement, en remontant du discours à ses motifs cachés, la psychologie peut se rendre sourde à ce qui est effectivement dit. Elle déqualifie les discours en les rapportant à une économie affective. D'un autre côté, il est toujours possible d'abuser de l'interprétation pour jeter un doute sur ce qui autrement irait de soi. Instrument des États totalitaires dont la politique de soupçon sert à entériner *a posteriori* les accusations, l'interprétation généralisée devient régime. Dans la prison S21 au Cambodge sous le régime de Pol Pot, les détenus sont « convaincus » au double sens du terme de crimes qu'ils n'ont pas commis mais dont ils finissent parfois par se croire coupables pour donner un sens aux supplices qu'ils endurent. Il existe donc un usage ou un abus politique de l'interprétation lorsqu'elle fait prévaloir le sens sur le signe.

La mesure des effets. Le sens effectif

Le second risque pour la psychopathologie réside dans la mesure de ses effets. Dans l'interaction qui lie le thérapeute à son patient, le rapport de pouvoir peut se modifier au bénéfice du patient non seulement sous la forme attendue de sa guérison, mais parce qu'il peut se saisir des informations qui le concernent. Comme le souligne C. Lemoine (2001), « la différence radicale de statut entre l'observateur et l'observé s'estompe » lorsque le patient devient l'observateur éclairé de lui-même. Ce n'est pas ce que produit toute information sur soi. Et il est possible que la transparence dûment réclamée soit en passe de devenir une nouvelle source de souffrance dans les questions médicales. Que faire en effet de la connaissance de toutes les possibilités morbides que comporte un geste médical mais aussi le fait même de la vie ?

Mais la psychologie ne peut pas aisément mesurer son résultat. Bettelheim (1960) a notamment reconsidéré le rôle de l'environnement à partir de modifications de la personnalité opérées en quelques semaines dans des situations extrêmes, et a émis par voie de conséquence des réserves quant à l'efficacité des thérapies qu'il pratiquait jusqu'à alors. L'estimation des résultats peut pécher par excès ou par défaut. Par excès, on juge l'effet plus important qu'il n'est en réalité ; par défaut, on minimise ou on ignore ce que les pratiques engendrent. Or il faut bien que l'étude des causes soit complétée par l'étude des effets. On ne peut être mieux renseigné sur ses propres actions que par l'état de ceux qui les subissent. De là, il est possible d'imputer à celui qui parle non seulement ce qui est dit mais ce que fait ce qu'il dit. L'idée d'un sens effectif du discours, suppose que la vérité des paroles soit livrée par leur réception, une sorte de preuve par l'effet.

Le sentiment amoureux inflige cependant à cette thèse un démenti, car celui qui n'aime pas en retour ne peut se sentir coupable de la peine qu'il inflige. L'indifférence peut faire souffrir précisément en l'ignorant. La psychopathologie montre le cas de réactions qui sont sans proportion et sans rapport finalement avec une action actuelle, si bien que la guérison pourrait consister en l'obtention d'une réponse actualisée. Mais la notion de sens effectif pose que, dans la plupart des cas, la réception renseigne sur le sens éventuellement inconnu du locuteur lui-même. L'action trouve sa vérité dans leur résonance en moi. L'autre n'est pas seulement visé par l'action, il est atteint par elle. Et de la même façon que la flèche atteint ou non sa cible, l'action doit être jugée à l'instant de sa réception, laquelle en énonce rétrospectivement la nature.

Si le sujet ignore ce qu'il fait, le retour par l'effet le contraint de modifier sa conscience. Il doit assumer subjectivement les résultats de l'action, fussent-ils apparemment non volontaires. Assumer l'involontaire est une conséquence possible de l'affirmation de notre liberté. Dans la mesure où le sujet atteint révèle l'action, il quitte la pure réceptivité passive, car la réception en devenant révélation se fait active. Le sujet s'éprouve alors comme autre de l'autre, l'autre qui est perçu par autrui. Ainsi j'en appelle au témoignage des autres pour médiatiser ma vision du monde et de moi-même, comme l'enfant percevant la perception que sa mère a du monde, et comme l'artiste renouvelant notre perception par la sienne propre faisant de l'œuvre selon l'expression de Merleau-Ponty « un organe de perception ».

Cette définition du sujet comme réceptivité active invite à redéfinir la responsabilité du psychologue. En premier lieu, il faut souligner qu'une responsabilité est individuelle, quelque rôle que le groupe puisse jouer dans l'incitation à l'immoralité et à la violence. En ce sens, il est impossible de faire le procès d'un corps de métier, comme de n'importe quel collectif. Les corps sont des fictions auxquelles rien n'est imputable. La collectivité peut influencer mes pensées et conduire mes actions, mais je reste responsable du dessaisissement de moi-même que je laisse s'opérer jusqu'à perdre effectivement ma liberté. On est donc responsable des systèmes auxquels on accepte de prendre part et aucune de nos actions n'est couverte par le « on » des institutions. Or la collectivité opte implicitement pour une morale à laquelle l'individu donne son adhésion. L'action morale est donc individuelle quoiqu'elle puisse refléter les valeurs du groupe. Par son exemplarité, elle peut dépasser le groupe et affirmer l'universalité de ses valeurs, tout en ayant en dernière instance sa source dans l'individu. Comme l'explique T. Todorov (1991), « bien que l'idéal moral se définisse par l'universalité, l'action morale elle-même est, en un sens, impossible à généraliser. »

Le mythe de l'extériorité

Enfin, la psychologie doit s'affronter à une réalité irréductible aux profondeurs de l'âme. Bien que le rapport à la réalité soit au cœur de la distinction psychanalytique entre névrose et psychose, la psychologie s'en affranchit parfois. C'est ce que l'on pourrait appeler le mythe de l'extériorité. C'est ainsi que l'intériorité peut servir de refuge à une réalité insoutenable, laquelle donne aussi au psychologue la mesure de son impuissance. Esther Mujawayo, survivante du génocide rwandais et devenue elle-même ultérieurement psychologue, raconte la surdité d'un thérapeute interrogeant avec insistance un enfant rescapé sur les cauchemars qu'il « aurait du » faire. L'enfant désespère de faire reconnaître sa préoccupation essentielle, trouver de la nourriture pour ses frères et sœurs à charge après l'assassinat de ses parents. Que faire de la dimension non psychologique des êtres auxquels le professionnel a affaire ? D'autant que la mise entre parenthèses de la réalité, l'insensibilité à l'urgence, à la misère, à la détresse, la mise à l'écart du mal effectif infligé à autrui, peut en constituer le redoublement. Le psychologue serait amené à reconnaître le caractère éventuellement second de ses préoccupations. Dans le même ordre d'idées, il peut lui arriver d'ignorer des intérêts sociaux auxquels pourtant il se trouve lié. Certes, l'isolation des phénomènes est une procédure nécessaire en physique par exemple, et qui participe de la construction du phénomène lui-même ; mais le psychologue comme le biologiste devant la vie, doit concevoir l'être en son entier, le saisir, selon l'expression de Bergson, « dans une vision non dans une division ».

D'un autre côté, il arrive que le psychologue déduise le réel du psychisme sans la médiation de paroles ou d'actes. On impute ainsi la survie au désir de vivre, la mort à son contraire, ce qui outre la simplification outrancière de l'exemple, suppose une sorte de conception magique du désir pouvant entraîner des événements directement.

Enfin, la psychologie peut faire de la compréhension même du psychisme un refuge. Comprendre les motivations d'une faute morale, quitter la logique de l'imputation, est façon d'éviter ce que la réalité du mal a de pénible et tirer un bénéfice secondaire de l'intellection. En se concentrant sur la souffrance, la psychologie néglige ce qui différencie le mal du malheur. La cause objective passe au second plan. Il est évident que les lois symboliques ne coïncident pas avec les lois instituées, et que la psychologie n'a pas charge de justice. Le statut de la cause de la souffrance et notamment de l'événement traumatique a connu cependant une évolution intéressante quant à la reconnaissance de l'extériorité. La psychiatrie contemporaine a forgé le concept de stress post-traumatique ou PTSD *(Post Traumatic Stress Disorder)* dont R. Rechtman (2005) dans son article « Du traumatisme à la victime » retrace l'évolution. Dans un premier temps, l'intérêt pour les processus psychiques « a fait passer au second plan l'influence directe des événements de la réalité. » Un symptôme est pensé comme retentissement d'un événement exceptionnel ou non sur un appareil psychique spécifique de telle sorte qu'on ne puisse augurer d'aucune réaction. En partie sous la pression des féministes désireuses de faire reconnaître puis disparaître les causes objectives de leurs souffrances, le statut de l'événement traumatique se modifie : « La réponse pathologique devient une réponse normale à une situation anormale ». Les réactions pathologiques ne sont plus le fait de personnalités préalablement névrotiques. Mais cette valorisation de l'événement traumatique implique un changement plus contestable du statut de l'agent. À partir de l'analyse du massacre de My Lei par les soldats américains pendant la guerre du Vietnam, l'éclairage de l'acte atroce et de ses effets traumatisants entraîne la création de la catégorie générale de victime réunissant ceux qui souffrent de l'avoir subi et ceux qui souffrent de l'avoir infligé. De ce point de vue, la prise en compte d'une réalité extérieure n'est pas le gage de la réintroduction du jugement moral en psychologie. Une équivalence s'établit entre la victime et le bourreau, qui rend indiscernables ou secondaires leurs responsabilités respectives. En tout acte atroce, le traumatisme est présupposé, ce qui conduit parfois aux attitudes caricaturales évoquées plus haut à propos de l'enfant rescapé rwandais. Le psychisme perd sa dynamique réceptive propre : « plus l'événement est considéré comme intolérable, plus la réalité traumatique des victimes est incontestée. C'est en ce sens que l'on peut parler d'une clinique de l'authenticité par opposition à l'ancienne clinique du soupçon. » C'est cependant le plus souvent au profit des bourreaux que les actions, considérées dans une dynamique psychique, perdent leur dimension morale.

Dans ce que nous avons appelé le « mythe de l'extériorité », la psychologie occulte certains aspects de la réalité et trouve finalement refuge dans son objet : le psychisme et sa compréhension. La réintroduction de la réalité sous la figure de l'événement traumatique induisant des réactions universalisables, n'a pas intégré à la psychologie l'évaluation morale qui reste, peut-être à juste titre, étranger à son objet. Mais l'indifférence à la moralité, comme on l'a vu, ne signifie pas qu'on puisse y échapper. Au contraire, le refus de la réalité du mal redouble parfois le déni dont il se nourrit.

LA DANGEROSITÉ DU BIEN

Cependant le risque moral encouru par la psychologie procède de sa vocation même. Dans sa visée thérapeutique, elle est guidée par le souci d'améliorer l'état du patient. Or c'est parfois son souci de bien faire qui constitue l'écueil inattendu à la moralité.

Asymétrie du bien et du mal

Posons en premier lieu, que le bien et le mal loin de se répondre en écho, sont dans une relation asymétrique. Comme nous l'avons laissé entendre ci-dessus, le mal doit être distingué du malheur, le premier est blâmable tandis que l'on déplore le second sans pouvoir l'imputer. La judiciarisation des relations médicales, qui fait que le médecin paye désormais sa puissance d'être accusé aussi de ce contre quoi il ne peut rien, témoigne de la confusion des deux concepts. Si l'on restreint le mal à ce qu'une personne inflige à une autre, la notion d'intention — de consentement aussi du reste — devient centrale.

L'universalité du mal tient à l'universalité de sa possibilité. Chacun de nous peut agir méchamment à proportion du pouvoir qu'il possède sur les autres. Par là, tous les métiers d'assistance révèlent leur potentialité destructrice. Le mal est donc inséparable d'un pouvoir ; on peut le définir comme l'effectuation d'un pouvoir universel de détruire. Mais cette destructivité n'implique ni jouissance ni d'autre méchanceté que de la rendre effective. L'histoire du siècle dernier démontre que la plus grande violence se passe même de méchanceté et attend des circonstances adéquates, qu'elle est souvent le fait de gens ordinaires qui, de mauvaises idées en mauvais choix, finissent par devoir assumer l'inacceptable qu'ils ont fait.

En quoi consiste la faute, où s'inaugure-t-elle sinon dans la parcellisation de l'humanité, la distinction de groupes, de genres qui aussitôt se hiérarchisent. On s'achemine d'autant plus sûrement vers le mal qu'on le croit incarné par une personne ou un groupe. Pour résider dans un acte ou une parole, le mal n'est pas identifiable à celui qui le commet et qui l'excède par tout ce qu'il peut faire d'autre. Mais peut-on véritablement parler d'universalité du mal si l'histoire atteste de la variabilité de ce que l'on considère comme mauvais ? Dans leur ouvrage, *La construction de l'intolérable*, dont le titre est sans ambiguïté à cet égard, D. Fassin et P. Bourdelais (2005) considèrent le mal comme une norme historique et relative : « l'intolérable ne cesse de se déplacer, de s'étendre et de se recomposer. » Et tout intolérable a pour corrélat la tolérance à d'autres intolérables. Si le mauvais n'est plus rejeté hors de l'humanité, il est conservé au sein d'une humanité divisée. Ceci conduit à une hiérarchisation des existences qui nous fait mieux supporter la mort des autres que celle des nôtres : « Lorsque les vies ne se comptent plus, elles ne comptent plus. » En réalité, dans la mesure même où toute société construit ce qu'elle tient pour intolérable, l'universel est reconduit, mais son contenu reste déterminé par l'histoire. Les auteurs parcourent les changements de sensibilité qui ont affecté l'idée du mal. Bourdelais examine notamment les divers facteurs, souci de l'économie libérale, position hygiéniste médicale, espoir d'un changement de mœurs qui résulterait de l'éducation, qui ont conduit à l'abolition du travail des enfants. Selon le terme de G. Vigarello, il s'agit là d'« un lent cheminement des consciences et des affects ». Si l'on décide toutefois de poser un regard synchronique sur le mal, il semble possible d'énoncer positivement son contenu. Pour Fassin, le corps constituerait le socle de la moralité et l'humanité tendrait à se fonder sur « un droit incorporé ». L'atteinte au corps est intolérable parce que le corps désigne quasi métonymiquement la vie, et par voie de conséquence la condition de possibilité de toute forme de souffrance. Or si la psychologie est peu susceptible de meurtrir le corps, on lui doit précisément la reconnaissance d'autres formes de souffrance certes conditionnées par une certaine intégrité physique. Humiliation, domination, harcèlement, il semble que la panoplie des maux psychologiques soit déjà solidement établie. Par là, le psychologue apporte sa contribution à la reconnaissance d'une invariance des maux.

En réalité les variations historiques et la tolérance à l'intolérable ne suffisent pas à établir la relativité du mal, les premières parce qu'elles attestent parfois au contraire de la pérennité de ce qui est redouté — rien de plus actuel en effet que les controverses des révolutionnaires quant à la nécessité de guillotiner Louis XVI —, la seconde parce qu'elle prouve tout au plus que les conceptions du mal n'en empêchent pas la pratique. Il ne serait donc pas impossible de concevoir le mal comme tel. À certains égards, c'est par la relativité du bien que l'idée d'un mal universel apparaît nécessaire et légitime.

En effet, chacun est libre d'être heureux à sa façon et libre aussi d'hésiter sur les modalités de son bonheur. Dans les *Fondements de la Métaphysique des Mœurs* (1785), Kant relève la confusion du bonheur avec la satisfaction d'un désir temporaire. Le malade pense naturellement son bonheur comme recouvrement de la santé. Mais chacun sait que la santé n'est qu'une condition et non le contenu du bonheur, qui en tant que notion générale impossible à définir, reste donc « un idéal de l'imagination ». C'est du reste une question de savoir si le bonheur peut être illusoire. N'est-il pas souvent l'objet d'une illusion rétrospective, d'un moment toujours rejeté dans le passé si bien que le temps du bonheur serait le futur antérieur : tu auras été heureux.

Ambiguïté des valeurs et des vertus

On ne peut donc pas produire le bonheur mais seulement ses conditions par la suppression par exemple de ce qui le rend impossible. Si l'on s'accorde à définir le mal comme privation de la vie, de la liberté, des biens ou de la dignité, le bien peut être conçu comme privation du mal, soit privation d'une privation. Mais peut-on donner une définition positive de ce qui est bien ? M. Horkheimer (1978) dans *Théorie Critique*, établit une équivalence entre l'interdit de la représentation et l'irreprésentabilité du bien : « "Tu ne dois te faire aucune image de Dieu" que nous comprenons comme "tu ne peux pas dire ce qu'est le bien absolu, tu ne peux le présenter". » Ce qui rend le bien irreprésentable et par voie de conséquence imprescriptible, c'est que s'il est multiple parce que subjectif, il apparaît aussi comme la réunion incohérente de contraires. Dans la *Somme Théologique*, Saint Thomas s'interroge sur le concept de perfection divine. Il n'est pas possible en effet que Dieu soit à la fois infiniment bon et infiniment juste, si la justice accorde à chacun selon son mérite et la bonté à chacun le pardon. De fait, nous apprécions souvent des vertus incompatibles comme la douceur et la fermeté, la légèreté et le sérieux... Ainsi ce n'est pas notre méchanceté qui nous interdit l'accès à la perfection mais la nature contradictoire du concept lui-même. En outre, les vertus peuvent être intrinsèquement ambiguës. C. Dejours (1998) a montré comment le courage pouvait se convertir en insensibilité à la douleur, la sienne puis celle des autres. L'histoire à nouveau a démontré que l'obéissance et la loyauté peuvent devenir les instruments du plus aveugle fanatisme. L'esprit même de mesure et la tempérance peuvent parfois empêcher une légitime indignation.

Certaines de nos valeurs quoique évidentes, révèlent à l'analyse leur complexité. Le psychologue comme le médecin se donnent souvent pour tâche de conserver voire de restaurer l'autonomie du patient. Toute perte d'autonomie est jugée intolérable. De catégorie descriptive, l'autonomie devient alors un concept normatif. N'y a-t-il pas cependant quelque chose d'illusoire dans la valorisation de l'autonomie dont nombre de nos comportements donnent pourtant un démenti, l'ambition par exemple ? L'autonomie n'est-elle pas une façon d'assentir à des règles élaborées par d'autres ? Lévinas fait de la responsabilité que nous impose la vulnérabilité d'autrui l'essence même de la subjectivité. L'éthique ne repose plus sur la reconnaissance de l'autonomie érigée en valeur, mais consiste au contraire à assumer notre sujétion à autrui. L'hétéronomie est irréductible.

On ne doit donc pas vouloir le bien parce que cette notion est abstraite quand elle n'est pas contradictoire, mais aussi parce que le désir même qu'on en a est par lui-même souvent pernicieux. En premier lieu, la volonté de promouvoir le bien d'autrui est suspecte de paternalisme. Dans la *Doctrine de la Vertu*, Kant montre l'association paradoxale de la bienveillance et du despotisme. Quoi de plus despotique en effet que de vouloir faire le bonheur des gens contre leur gré ? Stuart Mill critique la position paternaliste d'un point de vue politique. Il s'agit d'empêcher l'État de contraindre l'individu par-delà ce qu'exige la sécurité de tous. En morale, l'attitude paternaliste consiste à protéger l'individu de lui-même et à restreindre sa liberté « pour son propre bien ». Les faits s'inversent en vérité, car le mal finit par consister précisément dans cette privation de liberté. Ainsi les notions morales peuvent devenir un obstacle à la vertu redéfinie comme renoncement au bien lui-même. En effet, les idées morales, loin de conjurer la tentation du mal, peuvent en devenir l'efficace instrument. En premier lieu, l'accomplissement du mal ne suppose pas l'abdication des valeurs. C'est ainsi qu'au cours de l'expérience de Milgram, les sujets déclarent « avoir été convaincus que ce que l'on demandait était mal », ce qui ne freine nullement leur participation. Les scrupules sont donc inefficaces. Il se peut même que le sentiment moral fonctionne comme une réassurance devant l'immoralité des actions.

Consolatrice et disculpatrice, la conscience morale peut seconder des desseins criminels par sa seule conviction de l'existence du bien. On se résout d'autant plus facilement à une action criminelle qu'on s'efforce de la croire légitime. Les génocides par exemple, s'accompagnent souvent d'une haute idée de l'homme à venir. Le bien devient justification d'un mal entendu comme moindre mal ou mal nécessaire, les utopies s'achèvent dans le meurtre d'où l'avertissement du vieil Ikonnikov dans le roman de V. Grossman (1980) *Vie et destin* : « Là où se lève l'aube du bien, des enfants et des vieillards périssent. »

Fragilité des professions du bien

Pour le psychologue, l'écueil est double : il se présente sous la forme de la tentation de bienveillance et également par assimilation du savoir à un bien. La recherche scientifique fut l'alibi des médecins nazis dans leur transgression de toutes les règles déontologiques. La science, en mettant ses énoncés à l'épreuve de l'expérimentation, semble affranchie de la subjectivité du chercheur. Or cette illusion de neutralité, comme l'est l'indifférence de la psychologie à la moralité, est de nature à la précipiter aveuglément du côté des valeurs soutenues par la société. Et par ailleurs, quoiqu'elle puisse se vouloir exempte de jugement de valeur et qu'elle ait reléguée la morale du côté de la subjectivité, la science est aussi devenue un objet de croyance, un nouvel article de foi. Ainsi la croyance en l'autorité de la science, en la légitimité d'un projet, d'une façon générale l'idée même de bien est une voie d'entrée dans l'effectuation du mal. C'est pourquoi au siècle dernier, qui nous reste tant proche par toutes les conséquences qu'il nous reste à en tirer, les médecins, les psychiatres, les aumôniers ont été intimement mêlés à des projets meurtriers d'une envergure inégalée. Au Cambodge, les médecins maintenaient les détenus en état d'être torturés : « Un médecin soigne pour guérir. Toi, tu les soignais pour qu'on puisse les torturer », rappelle Nat un survivant à l'un de ses anciens tortionnaires. Les médecins nazis dissertaient sur l'éthique médicale — c'est au moins le cas de Mrugowski — tout en pratiquant des expériences meurtrières. Au Vietnam, les aumôniers et les psychiatres encourageaient le retour au combat de soldats épuisés par les atrocités. R. J. Lifton (1989) qui a tenté d'élucider ce paradoxe du médecin-bourreau fait observer que « c'est précisément quand les principes prennent une forte coloration thérapeutique que le processus évolue le plus facilement vers le génocide. » Puis il ajoute : « Une des raisons pour lesquelles l'aumônier ou le psychiatre est aussi susceptible de ce dédoublement est une confiance mal placée dans sa profession ou son moi professionnel. Il présume que puisqu'il est membre d'une profession faite pour porter secours et réconforter, tout ce qu'il fait est bon pour son interlocuteur. » Les professions du bien sont donc fragilisées moralement par la confiance en la bonté de leur mission ainsi que par son caractère professionnel. En premier lieu, le travail fait de l'action une activité dont le sens tend à s'estomper. Le mal se coule plus aisément dans un cadre routinier, à la fois rassurant et gage d'impunité. Mais c'est aussi que l'administration du bien peut cohabiter avec une forme d'indifférence ou de condescendance à l'égard des personnes dont on a la charge. Et cette indifférence croît sans doute à proportion de l'impuissance à prodiguer un bien véritable. Lorsque les travailleurs sociaux exercent leur fonction tout en sachant leur impuissance à venir en aide à ceux qui la leur demandent, la frustration modifie le rapport à leur tâche. Un attachement exagéré aux procédures découle paradoxalement de la perte du sentiment d'utilité immédiate et concrète. C'est à ce moment que le dévouement initial peut laisser place à l'indifférence. Aujourd'hui se développent des entreprises dont le service consiste à faire vérifier par des médecins le bien-fondé des arrêts de travail, délivrés d'ailleurs par d'autres médecins. Il se trouve des médecins pour exercer cette fonction de contrôle menant à la coercition, et qui n'a plus grand-chose à voir avec le soin.

Le psychologue peut donc d'autant plus nuire à autrui qu'il s'estime à son service. Il est donc évident que si le bien est une ruse du mal, un mythe dangereux, l'éthique de la psychologie comme de tout rapport à autrui, ne peut consister que dans le renoncement au bien et l'abstention du mal. Mais à défaut de faire le bien, le psychologue ne peut-il prétendre faire du bien, et se prémunir par la réduction de ses ambitions, des dangers énoncés ci-dessus ?

DIFFICULTÉS DU JUGEMENT MORAL

Il convient dans un troisième temps, d'évaluer l'éthique négative proposée au psychologue, et de s'assurer de sa résistance aux objections.

Évaluation de l'éthique négative

Une première objection lui est portée avec anticipation par le psychanalyste Éric Erikson. Examinant la règle d'or, assez proche finalement de l'éthique négative : ne fais pas à autrui ce que tu ne voudrais pas qu'il te fasse, Erikson juge que cette formulation négative « présuppose un niveau mental qui est à peu près celui du jeune enfant renonçant à pincer les autres lorsqu'il est pincé à son tour. » On ne peut guère répondre à cette critique sinon qu'il faut parfois rendre hommage à la sagacité des enfants de trois ans. En conséquence de ses critiques, Erikson propose un principe dit de mutualité : « Le mieux est de faire à autrui ce qui le fortifiera tout en me fortifiant — autrement dit, ce qui développera ses meilleures possibilités en même temps que les miennes. » Cette règle applicable au thérapeute, et généralisable aux rapports entre les nations, se heurte toutefois à l'objection de paternalisme examinée précédemment.

Une seconde objection consiste à juger nécessaires des devoirs positifs envers autrui qui ne sont pas inclus dans l'éthique négative. Nous sentons que nous avons des devoirs positifs envers autrui, tel l'assistance à personne en danger qui relève à la fois de la politique et de la morale, la charité, etc. Et n'approuve-t-on pas la conduite désintéressée de celui qui fait passer les autres avant lui-même ? Ne doit-on pas dans la mesure de ses possibilités contribuer au bien commun ? À ces objections, on peut répondre dans l'ordre, que le devoir d'assistance est inclus dans l'éthique négative dans la mesure où en privant autrui de notre soutien, nous sommes susceptibles de lui nuire ; deuxièmement, qu'il faut distinguer la morale de l'héroïsme. Le sacrifice de soi relève de l'héroïsme et n'est pas exigible. La morale oblige mais moins. Enfin, à la troisième remarque, l'on peut opposer que le bien commun n'est pas plus déterminable que le bonheur personnel, et que l'abstention du mal suffirait largement à nos devoirs de ce côté.

L'éthique négative inclut donc des devoirs positifs dans une moindre mesure, mais cette abstention du mal est-elle tout simplement possible ? R. Ogien (2007) donne plusieurs exemples d'actions liées. Ainsi, le fumeur nuit à sa santé mais aussi à l'entourage contraint d'inhaler des substances toxiques, et au contribuable obligé de financer le traitement de son cancer. Mais d'une façon plus radicale, peut-on trouver une action dépourvue de conséquences désagréables pour au moins une personne. Ogien pose la question : son mariage ne priverait-il pas les célibataires d'un parti possible ? Enfin ma réussite à un concours ne sera-t-elle pas pénible à celui qui a échoué ? Il existe donc nécessairement une personne qui aura à souffrir des conséquences de mon action. Cette objection semble irréfutable et conduit à maints conflits de devoirs. Là commence la conscience jésuitique de l'action qui ne s'impute que les effets prévisibles de celle-ci quitte à se complaire dans une tranquille ignorance.

Ajoutons qu'une éthique qui blâmerait toute conduite pouvant nuire même indirectement à autrui et pourquoi pas sous la seule forme du dégoût qu'elle pourrait inspirer, conduirait à des procès infinis. Étant donnée la difficulté d'évaluer les préjudices d'ordre émotionnel, cette éthique minimale, incapable de circonscrire le mal, coïnciderait avec le retour du moralisme le plus effréné. Nous voici parvenus au point où la reconnaissance de la souffrance des victimes, aussi nécessaire soit-elle, entraîne à son tour des souffrances.

L'aveuglement moral

Pourtant à l'évidence et conformément à l'analyse de l'indifférence morale mentionnée plus haut, la mise à l'écart du bien, sa dissipation comme illusion, ne peut qu'augmenter au bénéfice des victimes la visibilité du mal. Or on ne peut combattre que les maux que l'on perçoit quand on ne les subit pas, les subir n'étant pas souvent une place de choix pour les combattre. Du côté des victimes, la souffrance est loin d'être toujours revendiquée. On pense au silence des femmes violées et infectées par le sida lors du génocide rwandais par exemple. Esther Mujawayo raconte comment les ONG portent spontanément secours aux assassins en fuite : « Notre faute à nous rescapés, c'est qu'on avait survécu en minorité : on n'était pas aussi visibles que les grandes masses de fuyards Hutus vers le Congo. »

Mais le mal se dissimule toujours en premier lieu à lui-même, le bien est sa ruse principale, mais d'autres facteurs contribuent à cet aveuglement moral. On a évoqué la façon dont le psychologue peut prendre ses distances par rapport à une situation de détresse dont il est simplement témoin. Le retranchement derrière la compétence, ou l'incompétence ce qui revient au même, empêche la claire vision de la réalité du mal. Mais la cécité au mal que l'on commet soi-même est plus grande encore. On remarque par exemple, que les maux sont d'autant plus visibles qu'ils sont petits, si bien qu'un grand criminel pourra se reprocher des choses infimes, et que l'on est sensible au mal qui se commet à côté de nous tout en restant aveugle à celui dont nous sommes fautifs. L'idée du bien, mais aussi les clichés, la routine du travail, les altérations du langage, notre intérêt même nous aveuglent. Des ouvriers se réjouissent du sursis de la fermeture d'une usine d'armement et déplorent les tueries occasionnées par les armes. C'est là un effet de la fragmentation de la pensée qui n'est pas le mal mais une défense contre lui ; d'où dans les génocides la division des tâches et ses effets de fragmentation qui distraient littéralement de la fin criminelle des actions. Cette division distancie l'agent des conséquences repoussantes de l'action et donne l'illusion de répartir la responsabilité sur tous les participants. Le mal est alors banal sous plusieurs aspects; par le caractère ordinaire de ceux qui le commettent mais aussi par le caractère anodin des moyens et des processus qui y conduisent et qui expliquent qu'on puisse littéralement se laisser prendre par lui. Les moyens en effet n'augurent pas toujours de fins mauvaises que pourtant ils produisent inéluctablement. Jaspers (1990) dans *La culpabilité allemande*, explique cette altération de la conscience morale dans le contexte de la guerre : « On peut avoir été un soldat sans reproche, et avoir cependant cédé à une falsification de sa conscience. C'est ce qui explique qu'on ait pu, par esprit patriotique, faire et supporter ce qui était de toute évidence le mal. » C'est là un fait digne de l'attention du psychologue qu'un sujet puisse s'efforcer d'ignorer ce qu'il fait et y parvenir. De fait, les grands criminels sont rarement rongés de remords. Qu'est-ce alors qu'une bonne conscience sinon son absence ?

Nature du jugement moral

Le jugement moral, qui seul peut ouvrir la voie à une attitude éthique, doit conjurer les ruses d'une conscience prompte à s'apaiser. La duplicité de la conscience n'implique aucune dualité. Ce n'est pas dans l'Inconscient en effet que se forgent les défenses de la conscience. La raison par elle-même, comme cela a déjà été noté, peut nous éloigner de la réalité parce qu'elle est élaboratrice. D'un autre côté, la réalité n'existe que par le regard que nous posons sur elle. Tout ne nous apparaît pas, ce qui rend la médiation de la raison indispensable. Cependant la raison n'interdit aucun possible ; sans le secours de la sensibilité, elle peut rendre supportable les faits que l'on ne devrait pas supporter et justifier *a posteriori* les actes les plus évidemment immoraux. En réalité, l'action échappe à la raison pour obéir à sa logique propre. Dans une note posthume, Kant écrit : « Penser à quelqu'un en sa présence implique que nous nous éclipsions subrepticement et que nous nous conduisions comme s'il n'était plus là. » Peut-être ne cessons-nous pas de penser en agissant, mais nous pensons souvent à autre chose qu'à ce que nous faisons. Puis la raison n'est pas toujours libre. Elle est subordonnée au pensable, ce qui est possible dans un temps donné, et aux affects. C'est parfois la tâche du psychologue que de débusquer les affects qui sous-tendent tel discours. Peut-être pourrait-on définir la pensée comme la faculté d'établir une relation entre la raison et l'affectivité puis de l'affect à la raison. Elle tiendrait dans ce mouvement même : comprendre ce que l'on ressent, sentir ce qui nous fait penser. La pensée empruntant à la sensibilité et à la raison, invalide leur division. Le jugement moral soit la capacité de distinguer le bien du mal, ou plus conformément à notre hypothèse, le mal seulement, est en ce sens un acte de pensée. Il ne peut se fier à la seule raison, car la raison ne souffre pas et n'est pas empathique. S. Wahnich (2005), dans son article « La Révolution française comme conflit d'intolérables » cite un extrait du rapport du 18 Floréal de l'an II à propos des fêtes : « Ces fêtes nationales et décadaires doivent créer en l'homme, pour les choses morales, un instinct rapide qui, sans le secours du raisonnement le portât à faire le bien et à éviter le mal. » La sensibilité en vertu de sa puissance et de sa rapidité réactive, rendrait inutile la sanction des lois et l'effort de la raison. La bonté par exemple, ne pèse pas les mérites pour se prodiguer. Une bonté véritable n'est pas réfléchie sous peine qu'un motif lui fasse perdre sa pureté ; elle est pure spontanéité. Mais dans le même temps, une bonté qui n'exige aucun effort est-elle vertueuse ?

Par le sens effectif, il s'agissait bien de réintroduire la sensibilité dans la sphère des significations. Mais la sensibilité seule ne suffit pas assurer la rectitude du jugement moral dans la mesure où elle est confinée dans la subjectivité et parce qu'elle peut se rapporter à des représentations erronées. C'est pourquoi H. Arendt (1982) peut proposer une analogie entre le jugement moral et le jugement esthétique. Évoquant la nécessité de juger par soi-même puisqu'« il n'y avait aucune règle sous laquelle subsumer les cas particuliers » auxquels la guerre confrontait les individus, Arendt rapproche le jugement moral du jugement réfléchissant dont la règle est produite *a posteriori*. En effet dans le champ esthétique, il n'y a nul concept *a priori* de la beauté auquel rapporter tel ou tel objet particulier. Le jugement de goût dont l'analyse est reprise à Kant, servirait donc de paradigme au jugement moral. Mais n'existe-t-il véritablement aucune règle de moralité qui puisse s'appliquer universellement *a priori* ? Au fond, nous n'avons eu de cesse de dire le contraire en faisant de l'abstention du mal, le contenu ultime de toute morale. Sur quoi cette hypothèse est-elle fondée ?

Le fondement de la morale

Chercher un fondement de la morale, c'est s'assurer de sa validité et ramener le juste au vrai. Or la morale est de fait par le sentiment d'obligation que nous ne pouvons nous empêcher d'éprouver. Aussi mièvre ou vaine mortification qu'elle apparaisse, la préoccupation morale est sans contraire. L'absence de morale se vit mais ne se défend pas car elle ne pourrait se justifier sans faire intervenir ce que précisément elle rejette. Au nom de quelles valeurs en effet, devrait-on interdire la morale? Si donc, en dernière instance, c'est toujours une valeur qui fait juger légitime telle ou telle éthique, et qu'il soit impossible de remonter au-delà, la morale n'a d'autre fondement qu'un principe du même ordre qu'elle. De la même façon que l'hypothèse de la liberté, puisque celle-ci ne peut être prouvée, relève elle-même de la volonté, de même que l'on postule l'égalité entre les hommes au lieu de leur inégalité pour des raisons éthiques plutôt que scientifiques, de même il y a une nécessité morale à l'origine de la morale. Nous devons donc poser moralement que le principe de ne pas nuire à autrui est juste. Le rapport de la morale et de la vérité se modifie. Une proposition morale peut être tenue pour valide non pas en vertu de son adéquation à la réalité, mais parce qu'elle est conforme au principe fondamental de la moralité. La vérité devient elle-même un moyen d'accéder à la morale pour deux raisons. D'une part, Dejours explique que l'analyse de l'injustice contribue à nous en garantir : « Faute de moyens conceptuels indispensables pour analyser souffrance et défense, nous dérivons, sans en avoir ni la conscience ni la maîtrise, vers les conduites qui alimentent l'injustice et la font perdurer. » D'autre part, dans la mesure où le mal se soutient de sa propre dénégation, le récit qui rétablit la vérité prend une dimension morale. La connaissance et le récit œuvrent à une forme de réparation, laquelle se poursuit bien au-delà de l'événement, ce que la pratique des psychologues enseigne depuis longtemps.

En conclusion, il n'y a pas d'éthique de la psychologie au sens où la discipline aurait à se conformer à des principes de moralité spécifiques, mais seulement dans la mesure où elle doit se confronter à des possibilités de nuisance corrélatives de son pouvoir et de ses missions. Mais l'éthique peut aussi recommander de faire passer sa responsabilité d'homme avant celle du professionnel. La morale n'est pas un métier. Toutefois, si comme nous l'avons suggéré, l'idéalité du bien peut devenir l'apparence que revêt le mal pour parfaire son effectuation, la tâche du psychologue peut consister à libérer la conscience des illusions qui lui dissimulent l'injustice. En cessant de vouloir le bien, il en fera sans aucun doute davantage. En effet, lorsque viser l'amélioration conduit le détruire, il convient d'abandonner toute autre prescription que celle qui interdit d'en avoir. Et puisque le bien est illusoire et le mal destruction, le mieux qu'on puisse faire est de ne pas porter atteinte à ce qui est, de restaurer ou conserver aux êtres leur possibilité d'existence et d'auto-détermination. Il y a là une difficulté : comment l'homme, cet être du refus de l'immédiateté, comment un être libre et législateur, pourrait-il se résoudre à laisser être et se développer les virtualités de la vie ? Et comment les hommes s'uniront-ils dans le refus de l'idéal ? C'est alors au psychologue que revient de nous mener sur ce chemin, de nous enseigner l'art de la retenue, la contention du désir d'intervenir, la disposition à attendre. Tel Koutouzov, ce général russe qui eut raison de Napoléon et des Français parce que, à en croire l'éloge de Tolstoï, son sens de l'événement lui commandait de ne pas agir, le psychologue saura donner à autrui le temps et les moyens de parvenir à sa propre destination.

Références

Alain, (1928, Émile Chartier). *Propos sur le bonheur.* Paris : Gallimard.

Alain, (1941, Émile Chartier). *Éléments de philosophie.* Paris : Gallimard.

American Psychiatric Association, DSMIV-TR (2000). *Manuel diagnostique et statistique des troubles mentaux*, 4e ed., texte révisé (Washington DC, 2000). Tr. fr. J.D. Guelfi et al. Paris : Masson, 2003.

Anderson, N., Livens, F., Van Dam, K. & Ryan, A.M. (2004). Future perspectives on employee selection : key directions for future research and practice. *Applied psychology : an international review*, 53 (4), 484-501.

Arbisio, Ch. (2003). *Le bilan psychologique avec l'enfant. Approche clinique du WISC-III.* Paris : Dunod.

Arendt, H. (1982). *Lectures on Emmanuel Kant's Political Philosophy.* Chicago : The University Chicago Press. Tr. fr. M. Revault d'Allonnes. Juger, sur la philosophie politique de Kant. Paris : Seuil, 2003.

Ariès, P. (1975). *Essais sur l'histoire de la mort en Occident.* Paris : Seuil.

Aristote (325 av. J.C.). 'Ηθίκόν Νίκόμαχείόν. Trad. fr. J. Tricot. *Éthique à Nicomaque.* Paris : Vrin.

Articles de lois consultés sur http ://www.legifrance.gouv.fr

Association des Enseignants en Psychologie des Universités — Association Nationale des Organisations de Psychologues — Société Française de Psychologie (22.03.1996) *Code de déontologie des psychologues.* Retrieved September 4, 2007 from http ://www.ffpp.net/modules/news/article.php ?storyid=7

Aubut, J. (1999). Réflexion éthique autour de la prise en charge des agresseurs sexuels. *Forensic, 21*, 16-18.

Bacqué, M.-F. (2002). *Apprivoiser la mort.* Paris : Odile Jacob.

Baetens, P., Camus, M., Devroey, P. (2003). Should requests for donor insemination on social grounds be expanded to transsexuals ? *Reproductive biomedicine online*, 6 (3) : 281-6.

Balicco, C. (1997). Les méthodes d'évaluation en ressources humaines — La fin des marchands de certitude. Paris : *Éditions d'Organisation.*

Ballet, J., De Bry, F., (2001). *L'entreprise et l'éthique.* Paris : Seuil.

Beauchamp, T. & Childress, J. (1979). *Principles of Biomedical Ethics*. Oxford : Oxford University Press, 3e ed. 1989, 5e ed. 2001.

Beauvois, J-L. & Joule, R.V. (1981). *Soumission et idéologies. Psychosociologie de la rationalisation*. Paris : PUF.

Beillerot, J. (1991). Les compétences collectives et la question des savoirs. *Cahiers pédagogiques*, 297, p. 41.

Benaroyo, L. (2006). *Éthique et responsabilité en médecine*. Genève : Médecine et Hygiène.

Benjamin, H. (1966). *The Transsexual Phenomenon*. New York : Julian Press.

Bénony, H. (2002). *L'examen psychologique et clinique de l'adolescent*. Paris : Nathan, coll. 128.

Bentham, J. (1823). *An Introduction to the Principles of Moral and Legislation*. The Collected Works of Jeremy Bentham, J.H. Burns & H.L.A. Hart (Eds). University of London : Athlone Press, 1970.

Bergson, H. (1932). *Les deux sources de la morale et de la religion*. Paris : PUF.

Bertrand, M. (1990). *La pensée et le trauma*. Paris : L'Harmattan.

Bessis, L. (2005). L'économie de paroles et la psychologie. *Bulletin de Psychologie, 58 (4), 478*, 473-480.

Bettelheim, B. (1960). *The informed heart*. New York/Free Press. Tr. fr. Le cœur conscient. Paris : Robert Laffont, 1972.

Binet, A. (1907). Le développement de l'intelligence chez les enfants. *L'Année psychologique, 14*, 1-94.

Bloch, M. (1993). *Apologie pour l'histoire ou métier d'historien*. Paris : Armand Colin.

Blum, F. (2002). Regards sur les mutations du travail social au XXe siècle. *Le Mouvement social, 199*, 83-94.

Boltanski, L., Chiapello, E. (1999). *Le nouvel esprit du capitalisme*. Paris : Gallimard.

Boucherat-Hue, V. (ss la dir.) (1998). *La psychologie projective en pratique professionnelle*. Paris : In Press, coll. Psycho.

Bourdieu, P. & Passeron, J.-C. (1970). *La reproduction, éléments pour une théorie du système d'enseignement*. Paris : Éditions de Minuit.

Bourny, G., Dupé, C., Robin, I., Rocher, T. (2001). Les élèves de 15 ans. Premiers résultats d'une évaluation internationale des acquis des élèves (PISA). *Note d'information, Ministère de l'Éducation nationale, DPD, n° 01.52*.

Bourguignon, O., Bydlowski, M. (1995). *La recherche clinique en psychopathologie. Perspectives critiques*. Paris : PUF, coll. Le fil rouge.

Bourguignon, O. (2003). *Questions éthiques en psychologie*. Sprimont (Belgique) : Mardaga.

Bourguignon, O. (2005). *La déontologie des psychologues*. Paris : Armand Colin.

Boutanquoi, M. (2004). Travail social, psychologisation et place du sujet. *Connexions, 81*, 75-87.

Breton, J., Frohwirth, C., Pottie, S., Kindynis, S. (1985). *Le transsexualisme. Étude nosographique et médico-légale.* Paris : Masson.

Brodaty, H., Green, A., Koschera, A. (2003). Meta-analysis of psychosocial interventions for caregivers of people with dementia. *Journal of the American Geriatric Society, 51*, 657-664.

Brothers, D., Ford, W.C.L., and the University of Bristol Centre for Reproductive Medicine Ethics Advisory Committee (2000). Gender reassignment and assisted reproduction. *Human Reproduction*, 15 (4) : 737-738.

Bruchon-Schweitzer, M. (2005). Doit-on utiliser la graphologie dans le recrutement ? In C. Lévy-Leboyer, C. Louche, J.-P. Rolland (Eds). *RH : les apports de la psychologie du travail, 1. Management des personnes* (pp. 97-117). Paris : Éditions d'Organisation.

Canto-Sperber, M. (2001). *L'inquiétude morale et la vie humaine*. Paris : PUF.

Canto-Sperber, M., Ogien, R. (2004). *La philosophie morale*. Paris : PUF, Que sais-je ? 2e éd. 2006.

Castro, D. (2006). *Pratique de l'examen psychologique en clinique adulte*. Paris : Dunod.

Caverni, J.-P., Gori, R. (2005). *Le consentement. Droit nouveau du patient ou imposture ?* Paris : In Press.

Caverni, J.-P. (1998). Pour un code de conduite des chercheurs dans les sciences du comportement humain. *L'Année psychologique, 98*, 83-100.

Caverni, J.-P. (2000). Un code de conduite des chercheurs en psychologie. *Bulletin de psychologie, 53, 1*, 47-51.

Caverni, J.-P. (2001). La déontologie dans la recherche expérimentale en psychologie : débats, enjeux et paradoxes. In D. Castro & M. Santiago-Delfosse (Eds.). *Pratiques déontologiques en Psychologie* (77-101). Revigny-sur-Ornain : Hommes et Perspectives.

Ceci, S.J., Bruck, M. (1998). *L'enfant-témoin : Une analyse scientifique des témoignages d'enfants.* Paris : De Boeck Université.

Chamboredon, J.-C. (1971). La délinquance juvénile, essai de construction d'objet. *Revue Française de Sociologie, XII*, 335-377.

Charte des Droits et Libertés de la personne âgée dépendante (1999). Paris : Ministère de l'emploi et de la solidarité et Fondation nationale de Gérontologie.

Chiland, C. (2003). *Le transsexualisme.* Paris : PUF.

Chiland, C. (1997). *Changer de sexe*. Paris : Odile Jacob.

Chirita, R. & Chirita, V. (1996). Argument pour une réflexion éthico-morale en psychiatrie. In G. Huber (ss la dir.). *Cerveau et psychisme humains : quelle éthique ?* (p. 234). Paris : John Libbey Eurotext.

Christe-Luterbacher, M.-M. & Christe, R. (1991). Suivre la parole en clinique psychiatrique. In P. Fedida & J. Schotte (Eds.). *Psychiatrie et existence* (pp. 165-180). Grenoble : J. Millon.

Code de déontologie des psychologues. France, 1996. Voir association.

Cohen-Kettenis, P.T., Van Goozen, S.H. (1997). Sex reassignment of adolescent transsexuals : a follow-up study. *Journal of the American Academy of child and adolescent psychiatry*, 36 (2) : 263-71.

Cohen-Kettenis, P.T., Van Goozen, S.H. (1998). Pubertal delay as an aid in diagnosis and treatment of a transsexual adolescent. *European Child and Adolescent Psychiatry*, 7 (4) : 246-8.

Cohen-Kettenis, P.T., Dillen, C.M., Gooren, L.J. (2000). Treatment of young transsexuals in the Netherlands, *Nederlands tijdschrift voor geneeskunde, 144 (15)*, 698-702.

Combalbert, N., Lançon, J.-M. (2006). Les spécificités du débriefing psychologique en milieu professionnel. *Pratiques Psychologiques, 12*, 261-269.

Comité Consultatif National d'Éthique pour les Sciences de la Vie et de la Santé (20.12.1996). *Recommandations sur un projet de loi « renforçant la prévention et la répression des atteintes sexuelles contre les mineurs ».* Avis n° 51. http ://www.ccne-ethique.fr/francais/avis

Comité Consultatif National d'Éthique pour les Sciences de la Vie et de la Santé (13.12.2001). *Consentements en faveur d'un tiers.* Avis n° 70. http ://www.ccne-éthique.fr/francais/avis

Comité Consultatif National d'Éthique pour les Sciences de la Vie et de la Santé (26.10.2006). *La santé et la médecine en prison.* Avis n° 94. http ://www.ccne-ethique.fr/francais/avis

Comité Consultatif National d'Éthique pour les Sciences de la vie et de la Santé, (29.04.2004). *La formation à l'éthique médicale.* Avis n° 84. http ://www.ccne.ethique.fr/français/avis

Commission Nationale Consultative des Droits de l'Homme (17.02.1997). *Avis portant sur l'avant-projet de loi renforçant la prévention et la répression des atteintes sexuelles commises sur les mineurs et des infractions portant atteinte à la dignité de la personne.* Retrieved September 4, 2007, from http ://www.cncdh.fr/article.php3 ?id_article=185

Commission Nationale Consultative des Psychologues (CNCDP) (2006). *Bilan de huit années d'exercice 1997-2005.* Document ronéotypé de la Fédération Française des Psychologues et de Psychologie (FFPP).

Cordier, A. (19 mai 2003). *Éthique et professions de santé.* Rapport remis à J.F. Mattei, ministre de la Santé, de la Famille et des Personnes Handicapées. http :www.santé.gou.fr/htm/actu/cordier.

Cordier, B. (1998). Éthique et obligation de soins en matière de déviance sexuelle. *L'Évolution Psychiatrique, 63 (1-2)*, 175-184.

Cordier, B., Chiland, C., Gallarda, T. (2001). Le transsexualisme, proposition d'un protocole malgré quelques divergences. *Annales Médico-Psychologiques, 159, 3*, 190-195.

Cousin, O. (2004). Travail et autonomie. In A. Karvar & L. Rouban (Eds). *Les cadres au travail. Les nouvelles règles du jeu* (pp. 23-38). Paris : La Découverte.

Coq, J.-M., Cremniter, D. (2007). Retour d'expérience sur les incendies parisiens de l'année 2005. *Revue Francophone du Stress et du Trauma, 7, 4* (à paraître).

Coussinoux, S., Smith, J., Gallarda, T., Olié, J.-P. (2004). Actualités éthiques sur le transsexualisme. *Repères*, Marseille : Forum, Espace éthique méditerranéen, 9 : 12-13.

Coussinoux, S., Gallarda, T., Smith, J., Bourdel, M.C., Cordier, B., Brémont, C. et al. (2005). Tests de personnalité et identification sexuée chez des transsexuels masculins. *L'Encéphale, 31* : 24-30.

Crocq, L. (1998). La cellule d'urgence médicopsychologique. Sa création, son organisation, ses interventions. *Annales Médico-Psychologiques, 156*, 48-54.

Crozier, A. & Friedberg, E. (1977). *L'acteur et le système.* Paris : Seuil.

De Calan, D. (1997). Préparer les jeunes à la flexibilité. In S. Kahn (Ed.). *L'Orientation face aux mutations du travail*, (pp. 205-215). Paris : La Découverte et Syros/Cité des Sciences et de l'Industrie.

Davenport, C.W., Harrison, S.I. (1977). Gender identity change in a female adolescent transsexual. *Archives of Sexual Behavior, 6 (4)*, 327-40.

Decety, J. (2004). L'empathie est-elle une simulation mentale de la subjectivité d'autrui ? In A. Berthoz & G. Jorland (Eds.). *L'Empathie* (pp. 53-88). Paris : Odile Jacob.

Dejours, C. (1998). *Souffrance en France. La banalité de l'injustice sociale.* Paris : Seuil.

Delay, J., Deniker, P., Volmat, J.-P., Alby J.-M. (1956). Une demande de changement de sexe : le transsexualisme, *L'Encéphale, 45*, 41-80.

Devereux, G. (1967). *From Anxiety to Method in the Behavioral Sciences.* Paris : Mouton et École pratique des hautes études. De l'angoisse à la méthode dans les sciences du comportement. Paris : Flammarion (1980).

Dion, J., Cyr, M., Richard, N., & McDuff, P. (2006). L'influence des habiletés cognitives, de l'âge et des caractéristiques de l'agression sexuelle sur la déclaration des présumées victimes. *Child Abuse and Neglect, 30*, 945-960.

Dollfus, C.,Trocmé, N., Stengel, L., Tabone, M.D., Leverger, G. (2002). Les dilemmes du partage d'information dans la prise en charge de l'infection à VIH chez l'enfant. *Archives de Pédiatrie, 9 suppl.*, 13-18.

Dollfus, C. (2004). Le carnet de santé : comment respecter les intérêts de l'enfant ? *La revue du praticien — médecine générale, 18, 641*,199-200.

Donzelot, J. (1972). Travail social et lutte politique. *Esprit, N° spécial « Pourquoi le travail social ? »*, p. 654-673.

Dumora, B. (1990). La dynamique vocationnelle chez les adolescents de collège : continuité et ruptures. *L'Orientation Scolaire et Professionnelle, 19, 2*, 111-127.

Dumora, B., Lannegrand-Willems, L. (1999). Le processus de rationalisation en psychologie de l'orientation. *L'Orientation Scolaire et Professionnelle, 28, 1*, 3-29.

Durmarque, Y. (2006). L'insertion du dossier psychologique dans le dossier médical, quelques réflexions sur un couple imparfait. *Pratiques psychologiques*, 12, 111-121.

Ehrenberg, A. (2000). *Nervosité dans la civilisation. Du culte de la performance à l'effondrement psychique*. Conférence de l'Université de tous les savoirs. Paris. In Y. Michaud (2001). *Qu'est-ce que les technologies ?* (pp. 603-613). Paris : Odile Jacob.

Elias, N. (1991). *La société des individus*. Paris : Arthème Fayard.

Emmanuelli, M. (sous la dir.) (2004). *L'examen psychologique en clinique. Situations, méthodes et études de cas*. Paris : Dunod.

Engel, P., Mulligan, K. (2003). Normes éthiques et normes cognitives. *Cités, 3, 3, 15*, 171-186.

Engel, P. (2001). L'éthique de la croyance et la justification épistémique. *Carrefour « Connaissance et justification »*, Ottawa, 23-2, 19-37.

Erikson, E. (1964). *Insightand Responsability*. New York : Norton. Tr. fr. N. Godneff. Éthique et psychanalyse. Paris : Flammarion (1971).

Fabre, G. (2001). D'un secret l'autre : vivre avec le VIH en milieu de travail. *Le journal du sida et de la Démocratie sanitaire, 136-13*, 43-44.

Fassin, D., Rechtman R. (2007). *L'Empire du traumatisme. Enquête sur la condition de victime*. Paris : Flammarion.

Fassin, D., Bourdelais, P. (2005). *Les constructions de l'intolérable. Études d'anthropologie et d'histoire sur les frontières de l'espace mora*l. Paris : La Découverte.

Fédération Française de Psychiatrie (2003). *Conséquences des maltraitances sexuelles. Les reconnaître, les soigner, les prévenir*. 7e Conférence de Consensus de la Fédération Française de Psychiatrie. Retrieved September 4, 2007, from http ://psydoc-fr.broca.inserm.fr/conf&rm/conf/confvictime/prvictimes.html

Fedida, P. (1968). Perception et compréhension cliniques en psychologie,

Instrumentalités et concepts. *Bulletin de psychologie*, 270, XXI, 15-19, 908-929.

Fedida, P. (1996*). Introduction. Devenir de la psychiatrie*, In G. Huber (1996). *Cerveau et psychisme humains : quelle éthique ?* (pp. 163-166). Paris : John Libbey Eurotext.

Folstein, M.F. (1975). A practical method for grading the cognitive state of patients for the clinician. *J. Psychiatr. Res., 12*, 189-198.

Foot, P. (1978/2001). *Virtues and Vices. And others essays in moral philosophy*. Oxford : Oxford University Press.

Freud, S. (1905). Fragment d'une analyse d'hystérie (Dora). In Freud, S. *Cinq psychanalyses*. Paris : PUF, 1971 (5e éd.).

Freud, S. (1920). Au-delà du principe de plaisir In *Essais de psychanalyse*. Paris : Payot, 1973, 7-81.

Freud, S. (1929). *Das Unbehagen in der Kultur*. Vienne. Tr. fr. Ch. et J. Odier (1971). *Malaise dans la civilisation*. Paris : P.U.F.

Freud, S. & Bullitt, W. (1966). *Le président T. W. Wilson. Portrait psychologique*. Paris : Payot, 2005.

Fua, D. (ss la dir.) (1997). *Le métier de psychologue clinicien*. Paris : Nathan.

Gaillard, J. (2003). *Des psychologues sont sur place...* Paris : Mille et une nuits.

Gallarda, T., Amado, I., Coussinoux, S., Cordier, B., Olié, J.-P. (1997). Le syndrome de transsexualisme : aspects cliniques et perspectives thérapeutiques. *L'Encéphale, XXIII*, 321-326.

Gallarda, T., Coussinoux, S., Cordier, B., Bourdel, M.-C., Olié J.-P. (2001). Intérêt des tests de personnalité dans le diagnostic différentiel transsexualisme/transvestisme. *Annales Medico-psychologiques*, *159*, 466-470.

Gergen, K. G. (2001). *Le constructionisme social. Une introduction*. Paris : Delachaux et Niestlé.

Gerin, G. (1996). Les recherches sur le cerveau et la question des Droits de l'homme. In G. Huber, (1996). *Cerveau et psychisme humains : quelle éthique ?* (pp. 45-60). Paris : John Libbey Eurotext.

Giami, A., & Samalin-Amboise, A. (1989). Le praticien chercheur et le chercheur intervenant. In C. Revault d'Allones, C. Assouly-Piquet, F. Ben Slama, A. Blanchet, O. Douville, A. Giami, K.C. Nguyen, M. Plazza, C. Samalin-Amboise (Eds.). *La démarche clinique en sciences humaines : documents, méthodes, problèmes* (pp. 155-177). Paris : Dunod.

Gori, R. (1985). La formation du psychologue clinicien en question. *Bulletin de psychologie*, *XXXVIII*, *370*, 403-407.

Gori, R., Le Coz, P. (2006). *L'empire des coachs : Une nouvelle forme de contrôle social*. Paris : Albin Michel.

Gottfredson, L.S. (1981). Circumscription and compromise : A developmental theory of occupational aspirations (Monograph). *Journal of Counseling Psychology, 28*, 545-579.

Gottfredson, L.S. (1996). « Gottfredson's Theory of Circumscription and Compromise ». In D. Brown, L. Brooks, Associates (Eds.). *Career Choice and Development*, (pp. 179-232). San Francisco : Jossey-Bass.

Green, R. (1978). Sexual identity of 37 children raised by homosexual or transsexual parents. *American Journal of Psychiatry, 135 (6)*, 692-697.

Green, R. (1987). *The « sissy boy syndrome » and the development of homosexuality*. New Haven and London : Yale University Press.

Grossman, V. (1980). *Vie et destin*. Tr. fr. A. Berelowitch avec la coll. de A. Coldefy-Faucard. Paris : L'Âge d'homme.

Guedj, M.-J. (2004). *L'annonce du diagnostic en psychiatrie et en neurologie*. Paris : Éditions scientifiques & LC. UCB Pharma.

Guelamine, F. (2001). Les faces cachées de la différence culturelle : la construction d'une altérité ambiguë chez les travailleurs sociaux. *Les Cahiers du Cériem, 8*, 9-21.

Guichard, J. (1993). *L'école et les représentations d'avenir des adolescents*. Paris : PUF.

Guichard, J., Huteau, M. (2006). *Psychologie de l'orientation* (2e éd. augmentée). Paris : Dunod.

Halouia, B. (2007). *Le procès des médecins de Nuremberg : l'irruption de l'éthique médicale moderne*. Paris : Vuibert.

Hanson, R.K., & Bussière, M.T. (1998). Predicting relapse : A meta-analysis of sexual offender recidivism studies. *Journal of Consulting and Clinical Psychology, 66 (2)*, 348-362.

Hanus, M. (2000). *La Mort aujourd'hui*. Paris : Frison-Roche.

Haute Autorité de Santé (HAS). Prise en charge diagnostique et thérapeutique des transsexuels, Service de l'évaluation des actes professionnels (à paraître).

Hebert, R., Leclerc, G., Bravo G. et *al.* (1994). Efficacy of a support group programm for caregivers of demented patients in the community : a randomized controlled trial. *Arch. Gerontol. Geriatr.*, 18, 1-14.

Hobbes, T. (1651). *Leviathan or the Matter, Forme and Power of A Commonwealth Ecclesiastical and civil*. London : Andrew Crooke. Trad. fr. P. Folliot (2004). *Leviathan* http ://classiques.uqac.ca/classiques/

Hoffmaster, B. (2006). What Does Vulnerability Mean ? *Hastings Center Report, 36, 2*, 38-45.

Horkheimer, M. (1978). *Théorie critique*. Paris : Payot.

Hovsepian, C. (2006). Éthique et communication. *EMPAN (Érès) 4, 64*, 67-70.

Huber, G. (1996) (ss la dir.). *Cerveau et psychisme humains : quelle éthique ?* Paris : John Libbey Eurotext.

Hume, D. (1751). *Enquiry concerning the Principles of Moral.* Tr. fr. A. Leroy (1947). *Enquête sur les principes de la morale.* Paris : Aubier.

Huteau, M., Lautrey J. (1979). Les origines et la naissance du mouvement d'orientation. *L'Orientation scolaire et professionnelle, 8*, 3-43.

Ionescu, S. (ss la dir.) (1993). *La déficience intellectuelle.* Paris : Nathan.

Jankélévitch, V. (1949). *Traité des vertus.* Paris : Bordas.

Jaspers, K. (1990). *La culpabilité allemande.* Paris : Éditions de Minuit.

Jorland, G. (2004). L'Empathie, histoire d'un concept. In A. Berthoz & G. Jorland (Eds). *L'Empathie* (pp. 19-49). Paris : Odile Jacob.

Jorland, G. (2006). Empathie et thérapeutique. *Recherche en soins infirmiers, démarche et recherche clinique, 84*, 58-65.

Joule, R.V. & Beauvois, J.-L. (2001). *La soumission librement consentie : comment amener les gens à faire librement ce qu'ils doivent faire ?* Paris : PUF.

Joule, R.V., Beauvois, J.-L., (2002). *Petit traité de manipulation à l'usage des honnêtes gens.* Presses Universitaires de Grenoble.

Kambouchner, D. (1995). *Notions de philosophie, III.* Paris : Gallimard, Folio.

Kant, E. (1785). *Grundlungen zur Metaphysik der Sitten.* Tr. fr. V. Delbos. Fondements de la métaphysique des mœurs. Paris : Vrin, 1980.

Kant, E. (1790). *Kritik der Unteilskraft.* Tr. fr. A. Delamarre, J.R. Ladmiral, M.B. de Launay, J.M. Vaysse, L. Ferry, H. Wismann. Critique de la faculté de juger. Paris : Gallimard, 1985.

Lagadec, P. (1991). *La gestion des crises.* Paris : Mc Graw Hill, Ediscience.

Laugier, S. (2005). *Care* et perception. L'éthique comme attention au particulier. In P. Paperman & S. Laugier (Eds.). *Le souci des autres, Éthique et politique du care* (pp. 317-348). Paris : Éditions de l'École des Hautes Études en Sciences sociales.

Lavallard, M.H. (2000). Évaluation et déontologie. *Bulletin de psychologie, 53 (1), 445*, 101-105.

Lavollay, M. (1996.). La (non-) annonce de la séropositivité. *Le journal du sida, 86-87*, 59-62.

Le Bianic, T. (2005). Les « ingénieurs des âmes ». Savoirs académiques, professionnalisation et pratiques des psychologues du travail de l'entre-deux-guerres à nos jours. Thèse de doctorat de 3e cycle, Université Aix-Marseille II.

Le Bianic, T. (2007). Pratiques et identités professionnelles des psychologues du travail en place de l'entre-deux-guerres à nos jours. Une perspective socio-historique. *Bulletin de psychologie, 60 (1), 487*, 71-81.

Lebigot, F. (2005). *Traiter les traumatismes psychiques*. Paris : Dunod.

Lebigot, F., Damiani, C., Mathieu, B. (2001). Le débriefing psychologique des victimes. In M. De Clercq, F. Lebigot (pp. 163-187). *Le traumatisme psychique*. Paris : Masson.

Le Coz, P. et *al.* (2004-04-29). *Avis sur la formation à l'éthique médicale*. Avis n° 84 du Comité Consultatif National d'Éthique pour les Sciences de la Vie et de la Santé. http :// www.ccne-éthique.fr/ français/ avis/

Le Foyer de Costil, C. (2003). Les enjeux d'une réforme pour les patients et les praticiens. *Le Journal des Psychologues*, 205, p. 21.

Leibnitz, G.W. (1703-1765). *Nouveaux Essais sur l'entendement humain*. Paris : Delagrave.

Le Goff, J.-P. (1997). *Les illusions du management*. Paris : La Découverte, 2e éd. 2000.

Lemoine, C. (2000). L'exigence déontologique en psychologie du travail et des organisations. *Bulletin de psychologie, 53 (1), 445*, 101-105.

Lemoine, C. (2001). Déontologie et compétence professionnelle du psychologue. *L'Éthique en psychologie*. Faculté des Sciences humaines et sociales de Tunis : unité de recherche en psychopathologie clinique.

Le Run, J.-L. (2005). Mouvements affectifs et signalement. In J.-L. Le Run, A. Leblanc, & F. Sarny (Eds). *Signaler, et après ?* (pp. 51-61). Ramonville Saint-Agne : Érès.

Levinas, E. (1982). *Éthique et infini*. Paris : Fayard.

Levinas, E. (1991). *Entre-nous. Essai sur le penser à l'autre*. Paris : Grasset.

Lévy, A. (1976). Évaluation étymologique et sémantique du mot « secret ». *Nouvelle Revue de Psychanalyse, 14, Du secret*, 117-129.

Lhotellier, A. (2003). L'accompagnement : tenir conseil. *Carriérologie, 9, 1*, 26-65.

Lifton, R.J. (1989). *Les médecins nazis. Le meurtre médical et la psychologie du génocide*. Paris : Robert Laffont.

Linton, R. (1945). *The cultural Background of Personality*. New York : Appleton-Century-Crofts. Tr. A. Lyotard. *Le fondement culturel de la personnalité*. Paris : Dunod, 1967.

Lothstein, L.M. (1982). Sex reassignment surgery : historical, bioethical and theoretical issues. *American Journal of Psychiatry, 139 (4)*, 417-426.

Lyon-Caen, G. (2000). La profession de psychologue. *Bulletin de psychologie, 53 (1)*, 97-100.

Martin, O., Vannier, P. (2002). La sociologie française après 1945 : places et rôles des méthodes issues de la psychologie. *Revue d'histoire des sciences humaines, 6*, 95-122.

Martin, D. (2005). Quelles contraintes la déontologie fait-elle peser au recrutement? In C. Lévy-Leboyer, C. Louche, J-P. Rolland (Eds). *RH : les apports de la psychologie du travail, 1. Management des personnes* (pp. 131-151). Paris : Éditions d'Organisation.

Mauvezin, J.F. (1921). *Avant de choisir son métier ou sa profession : conseils aux enfants (garçons et filles), aux parents, aux éducateurs*. Paris : Éd. Littéraires et politiques.

Ménéchal, J. (2000). Le travail de l'éthique en clinique. *Bulletin de psychologie, 53 (1), 445*, 19-30.

Mercier, S. (1999). *L'éthique dans les entreprises*. Paris : La Découverte, 2e éd. 2004.

Meyenburg, B. (1999). Gender identity disorder in adolescence : outcomes of psychotherapy. *Adolescence, 34 (134)*, 305-13.

Miles, M.B. & Huberman, A.M. (1994). *Qualitative data analysis*. Thousands Oaks, CA : SAGE. Tr. M. Rispal. Analyse des données qualitatives (2003). Bruxelles : De Boeck.

Mill, J.S. (1863). *Utilitarism*. Londres. Tr. fr. C. Audard (1998). L'Utilitarisme. Paris : PUF.

Misrahi, R. (1997). *Qu'est-ce que l'éthique ?* Paris : Armand Colin.

Mohammadreza, H. et *al.* (2004). An empirical study of decline in empathy in medical school. *Medical education, 38 (9)*, 934-941.

Molinier, P. (2005). Le *care* à l'épreuve du travail, Vulnérabilités croisées et savoir faire discrets. In P. Paperman & S. Laugier (Eds). *Le souci des autres, Éthique et politique du care* (pp. 299-316). Paris : Éditions de l'École des Hautes Études en Sciences Sociales.

Mittelman, M.S. (2003). Psychosocial intervention for dementia caregivers : what can it accomplish ? *Int. Psychogeriatr., 15, Suppl. 1*, 247-249.

Mormont, C. (2006). Les effets indésirables des interventions « psychothérapeutiques » en psychotraumatologie. *Revue Francophone du Stress et du Trauma, 6*, 114-116.

Moscoso, S. (2005). Les réactions des candidats face aux procédures de sélection du personnel. In C. Lévy-Leboyer, C. Louche, J.-P. Rolland (Eds). *RH : les apports de la psychologie du travail, 1. Management des personnes* (pp. 119-131). Paris : Éditions d'Organisation.

Mujawayo, E. & Belhaddad, S. (2005). *Survivantes : Rwanda — Histoire d'un génocide suivi de Entretien croisé entre Simone Weil et Esther Mujawayo*. La Tour d'Aigue : Éditions de l'Aube.

Nagel, Th. (1979). *Mortal Questions*. Cambridge : Cambridge UP. Tr. fr. P. Engel, C. Tiercelin (1983). *Questions mortelles*. Paris : PUF.

The National Commission for the Protection of Human Subject of Biomedical Research, *The Belmont Report, 1978*. Tr. fr. (1982). *Cahiers de Bioéthique*, Québec : Presses Universitaires de Laval, 4, 233-250.

Nietzsche, F. (1887). *Zur Genealogie der Moral*. Leipzig : C.G. Naumann.

Tr. fr. A. Henri (1964, 1983). La généalogie de la morale. Paris : Gallimard.

Nussbaum, M. (1986). *The Fragility of Goodness*. Cambridge University Press.

Ogien, R. (2007). *L'éthique aujourd'hui. Maximalistes et minimalistes.* Paris : Gallimard.

Paillard, A. (2005). Les enseignements d'un échec. In J.-L. Le Run, A. Leblanc, & F. Sarny (Eds). *Signaler, et après ?* (pp. 23-31). Ramonville Saint-Agne : Érès.

Pain Prado, E., (2006). La notion de justice chez l'enfant de 30 mois : une étude expérimentale. *Mémoire de master 2 de Sciences Cognitives.* Dir. E. Dupoux, P. Jacob. EPHESS. Paris.

Panh, R. (2003). *La machine Khmère rouge. Monti Santésok S-21.* Paris : Flammarion.

Paperman, P. & Laugier, S. (2005). Présentation, *sense and sensibility.* In P. Paperman & S. Laugier (Eds.). *Le souci des autres, Éthique et politique du care* (pp. 9-22). Paris : Éditions de l'École des Hautes Études en Sciences Sociales.

Parsons, F. (1909). *Choosing a vocation.* Boston : Houghton Mifflin.

Parsons, T. (1951). *The social system.* Glencoe, III : Free Press.

Pattaroni, L. (2005). Le *care* est-il institutionnalisable ? Quand la politique du « *care* » émousse son éthique. In P. Paperman & S. Laugier (Eds.). *Le souci des autres, Éthique et politique du care* (pp. 177-200). Paris : Éditions de l'École des Hautes Études en Sciences Sociales.

Pedinielli, J.-L., Rouvier, S. (2000). Éthique en clinique psychologique. L'éthique entre épistémologie et consensus. *Bulletin de psychologie, 53 (1), 445*, 41-46.

Phalip-Le Besnerais, J. (2005). Quand les femmes gardent le secret. *Le journal du sida, 176,* 24-26.

Pirard, V. (2006). Qu'est-ce qu'un soin ? Pour une pragmatique non vertueuse des relations de soin. *Esprit, 321*, 80-94.

Platon (384-377 av. JC) *ΠΟΛΙΤΕΙΑ.* Tr. fr. R. Baccou. La République. Paris : Garnier, 1992.

Prévost, Cl. (1985). « La clinique et les conduites : de quelques fantasmes de vérité ». *Cliniques Méditerranéennes*, 7/8, 15-32.

Projet de loi relatif à la prévention et à la répression des infractions sexuelles ainsi qu'à la protection des mineurs (1997), *Forensic, 17 (2)*, 43-47.

Quéheillard, J.L. (2001). La déontologie des psychologues à l'épreuve de l'expérience. Une mise en regard du code de déontologie, de la législation et de la pratique. In D. Castro & M. Santiago-Delefosse (Eds.). *Pratiques déontologiques en psychologie* (pp. 139-165). Revigny-sur-Ornain : Hommes et perspectives.

Quine, W. V. (1969). *Ontological Relativity and Other Essays*. New York : Colombia University Press.

Raynal, F. (2005) Criminaliser la transmission du VIH : issue ou impasse ? *Transversal, 21* (19-23).

Rawls, J. (1971). *A Theory of Justice*. Cambridge, Mass. : Belknap Press Harvard University Press. Tr. fr. C. Audard (1987). Théorie de la justice. Paris : Le Seuil.

Rawls, J. (2000). *Lectures of the history of Moral Philosophy*. Harvard University Press. Tr. fr. B. Guillarme, M. Saint-Upéry (2002). Leçons sur l'histoire de la philosophie morale. Hors Collection Sciences Humaines.

Rechtman, R. (2005). Du traumatisme à la victime. Une construction psychiatrique de l'Intolérable. In D. Fassin & P. Bourdelais (Eds). *Les constructions de l'intolérable. Études d'anthropologie et d'histoire sur les frontières de l'espace moral* (pp. 172-190). Paris : La Découverte.

Rendtorff, J.D. & Kemp, P. (1995-1998). *Basic ethical principles in European bioethics and biolaw*. Report to the European Commission of the BIOMED-II Project.

Reuchlin, M. (1971). *L'Orientation scolaire et professionnelle*. Paris : PUF.

Revault d'Allonnes, Cl. (1998). L'étude de cas ; problèmes déontologiques et éthiques au cœur d'une méthode. *Psychologie clinique (L'Harmattan)*, 5, 51-61.

Ricœur, P. (1950-1960). *Philosophie de la volonté*. Paris : Aubier.

Ricœur, P. (1985). Avant la loi morale : l'éthique. *Encyclopedia Universalis*.

Ricœur, P. (1990). *Soi-même comme un autre*. Paris : Seuil.

Ricœur, P. (1991). *Lectures, 1. Autour du politique*. Paris : Seuil.

Ricœur, P. (1995). *Éthique et responsabilité*. Neuchâtel : La Baconnière.

Ricœur, P (1997). L'intention éthique. *Encyclopædia Universalis*.

Ricœur, P. (1998). Éthique. *Encyclopedia Universalis*, pp. 1-6.

Riffault, J. (2007). 20 questions pour penser le travail social. In J. Riffault (Ed). *L'écrit dans les institutions. Qu'en disent et qu'en font les psychologues ?* (pp. 95-105). Paris : Dunod.

Roman, P. (2006). *Les épreuves projectives dans l'examen psychologique*. Paris : Dunod, coll. Topos.

Rosch, E. (1976). Classification d'objets du monde réel : origines et représentations dans la cognition. *Bulletin de Psychologie, n° spécial, La mémoire sémantique*, 242-250.

Russ, J. (1994). *La pensée éthique contemporaine*. Paris : PUF, coll. Que sais-je ?

Ryan, A.M. & Ployhart, R.E. (2000). Applicants'perception of selection procedures and decisions : a critical review and agenda for the future. *Journal of Management, 26*, 565-606.

Samacher, R. (1998). Clinique psychologique et éthique. *Psychologie Clinique (L'Harmattan), 5*, 31-50.

Schopenhauer, A. (1840). *Über die Grundlage der Moral.* Tr. A. Burdeau. Le fondement de la morale. Paris : Le livre de poche, 1991.

Senon, J.-L., Lafay, N., Papet, N., Cordier, B. (2003). La loi du 4 mars 2002 « relative aux droits des malades et à la qualité du système de santé » : une loi protéiforme au carrefour de l'évolution sociale et médicale. *Annales Médico Psychologiques*, 161, 401-403.

Sicard, D. (2001). L'éthique ne donne pas de recettes. *La Recherche*, 05, 342.

Simon, H. A. (1991). *Rationality in Political Behavior.* Carnegie Mellon University.

Smirnoff, V. N. (1976). Le squelette dans le placard. *Nouvelle Revue de Psychanalyse, 14, Du secret*, 27-53.

Smith, J., Coutanceau, R., & Weyergans, E. (2005). Quelle thérapie possible pour la pédophilie ? *Pratiques psychologiques, 11*, 223-232.

Smith, J., & Petibon, C. (2005). Groupes de prévention de la récidive destinés à des pédophiles : adaptation française. *L'Encéphale, 31 (1)*, 552-558.

Solaux, G. (1999). Éducation à l'orientation : les directives ministérielles et l'état de la recherche. *L'Orientation Scolaire et Professionnelle, 28, 2*, 299-325.

Spencer, H. (1879). *The Data of Ethics*. London : Williams & Norgate.

Sperber, D. (1993). Remarques anthropologiques sur le relativisme moral. In J.-P. Changeux (Ed.). *Fondements naturels de l'Éthique* (pp. 319-334). Paris : Odile Jacob.

Spinoza, B. (1663-1677). *Ethica More Geometrico Demonstrata.* Tr. fr. R. Caillois (1954). L'Éthique. Paris : Gallimard.

Szpirglas, J. (2003). Enjeu éthique de la validation des énoncés. In O. Bourguignon (Ed.). *Questions éthiques en psychologie* (pp. 199-211). Sprimont (Belgique) : Mardaga.

Szpirglas, J. (2005). L'éthique de la parole. *Bulletin de Psychologie, 58 (4), 478*, 481-485.

Stoller, R.J. (1968). *Sex and gender, vol. 1.* New York : Science House. Tr. fr. M. Novodorsqui. Recherches sur l'identité sexuelle. Paris : Gallimard, 1978.

Sultan, S. (2004). *Le diagnostic psychologique. Théorie, éthique, pratique.* Paris : Frison-Roche, coll. Psychologie vivante.

Supiot, A. (1997). Du bon usage des lois en matière d'emploi. *Droit social, 3*, 229-242.

Testart, J. (1993). *La procréation médicalisée.* Paris : Flammarion.

Tiberghien, G., Beauvois, J.-L. (2007). Domination et impérialisme en psychologie. *Psychologie française (*sous presse).

Tisseron, S. (1996). *Secrets de famille mode d'emploi*. Paris : Éditions Ramsay-Archimbaud.

Todorov, T. (1991). *Face à l'extrême*. Paris : Seuil.

Tolstoï, L. (1868). *Guerre et paix*. Tr. fr. B. de Schloezer (1960). Paris : Gallimard, coll. Folio. t. II.

Tooby, J. & Cosmides, L. (1992). The psychological foundations of culture. In J. Barkow, L. Cosmides & J. Tooby (Eds.). *The adaptated mind : Evolutionary psychology and the generation of culture* (pp. 19-136). NY : Oxford University Press.

Transsexualisme et état civil, Audience du 4 décembre 1992. Rapport présenté devant l'Assemblée plénière par M. Gélineau-Larrivet, Conseiller à la Cour de Cassation et par Me Crédeville, Conseiller référendaire à la cour de Cassation. In M. Czermak et H. Frignet (Eds). *Sur l'identité sexuelle, à propos du transsexualisme* (pp. 89-130). Paris : Le discours psychanalytique.

Trocmé, N. (2003a). Formations de l'inconscient et imaginaire chez l'enfant séropositif au VIH. *Le Journal des psychologues*, 212, 63-66.

Trocmé, N. (2003b). Séropositivité, secret et conduites à risques. *Revue Soins Pédiatrie, numéro spécial « Le risque de l'adolescence », 214* (26-30).

Vonthron, A.M. (2005). Qu'évaluent les systèmes d'appréciation des performances professionnelles ? In C. Lévy-Leboyer, C. Louche, J.-P. Rolland (Eds). *RH : les apports de la psychologie du travail, 1. Management des personnes* (pp. 267-285). Paris : Éditions d'Organisation.

Vygotsky, L.S. (1962). Thought and language. In B. Schneuwly & J.-P. Bronckart (Eds.). *Vygotsky aujourd'hui*. Neuchatel, Paris : Delachaux et Niestlé, 1985.

Wahnich, S. (2005). La révolution française comme conflit d'intolérables. In D. Fassin & P. Boudelais (Eds). *La construction de l'intolérable. Études d'anthropologie et d'histoire sur les frontières de l'espace moral* (pp. 51-89). Paris : La Découverte.

Weil-Barais, A., Cupa, D. (2000). Enseigner l'éthique et la déontologie. *Bulletin de psychologie, 53 (1), 445*, 77-85.

Widlöcher, D. (1995). Principes généraux. In O. Bourguignon & M. Bydlowski (Eds.). *La recherche clinique en psychopathologie. Perspectives critiques* (pp. 9-33). Paris : PUF, Le fil rouge.

Zaccaï-Reyners, N. (2006). Respect, réciprocité et relations asymétriques. Quelques figures de la relation de soin. *Esprit, 321*, 95-108.

Zarka, J. (1977). « Conseil psychologique » et « psychologie du conseil » quelques propositions. *L'orientation scolaire et professionnelle, 6, 1*, 21-51.

Imprimé en Belgique
sur les presses de SNEL Grafics à Vottem
pour le compte des éditions Mardaga à Wavre

Made in the USA
Monee, IL
05 November 2026

67814355R00164